神经外科疾病的诊疗与护理

廖佳奇　李占勇　李然金　主　编

汕頭大學出版社

图书在版编目（CIP）数据

神经外科疾病的诊疗与护理 / 廖佳奇，李占勇，李
然金主编. -- 汕头：汕头大学出版社，2021.8
　　ISBN 978-7-5658-4424-9

Ⅰ．①神… Ⅱ．①廖… ②李… ③李… Ⅲ．①神经外
科学－疾病－诊疗②神经外科学－护理学 Ⅳ．①R651
②R473.6

中国版本图书馆CIP数据核字(2021)第167395号

神经外科疾病的诊疗与护理
SHENJING WAIKE JIBING DE ZHENLIAO YU HULI

主　　编：廖佳奇　李占勇　李然金
责任编辑：汪艳蕾
责任技编：黄东生
封面设计：梁　凉
出版发行：汕头大学出版社
　　　　　广东省汕头市大学路243号汕头大学校园内　邮政编码：515063
电　　话：0754-82904613
印　　刷：廊坊市海涛印刷有限公司
开　　本：710mm×1000 mm　1/16
印　　张：20.75
字　　数：350 千字
版　　次：2021 年 8 月第 1 版
印　　次：2022 年 7 月第 1 次印刷
定　　价：198.00 元
ISBN 978-7-5658-4424-9

编委会

前　言

　　神经科学是新世纪科学发展前沿领域之一，神经外科学作为神经科学的一个重要分支，经过时代的变迁，正在进入空前的发展期。随着神经影像学、神经电生理监测、神经检验学等神经诊断设备和技术的不断更新，以及微创显微神经外科学、神经内镜、神经放射学和神经介入学、立体定向神经外科学等治疗手段的应用和发展，神经外科的诊断与治疗已经达到很高的水平，治疗效果和患者生存率都得到了显著的提高。神经系统疾病不仅成为威胁人类生存的重大疾病之一，而且疾病大多病情凶险，需要尽快明确诊断及恰当处理。为此，我们总结了多年的临床工作经验，参阅了大量的国内外最新、最权威的文献资料，特编撰了《神经外科疾病的诊疗与护理》一书。

　　本书内容全、概念新、专业性和实用性强，既注重基础，又紧贴前沿，力求反映临床和护理研究的新成果。以突出神经外科管理的整体性为特色，能够很好地指导临床诊疗和护理工作，帮助大家解决在神经外科方面的困惑及难题。本书分为十一章，分别介绍了颅内压增高与脑疝、颅脑创伤概述、颅脑创伤的院内治疗、高血压脑出血、颅内肿瘤、烟雾病、神经急重症患者监测技术、神经外科重症患者病情观察、外科休克、外科止血、输血及营养支持和急性脑梗死等方面的知识。本书从临床实践出发，介绍了神经外科常见疾病的诊断、鉴别诊断与治疗方法及神经外科疾病的护理。

　　衷心希望本书能得到神经外科临床与护理同行的认可和喜爱。由于作者学识和经验有限，本书可能存在疏漏或欠妥之处，敬请广大同仁不吝指正。

编者

目 录

第一章　颅内压增高和脑疝

第一节　颅内压增高

一、概述

正常成人颅内压为0.7~1.96kPa（70~200mmH$_2$O），儿童为0.5~1.0kPa（50~100mmH$_2$O），超过此值即为颅内压增高。其中1.96~2.67kPa（15~20mmHg）为轻度增高；2.67~5.33kPa（20~40mmHg）为中度增高；>5.33kPa（40mmHg）为重度增高。颅内压增高是神经外科比较常见的临床病理综合征，是颅内疾病如脑血管病、脑肿瘤、脑积水、颅脑畸形、颅内感染和炎症等所共有的临床表现和征象。颅内压增高更是重型颅脑外伤患者常见的并发症，是预测颅脑外伤患者预后的关键因素，也是导致近50%颅脑损伤患者死亡的直接诱因。因此，及时诊断和有效解决及治疗颅内压增高，缓解颅内压力，在颅脑损伤患者的救治中起着非常重要的作用。

二、临床表现

脑外伤后早期即可出现颅内压升高。Majdan研究显示，严重脑外伤后颅内压增高时长与住院死亡率明显相关，且颅内压出现时间越早，预后越差，2天内出现颅内压增高，死亡率和差预后率分别为48%和65%，2天之后的颅内压升高，其死亡率和差预后率分别为20%和57%，而无颅内高压组则为23%和36%。Stein等的研究则提示成人（>17岁）严重颅脑外伤后有97.9%的患者均出现颅内压增高，且在伤后84~180小时的颅内压中位数和颅内压>2.76kPa（20mmHg）及4.00kPa（30mmHg）的占时比均比伤后84小时内高，伤后84~180小时内颅内压越高，其功能预后越差。Stocchetti等亦发现，脑外伤后许多患者有延迟的颅内压升高，至少有25％的患者在受伤5天后出现平均颅内压最高，尤其是当脑挫伤和水肿持续进展时。

根据颅内压增高范围不同，可分为弥漫性颅内压增高和局灶性颅内压增高。前者主要由脑内容物的体积增大引起，如脑外伤后早中期的弥漫性脑水肿、脑肿胀、静脉窦血栓形成，后期的脑积水。特点是颅腔内各部位及各分腔之间压力均匀升高，不存在明显的压力差，因此脑组织无明显移位。局灶性颅内压升高，主要由局部硬膜外、硬膜下、脑内血肿、脑挫伤、脑水肿及较广泛的凹陷性骨折引起。特点是病变部位压力首先增高，使附近的脑组织受到挤压而发生移位，并把压力传向远处，造成颅内各腔隙间的压力差，这种压力差导致脑室、脑干及中线结构移位。患者对这种颅内压增高的耐受力较低，压力解除后神经功能的恢复较慢且不完全，这可能与脑移位和脑局部受压引起的脑血管自动调节功能损害有关。由于脑局部受压较久，该部位的血管长期处于张力消失状态，管壁肌层失去了正常的舒缩能力，因此血管管腔被动地随颅内压的降低而扩张，管壁的通透性增加并有渗出，甚至发生脑实质内出血性水肿。

（一）头痛

头痛是颅内高压的常见症状，程度不同，初时较轻，以后加重，并呈持续性、阵发性加剧，清晨或晚间加重是其特点。头痛与病变部位常不相关，多在额部及双侧颞部，颅后窝占位性病变的头痛可位于后枕部，可从颈枕部向前方放射至眼眶。头痛程度随颅内压的增高而进行性加重，当用力、咳嗽、弯腰或低头活动时常使头痛加重。头痛性质以胀痛和撕裂痛多见。

（二）呕吐

当头痛剧烈时，可伴有恶心和呕吐。其典型表现为喷射性呕吐，与饮食关系不大，而与头痛剧烈程度有关，有时可导致水电解质紊乱和体重减轻。呕吐不如头痛常见，但可能成为慢性颅内压增高患者的唯一的主诉。位于颅后窝的血肿较易引起呕吐。

（三）视盘水肿

视盘水肿是颅内压增高最客观的重要体征。表现为视盘充血，边缘模糊不清，视盘陷凹陷消失，视盘隆起，静脉怒张，动脉曲张扭曲。急性水肿虽然有典型的眼底所见，但患者多无明显自觉症状，一般只有一过性视物模糊，色觉异常，或有短暂的视力丧失。这些视觉症状只持续数秒，少数可达30秒左右，称为弱视发作。弱视发作常见于慢性颅内压增高的晚期，常与头痛程度平行。若视盘水肿较长期存在，则视盘颜色苍白，视力减退，视野向心缩小，称为视神经继发性萎缩。此时如果颅内压增高得以解除，往往视力的恢复并不理想，甚至继续恶化、失明，视力永久性丧失。以上三者是颅内压增高的典型表现，称之为颅内压增高"三主征"。颅内压增高的三主征各自出现的时间并不一致，可以其中一项为首发症状。

（四）意识障碍及生命体征变化

疾病初期意识障碍可出现嗜睡，反应迟钝。严重病例，可出现昏睡、昏迷、伴有瞳孔散大、对光反射消失、发生脑疝、去脑强直。生命体征变化为血压升高，脉搏徐缓，呼吸不规则，体温升高。血压升高是调节机制的代偿作用，以维持脑血液供应，呼吸变慢可能是延髓呼吸中枢功能紊乱所致，生命体征变化是颅内压增高的危险征兆，要警惕脑疝的发生，最终可能因呼吸循环衰竭而死亡。

（五）其他症状和体征

可有头晕、耳鸣、烦躁不安、嗜睡、癫痫发作等症状。颅内压增高还可引起一侧或双侧展神经麻痹和复视。

（六）脑疝

急性和慢性颅内压增高者均可以引起脑疝。前者发生较快，有时数小时就可出现，后者发生缓慢，甚至不发生。

三、诊断

通过全面而详细地询问病史和认真地神经系统检查，当发现有视盘水肿及头痛、呕吐三主征时，则颅内压增高的诊断大致可以肯定。但由于患者的自觉症状常比视盘水肿出现得早，应及时地做以下辅助检查，以尽早诊断和治疗。①电子计算机断层扫描（CT）：目前CT是诊断颅脑损伤的首选辅助检查措施。它能够明确地诊断出脑挫裂伤、颅内出血、脑水肿、颅骨骨折等，帮助尽早诊断颅内压增高。CT可以急诊检查，比较便宜，无创伤，为首选检查。②磁共振成像（MRI）：能从多层面观察，并可用不同参数（T_1、T_2、弥散加权）以增强发现异常影像，并对其病变性质有一定鉴别作用。在CT不能确诊的情况下，可进一步行MRI检查，以利于确诊。MRI同样也具有无创伤性，但检查费用较高，且一般不急诊使用。③腰椎穿刺测压：对颅脑损伤患者有一定的危险性，有时引发脑疝，故应当慎重进行，可在甘露醇脱水后行穿刺。④生物标记物：Stein等筛选了炎症因子IL-1β、IL-6、IL-8、EL-10、TNF-α与严重颅脑外伤后颅内压和脑灌注压的关系，发现IL-8和TNF-α与颅内压和脑灌注压均具有显著的相关关系，提示检测IL-8和TNF-α水平对于预测脑外伤后颅压升高有一定的意义，有利于确定治疗颅内高压的时机，其机制可能和继发性脑损伤有关。

四、颅内压监护

颅内压监护对判断颅内伤情、脑水肿情况和指导治疗、估计预后等方面具有重要参考价值。目前主要的颅内压监护方式是应用微型压力传感器安置于颅腔，另一端与ICP监护仪连接，将压力信号转变为电信号，显示于示波屏或数字仪上，并用记录器连续描记压力曲线。

（一）适应证

凡是颅脑损伤患者格拉斯哥昏迷评分≤8分者，均适合于行颅内压监护。在诊断上颅内压监护有助于原发性和继发性脑干损伤的鉴别，原发性脑干损伤临床症状重而颅内压正常。如果在颅内压监测过程中，颅内压呈逐渐升高趋势，>5.33kPa（40mmHg），提示有继发性颅内血肿的可能，需要及时复查颅脑CT紧急手术。如果颅内压保持在正常水平，多不需要手术。如果颅内压在2.67kPa（20mmHg）左右波动，多为一般性的脑水肿的反应，首先应纠正呼吸道不通畅，控制躁动，保持适宜的体位，发热时应降低体温。如果颅内压>3.33kPa（25mmHg），且持续上升，应开始降压治疗。

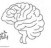

（二）颅内压波型与分析

1.正常波型 压力水平在正常范围，压力曲线平直，无快速和大的幅度升降，可有轻微的起伏波动。

2.A波 又称高原波（或平顶波），见于颅内压持续增高情况下，出现压力波形骤然升高，其波幅可达8.00～13.3kPa（60～100mmHg），持续5～10分钟以上，而后又突然下降至原来的水平或更低，多为间歇性发作。患者可有明显的颅内压增高症状，如头痛加剧、恶心、呕吐、颜面潮红、呼吸急促、脉速，有时有烦躁、精神错乱及意识障碍等，严重时有癫痫发作。A波出现一般认为是脑血管自动调节功能障碍所致，是机体对颅内压代偿功能趋向衰竭的表现。所以，A波出现代表病情危急，应采取积极有效的降低颅内压抢救措施。

3.B波 又称ICP的节律性振荡，可见于颅内压正常或轻、中度增高的患者，有青光眼及脑积水的患者较易出现此波。它是一种阵发的每0.5～2分钟1次的压力波，波幅较原有的基础颅内压高0.667～1.33kPa（5～10mmHg），每次持续10分钟或以上。有学者认为该波可能是动脉血压波动的反应，没有特殊临床意义。但是，也有学者认为B波是脑内血管总体积变化所引起的颅内压过度反应，常与脑脊液外流阻力的增加和颅脊腔压力体积指数减小有关系。因此B波出现时颅内压虽可正常，但可反映出脑的顺应性已经降低。

五、治疗

（一）一般处理

凡有颅内压增高的患者，应留院观察。密切观察神志、瞳孔、血压、呼吸、脉搏及体温的变化，以掌握病情发展的动态。有条件时可做颅内压监护，根据监护中所获得压力信息来指导治疗。频繁呕吐者应暂禁食，以防吸入性肺炎。不能进食的患者应予补液，补液量应以维持出入液量的平衡为度，补液过多可促使颅内压增高恶化。注意补充电解质并调整酸碱平衡。用轻泻药来疏通大便，不能让患者用力排便，不可做高位灌肠，以免颅内压骤然增高。对意识不清的患者及咳痰困难者要考虑行气管切开术，并保持呼吸道通畅，防止因呼吸不畅而使颅内压更加增高。给予氧气吸入有助于降低颅内压。

（二）病因治疗

有颅内血肿者可行颅内血肿清除，根据病情决定是否行去骨瓣减压术。有脑积水者行脑室穿刺引流术。凹陷性骨折者行骨折复位术。脑挫伤、脑肿胀或脑水肿者可行挫伤脑组织切除或去骨瓣减压术。剖腹减压术：Dorfman等报道了1例合并腹压升高的颅脑外伤患者，行开腹减压手术后其难治性颅内压升高得到改善，提示对于多发伤的患者应关注其他部位的损伤对颅内压增高的影响。

（三）降低颅内压治疗

适用于颅内压增高但暂时尚未查明原因或虽已查明原因但仍需要非手术治疗的病例。应用渗透性利尿药以减少脑细胞外液量和全身性水分。高渗利尿药选择应用的原则是：意识清楚，颅内压增高程度较轻的病例。首选用口服药物，有意识障碍或颅内压增高症状较重的病例，则宜选用静脉注射或肌内注射药物。常用药物有呋塞米、甘露醇、山梨醇、甘油果糖或高张盐水等。这类药物进入血管后，血管内与细胞外间隙出现渗透压梯度差，使水顺利地由脑细胞间隙透过血–脑屏障返回血管，并随渗透性利尿剂由肾排出。常用的药物如下：

（1）氢氯噻嗪25～50mg，每日3次。

（2）乙酰唑胺250mg，每日3次。

（3）氨苯蝶啶50mg，每日3次。

（4）呋塞米20～40mg，每日3次。

（5）甘露醇：20%甘露醇250mL，快速静脉滴注，每日2～4次。但是甘露醇有自身的局限性，其引起的高渗状态（＞320mOsml/L时）可能导致肾小管坏死、肾功能不全或肾衰竭；其次甘露醇能够通过血–脑屏障，在血–脑屏障受损的脑组织中积聚，导致局部渗透压升高、脑水肿，甚至颅内压反跳，增加中线移位；再次由于其利尿作用，会引起低血压从而降低脑灌注压，尤其对于血容量不足患者。

（6）高张盐水：目前高张盐水在国外广泛用于颅内高压的治疗。单次及多次的高张盐水治疗脑外伤后颅内高压是安全的，没有出现严重并发症如脑桥溶解综合征和肾衰竭，同时对降低颅内压是有效的。对于那些血容量不足、血流动力学不稳使用甘露醇会继续降低血容量的患者，倾向于使用高张盐水。但是目前尚缺乏有关最佳使用浓度和剂量的临床证据，并且使用过程中应密切观察电解质的变化，最好维持血清钠在145～155mmol/L水平。

7.20%尿素山梨醇溶液200mL，静脉滴注，每日2～4次。此外，也可采用浓缩2倍的血浆100～200mL静脉注射；20%人血白蛋白20～40mL静脉注射对减轻脑水肿、降低颅内压有效。

（四）激素应用

地塞米松5～10mg静脉注射或肌内注射，每日2～3次；氢化可的松100mg静脉注射，每日1～2次；泼尼松5～10mg口服，每日1～3次，可减轻脑水肿，有助于缓解颅内压增高。

（五）冬眠低温疗法或亚低温疗法

有利于降低脑的新陈代谢率，减少脑组织的氧耗量，防止脑水肿的发生与发展，对降低颅内压亦起一定作用。

（六）巴比妥治疗

大剂量戊巴比妥钠或硫喷妥钠注射可降低脑的代谢，减少氧耗及增加脑对缺氧的耐受力，使颅内压降低。但需在有经验的专家指导下应用。在给药期间，应做血药物浓度监测。

（七）辅助过度换气

目的是使体内二氧化碳排出，当动脉血的二氧化碳分压每下降1mmHg时，可使脑血流量递减2%，从而使颅内压相应下降。

（八）抗生素治疗

控制颅内感染及防止感染，可根据致病菌药物敏感试验选用适当的抗生素。预防用药应选择广谱抗生素，术前和术后应用为宜。

（九）对症治疗

对患者的主要症状进行治疗，疼痛者可给予镇痛药，但应忌用吗啡和哌替啶等类药物，以防止对呼吸中枢的抑制作用，而导致患者死亡。有抽搐发作的病例，应给予抗癫痫药物治疗。烦躁患者给予镇静药。

第二节 脑 疝

当颅腔内某一分腔有占位性病变时，该分腔的压力高于邻近分腔，脑组织由高压区向低压区移动，部分脑组织被挤入颅内生理空间或裂隙，产生相应的临床症状和体征。另外，弥漫性的颅内高压也会导致脑组织向阻力相对小的分腔移动。脑疝是颅内压增高的危象和引起死亡的主要原因。临床常见的有大脑镰下疝、小脑幕切迹（下）疝和枕骨大孔疝，小脑幕裂孔上疝和蝶骨嵴疝少见。

一、脑疝的病因

所有引起脑组织弥漫性肿胀、水肿，或造成分腔局部组织体积增大致颅内压增高者，终末期均可能导致脑疝。

1.颅脑创伤 弥漫性轴索损伤、脑水肿、颅内血肿、脑挫裂伤等。

2.颅内肿瘤 肿瘤体积越大，颅内压增高也越明显，尤其是增长速度较快并伴有明显水肿的恶性肿瘤。另外肿瘤的部位也是重要的影响因素之一，生长在脑脊液循环通路上或邻近的肿瘤如果堵塞或压迫室间孔、中脑水管、第四脑室，容易造成脑积水。

3.脑血管疾病 各种原因导致的脑出血，以及大脑中动脉主干阻塞引起的大面积脑梗死。大静脉窦的血栓形成导致的静脉回流障碍。

4.颅内感染或寄生虫病 化脓性及病毒性脑膜炎、脑脓肿等。脑囊虫病引起的水肿或梗阻性积水。

5.脑积水 寰枕畸形，先天性脑积水，感染或出血后导致的急性梗阻性脑积水或后期的交通性脑积水。

二、临床表现

（一）小脑幕切迹疝

1.颅内高压　剧烈头痛，频繁呕吐，烦躁不安。眼底检查可见视盘水肿。

2.意识障碍　随着时间的推移，患者逐渐从清醒、嗜睡、朦胧转入昏迷、深昏迷，对刺激反应逐渐减弱，到终末期对一切刺激均无反应。

3.瞳孔变化　早期瞳孔因刺激而回缩，时程很短，不久患侧即开始散大，对侧可正常。晚期则出现双侧瞳孔散大，有时不等圆，对光反射消失。

4.锥体束征　从对侧肢体的轻偏瘫开始逐渐加重，肌张力增高，腱反射亢进，病理征阳性，去皮质强直。

5.生命体征　表现为逐渐加重的脑缺血反应（Cushing反应），呼吸深长，脉搏慢而有力，血压升高、脉压增大，直至衰竭。

（二）枕骨大孔疝

1.颅内压增高　同上。

2.意识障碍　早期没有意识障碍，终末期发生改变。

3.瞳孔变化　早期没有明显改变，终末期散大、固定，对光反射消失。

4.颈项强直　强迫头位。

5.生命体征　早期即出现紊乱，以呼吸骤停为特征。

（三）大脑镰下疝

1.颅内压增高　同上。

2.对侧下肢轻瘫　膝关节以下为著。

3.其他　排便功能障碍。

三、治疗原则

1.生命体征支持。

2.迅速降低颅内压：脱水，脑室穿刺放液。

3.积极处理原发病。

第二章　颅脑创伤概述

　　不同的颅脑创伤患者损伤部位不同、损伤后病理生理变化不同、损伤轻重程度不等，因此临床中颅脑创伤患者病情复杂、轻重不一，为便于正确处理颅脑创伤、判断预后及开展学术研究，需要对颅脑创伤进行分类、分级。

第一节　颅脑创伤的分类

　　根据不同的分类原则，可有不同的分类方法，长期以来应用于临床中的分类方法繁多，有的过于复杂、有的偏重研究而缺乏实用。临床上需要简洁明了、实用的分类方法。目前，以颅脑创伤部位为基础、结合损伤病理而制定的分类方法被国内外绝大多数临床医师所采用。

一、头皮伤

　　1.挫伤　多由钝性物体打击造成，损伤处皮肤全层受累，完整性未受破坏。皮肤表面可见擦伤，皮下有微血，局部肿胀，压痛阳性，患者感觉伤处明显疼痛。

　　2.裂伤　锐器与钝器均可致头皮裂伤，前者所致裂伤伤口边缘齐整；后者所致裂伤伤口创缘不整、伤口周围皮肤挫伤。如头皮全层裂伤可导致伤口裂开，由于多伤及头皮动脉，常伴汹涌出血。

　　3.头皮血肿　根据血肿存在的部位又可分为以下几类。

　　（1）皮下血肿：由于皮下致密结缔组织的存在，皮下血肿范围局限，血肿周围软组织水肿明显而触之较硬、中心柔软，可误诊为凹陷骨折。

（2）帽状腱膜下血肿：由于帽状腱膜下层组织疏松，因此帽状腱膜下血肿扩展不受限制而致范围广泛，严重时可蔓延到整个颅顶。

（3）骨膜下血肿：由于骨膜在颅缝处贴附紧密，因此骨膜下血肿局限于所处的颅骨之上，张力高而致压痛明显。

4.头皮撕脱伤　头皮自帽状腱膜下层或连同骨膜部分或全部撕脱。

二、颅骨骨折

由于处理原则不同，按骨折是否与外界相通，可分为开放性及闭合性两种；由于临床特点不同，按骨折部位又可分为颅盖骨折和颅底骨折。

1.颅盖骨折　临床常见以下几种形态特点的骨折。

（1）线性骨折：骨折线长短不一，单发或多发。当骨折线由颅盖延及颅底者，称为联合骨折。

（2）凹陷骨折：局部颅骨内板或全层陷入颅内，环形骨折线环绕其周围。

（3）粉碎性骨折：局部颅骨成数块，有两条以上骨折线，如伴有骨折块向颅内陷入者，称为凹陷粉碎性骨折。

（4）洞形骨折：骨折块由于外力作用移位于骨折部位、局部形成颅骨缺损，主要见于颅脑火器性穿透伤。

2.颅底骨折　硬脑膜与颅底粘连较紧，常随颅底骨折而撕裂，颅底与鼻窦相连接，故颅底骨折时可出现脑脊液鼻漏；另一方面，许多血管和神经通过颅底进出颅腔，颅底骨折可伤及脑神经。因此，颅底骨折常伴发脑神经损伤及脑脊液漏。颅底部可分为颅前、中、后窝，不同颅底部位的骨折，可引起相关的脑脊液漏和脑神经损伤，因此，颅底骨折可分为：①颅前窝骨折；②颅中窝骨折；③颅后窝骨折。

三、脑损伤

由于处理原则的不同，脑损伤分为原发性和继发性两类。

1.根据原发性脑损伤的病理性质不同，原发性脑损伤可分为以下几种。

（1）脑震荡。

（2）脑挫裂伤，常伴发蛛网膜下腔出血。

（3）脑干损伤。

（4）下丘脑损伤。

2.继发性脑损伤包括伤后脑水肿和颅内血肿。根据血肿存在的解剖部位，颅内血肿可分为以下几类。

（1）硬膜外血肿。

（2）硬膜下血肿。

（3）脑内血肿。

（4）多发性血肿等。

3.由于引起血肿的出血原因不同、临床特点不同，按外伤后出现相关症状时间的长短即血肿形成的速度可分为以下几种。

（1）特急性血肿（伤后3小时内）。

（2）急性血肿（伤后3小时至3天）。

（3）亚急性血肿（伤后3天至3周）。

（4）慢性血肿（伤后3周以上）。

临床应用时，通常将两种分类方法合并使用，如急性硬膜外血肿，慢性硬膜下血肿等。随着CT检查广泛应用于颅脑创伤的诊断及观察颅内变化，迟发性外伤性颅内血肿在临床中随之变为常见。严格来说，迟发性外伤性颅内血肿为影像学诊断术语，指的是在复查CT过程中原来CT扫描证实没有血肿的部位，一段时间之后出现新的血肿。

四、火器性颅脑创伤

火器性颅脑创伤多见于战时。作为一种特殊类型的颅脑创伤，由于致伤原因的特殊性，火器性颅脑创伤有其自身的特点。

1.非穿透伤

（1）头皮软组织伤：损伤局限于头皮软组织，但因投射物的冲击作用，少数可致脑震荡或脑挫伤。

（2）开放性颅骨骨折：虽脑膜尚保持完整，感染机会少，但可合并脑挫伤或颅内血肿，故须提高警惕。

2.穿透伤 颅脑各层均受到创伤，伤情严重。按伤情和伤道的形态，可再分为以下几种。

（1）切线伤：投射物与颅骨呈切线，颅骨与脑形成沟槽状伤道，颅内无金属异物，但有较多碎骨片，散布于脑实质内。

（2）盲管伤：由弹片或力竭子弹造成，投射物停止于伤道最末端，只有1个入口，位于颅盖部或颜面部，入口侧脑组织内有数目不等的碎骨片。

（3）贯通伤：由子弹伤造成，有入口及出口，颅内无金属异物，入口侧脑内有碎骨片，出口侧骨折范围广泛，骨片常位于皮下。

第二节　颅脑创伤的分级

结合损伤部位与病理的分类方法尽管可以明确颅脑创伤的部位和局部病理变化，但不能明确显示颅脑创伤的严重程度及动态发展趋势。如脑挫裂伤，轻者仅有局限性脑表面损伤，伴或不伴轻微的脑水肿，颅内压无明显的升高，而重者表现为广泛而严重脑挫裂伤，伴有严重的脑水肿，颅内压明显升高而危及患者生命。为此，临床上需求根据颅脑创伤程度的分类，即颅脑创伤的分级。1965年在北京颅脑创伤专题会议上修订了我国急性闭合性颅脑创伤的临床分型，按昏迷时间、阳性体征及生命体征表现分为轻、中、重3型。在1978年南京第二届中华神经精神科学术会议上，从重型中又分出了特重型。目前，上述颅脑创伤的分级已被国内广大学者所接受并成为国内公认的标准。

一、轻型（指单纯性脑震荡伴有或无颅骨骨折）

1.昏迷0~30分钟。

2.仅有轻度的头晕、头痛等自觉症状。

3.神经系统和脑脊液检查无明显改变。

二、中型（指轻度脑挫裂伤伴有或无颅骨骨折及蛛网膜下腔出血，无脑受压者）

1.昏迷在12个小时以内。

2.有轻度神经系统阳性体征。

3.体温、呼吸、脉搏、血压有轻度改变。

三、重型（指广泛颅骨骨折、广泛脑挫裂伤及脑干损伤或颅内血肿）

1.深昏迷，昏迷在12个小时以上，意识障碍逐渐加重或出现再昏迷。

2.有明显神经系统阳性体征。

3.体温、呼吸、脉搏、血压有明显改变。

四、特重型（指重型中更急更重者）

1.脑原发伤重，伤后深昏迷，有去皮质强直或伴有其他部位的脏器伤、休克等。

2.已有晚期脑疝，包括双瞳散大，生命体征严重紊乱或呼吸几近停止。

颅脑创伤后由于脑功能异常而导致患者出现意识障碍，颅脑创伤的轻重程度常与意识障碍的程度和持续时间呈正相关。临床上常用嗜睡、朦胧、浅昏迷、昏迷、深昏迷来描述患者不同程度的意识障碍，由于理解方面的差异，影响对患者意识障碍判断的准确性。为便于不同学者间对患者意识障碍程度判断的统一、客观和国际彼此之间学术交流，需要对意识状态进行量化。1974—1976年英国Teasdale和Jennett提出了格拉斯哥昏迷计分法（GCS，表2-1）。按检查时患者睁眼、语言和运动3项反应的情况给予计分，总分最高为15分，最低为3分。总分越低，表明意识障碍越重，总分在8分以下者表明昏迷。

表2-1　格拉斯哥昏迷分级评分

睁眼反应	计分	言语反应	计分	运动反应	计分
自动睁眼	4	回答正确	5	按吩咐动作	6
呼唤睁眼	3	回答错乱	4	刺痛时能定位	5
刺痛时睁眼	2	词句不清	3	刺痛时肢体回缩	4
无反应	1	只能发声	2	刺痛时肢体屈曲（去皮质强直）	3
		无反应	1	刺痛时肢体伸直（去皮质强直）	2
				无反应	1

鉴于国内外学者对GCS评分的认可，根据颅脑创伤后患者的GCS计分多少和

伤后原发昏迷的时间的长短，可将颅脑创伤患者的病情分为轻、中、重、特重型四型：①轻型，GCS13～15分，伤后昏迷在30分钟以内；②中型，GCS9～12分，伤后昏迷时间为30分钟至6小时；③重型，GCS6～8分，伤后昏迷在6小时以上，或在伤后24小时内意识恶化再次昏迷6小时以上者；④特重型，GCS3～5分，伤后持续昏迷。

鉴于GCS缺少患者生命体征、瞳孔变化及神经系统检查等重要内容，故不能全面地反映患者情况。Bom于1985年在GCS的基础上，又增加了脑干的反射计分法，称为格拉斯哥-莱吉昏迷计分法（GLCS），含5种脑干反射，共6级计分，即0～5分。根据脑干反射的检查结果，可以反映脑干损伤的平面，按受损平面计分，分数愈小伤情愈重。①额眼轮匝肌反射：代表间脑-中脑交接处功能。用拇指将患者眉尖部皮肤向外上牵拉，用叩诊锤打击拇指，若引起该侧闭目反射时评为5分，提示脑干以上平面损伤。②垂直性眼前庭反射：代表间脑-中脑交接处功能。将患者头部快速伸屈做俯仰动作时，若出现双眼球上下垂直运动者评为4分。③瞳孔对光反射：代表中脑功能。用光线照射瞳孔，可引起瞳孔缩小反射时评为3分。④水平性眼前庭反射：代表脑桥功能。将患者颈部快速左、右转动，患者出现水平眼球震颤或偏侧凝视时评为2分。⑤眼心反射即迷走反射：代表延髓功能。压迫患者眼球可引起心率减慢者评为1分。⑥无反射：表明患者脑干功能已丧失评为0分，即脑干损伤、伤情危重。

第三节　颅脑创伤的体格检查

不管是在颅脑创伤的事故现场或是入院后，均需要对颅脑创伤患者的伤情作出快速准确的评估，这决定着对患者的处理方案及预后的判断。

颅脑创伤患者具有伤情重、情况急、变化快的特点，常伴有意识障碍而不能配合检查，增加了病史采集的难度。因此，如何有针对性地收集病史和简洁快速地体格检查，获得有效的信息，是快速准确作出伤情判断的关键，这就要求临床医师应掌握颅脑创伤的知识和快速有效体格检查的程序。

一、病史的采集

对意识清楚的患者询问其本人、对伴有意识障碍或逆行性遗忘而不能自述病史的患者，询问现场目击者，了解受伤时间、致伤原因、伤后患者的表现及诊治经过。详细询问引起颅脑创伤暴力的性质、大小、方向、着力点、次数，以及受伤时头颅是在静止还是运动状态，对分析受伤的机制、判断颅脑创伤的部位及程度有重要的价值；重点了解患者伤后的意识变化，如有无昏迷及其程度、持续时间，有无中间意识好转期的出现，对判断原发性脑损伤的程度及继发性脑损伤是否出现有帮助；还要了解患者伤后的表现，如有无头痛及其程度、呕吐、肢体抽搐、瘫痪，以及有无大小便失禁等，有助于患者伤情的判断。另外，患者伤后有无耳、鼻出血/溢液，伤后生命体征的变化、接受的诊疗经过及结果和既往疾病史如是否有高血压、心脏病、糖尿病、癫痫、出血性疾病等，也应有大概的了解。

二、体格检查

颅脑创伤患者的体格检查，既要有重点，也要顾及整体；既要重视神经系统的检查，也不能忽视生命体征、重要脏器的检查。

颅脑创伤患者的查体，除神志清楚，能主动配合检查者外，一般都难以做到完整细致的全身检查和神经系统检查，尤其是对某些中枢神经系统的功能检查，如嗅、视、听、语音和感觉方面的障碍，只有在患者清醒之后才能进行检查。不过大多数患者虽然因为意识不清、欠合作，但通过认真的床旁观察，视其对外界刺激的反应、客观存在的体征和反射也能够做出正确的判断，如肢体瘫痪及脑干反射的变化等。

1.全身检查　包括患者生命体征的检查和重要部位或脏器如颈、胸、四肢、脊柱和腹部有无合并伤。

（1）呼吸：观察患者有无呼吸困难及口唇发绀，进而了解有无因呕吐、呼吸道分泌物/异物引起的呼吸不畅。

（2）血压：单纯颅脑创伤很少出现低血压休克，如患者血压低、存在休克症状，应考虑有无其他部位或脏器的合并伤。

（3）脉搏：检查患者脉搏搏动/心脏搏动的强弱、次数与节律。

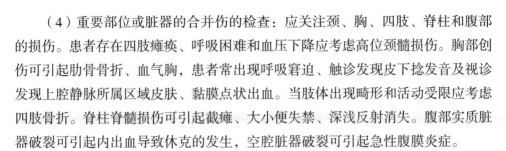

（4）重要部位或脏器的合并伤的检查：应关注颈、胸、四肢、脊柱和腹部的损伤。患者存在四肢瘫痪、呼吸困难和血压下降应考虑高位颈髓损伤。胸部创伤可引起肋骨骨折、血气胸，患者常出现呼吸窘迫、触诊发现皮下捻发音及视诊发现上腔静脉所属区域皮肤、黏膜点状出血。当肢体出现畸形和活动受限应考虑四肢骨折。脊柱脊髓损伤可引起截瘫、大小便失禁、深浅反射消失。腹部实质脏器破裂可引起内出血导致休克的发生，空腔脏器破裂可引起急性腹膜炎症。

2.神经系统专科检查

（1）局部检查：查看头部着力的部位及损伤情况，有无局部皮肤开放伤、有无颅骨外露或合并骨折、有无脑组织或脑脊液外溢；眼睑有无淤血、眼球是否突出、搏动；外耳道、鼻腔有无出血或溢液等。

（2）意识状况：首先检查患者对言语的反应，如患者已丧失对言语的反应，提示该患者已处于昏迷状态，再观察患者对疼痛刺激的反应，以判断昏迷的程度。应用格拉斯哥评分表进行检查、评分、判断并记录。注意患者意识状况的变化对采取及时有效的治疗措施至为重要。格拉斯哥评分表的应用是观察患者意识状况变化的重要手段。另外，根据患者对外界反应灵敏度的变化、在病床上姿势的改变、安静转为烦躁或烦躁转为安静、患者一些有意义的动作如牵衣遮体等均可作为对患者意识状况恶化或好转的判断。

（3）眼部征象：首先检查双侧眼球的位置，观察是否居中、对称；对清醒患者还应检查眼球的各方向活动情况；如发现眼震颤，应考虑存在颅后窝的损伤；眼底检查在急性颅脑创伤应用较少。双侧瞳孔的大小与对光反射的检查是神经外科体格检查中一项重要的内容，对昏迷患者其意义尤为重要。观察双侧瞳孔的大小、形态，以及直接、间接对光放射，并两侧对比。清醒或者颅脑创伤程度轻、颅内压不高的患者出现一侧瞳孔扩大、对光放射消失应考虑原发性动眼神经损害。通过直接与间接对光放射的检查可以鉴别视神经或是动眼神经损害，一侧瞳孔缩小或不规则、对光反射减弱，可能为动眼神经受压的早期一过性表现。

（4）运动系统：包括肌力、肌张力和共济运动的检查。肌力的分级：0级表示完全瘫痪；Ⅰ级可见肌肉收缩但肢体无运动；Ⅱ级表示无重力作用下可以主动运动；Ⅲ级能对抗地心引力做主动运动；Ⅳ级能对抗阻力做主动运动；Ⅴ级为正常肌力。检查昏迷患者有无肢体瘫痪时，可以用肢体坠落试验、疼痛刺激观察有无肢体屈曲动作或将腿并拢伸直不予扶持视有无瘫痪侧足向外倾倒等判断。上运动神经元损伤后呈痉挛性瘫痪，表现为肌张力增高、腱反射亢进、病理征阳性、无明显肌萎缩。下运动神经元损伤（脊髓前角细胞以下）后呈弛缓性瘫痪，表现为肌张力低、腱反射消失及肌萎缩。大脑皮质运动域的损伤常引起面瘫和（或）肢体单瘫；而偏瘫常由于大脑半球较广泛的损伤；交叉性瘫痪（同侧脑神经麻痹及对侧肢体瘫痪）则为脑干损伤的特征；典型的"三偏"（偏盲、偏瘫、偏身感觉障碍）为内囊损伤的表现。此外，小脑损伤可有患侧共济失调、肌张力低、反射减弱及龙贝格征（Romberg征，闭目难立征）阳性。但对昏迷的患者，只有通过肌张力低、腱反射减退和眼震颤来分析有无小脑损伤。

（5）反射：一侧浅反射的减弱或消失常提示对侧大脑半球的损伤；一侧运动皮质或锥体束的损伤，可出现对侧痉挛性偏瘫，检查可见腱反射亢进、肌阵挛、病理反射阳性。

第四节　颅脑创伤的辅助检查

一、腰椎穿刺

腰椎穿刺是神经外科最常用的穿刺技术。对颅脑创伤患者，腰椎穿刺也有较大的诊断、治疗价值。

1.颅脑创伤行腰椎穿刺的指征

（1）测定颅内压力：了解颅内压的高低，结合影像学检查、临床表现，更改治疗方案及判断预后。

（2）采集脑脊液标本：行常规和生化检查，了解脑脊液的生化改变及细胞数，判断有无颅内感染。

（3）行脑脊液动力学检查：了解椎管蛛网膜下腔有无梗阻及梗阻的程度，了解有无横窦及乙状窦血栓形成。

（4）引流脑脊液：如外伤性蛛网膜下腔出血患者通过血性脑脊液的释放，加快血性脑脊液的吸收、减轻血性脑脊液的刺激症状如头痛、发热等，颅内感染患者通过炎性脑脊液的释放，有利于控制颅内感染。

（5）经椎管给药：如颅内感染患者经鞘内注射抗生素。

2.颅脑创伤行腰椎穿刺的禁忌证

（1）当患者颅内压显著升高时，腰椎穿刺有诱发脑疝的危险，尤其是存在颅后窝血肿或严重水肿，可促成枕骨大孔疝、危及生命，应予以慎重。

（2）颅底骨折伴有脑脊液漏者，在脑脊液漏停止前禁止腰椎穿刺，因为穿刺引起细菌向颅内扩散，但如已有颅内感染，为行椎管内给药，则可行腰椎穿刺。

（3）穿刺部位有急性炎症者。

3.腰椎穿刺的操作方法

腰椎穿刺前应向患者或其家属告知腰椎穿刺的必要性、目的和风险、并发症，征得患者或其家属的理解并签署同意书。对儿童或烦躁不安患者适当应用镇静药物。

患者采取侧卧位，腰背部垂直于床面，屈颈、腰部后拱、屈颈抱膝，使椎间隙尽量拉开以利于穿刺。常选择腰3、4或腰4、5椎间隙为穿刺点，以穿刺点为中心消毒、铺无菌巾，2%利多卡因局部浸润麻醉。术者左手固定穿刺点处的皮肤，右手持穿刺针，针体垂直于穿刺部位稍指向头端、针尖的斜面朝向颅侧缓缓刺入，当穿刺针穿过硬脊膜时，常有落空感。拔出针芯，如有脑脊液流出，提示穿刺成功。此时告知患者伸直颈部及髋关节，放松肢体，自然呼吸。接上测压管，测定初压（正常成人颅内压力为：0.7～2.0kPa，即70～200mmH$_2$O）。收集标本时释放脑脊液不易过快，常以每分钟3滴的速度让脑脊液缓慢滴出，根据情况留取10～30mL脑脊液后再次测量末压，以便与初压比较。

二、X线片检查

神经影像学是诊断颅脑创伤不可缺少的检查手段。在询问病史、体格检查的基础上，选择适当的影像学检查，能够更准确地诊断颅脑损伤的部位与性质，并确定治疗方案。

颅脑X线片检查是神经影像学检查中最基本的方法，可以明确颅骨骨折、颅内积气、颅内异物的诊断，对分析致伤机制、脑组织损伤情况及血肿的部位亦有重要作用。尽管随着头颅CT的广泛应用，颅脑X线片检查在临床应用中逐渐减少，但其在颅脑创伤的诊断上仍有重要的价值。

在颅脑X线片上可较为清楚地分辨外板、板障、内板3层颅骨结构，但6岁以前的儿童颅板尚未分层，老年人颅骨板障层有骨化，因此均可表现为1层。颅骨线形骨折表现为轮廓锐利清晰的线条状透光影，长短不一，可以跨过颅骨骨缝，亦可由颅盖延伸至颅底。颅骨线形骨折线越过血管沟或静脉窦压迹时应注意硬膜外血肿的可能。颅骨线状骨折应与颅缝、脑膜中动脉压迹、板障静脉沟相鉴别。颅缝在外板呈锯齿状，内板呈直线状，两者在X线片上可分别投影，不相重合为其特点。

颅骨凹陷骨折的骨折片向颅内陷入，两骨折片之间的边缘可相互重叠，其重叠缘常表现为条带状密度增高影。为确切显示骨折片降入的深度，需要以颅骨凹陷处为中心拍摄切线位像。

粉碎凹陷骨、洞形骨折或火器伤患者的X线片，应特别注意颅内的骨片或异物的数目、大小和位置。

外伤性颅缝分离常见于儿童和青少年，以人字缝和冠状缝分离较为多见，提示颅骨承受较大暴力。一般均发生在着力部位，常与颅骨骨折相伴。

颅骨骨折累及鼻窦时，空气可进入颅内积聚于硬脑膜下、蛛网膜下腔、脑内、脑室内，显示圆形气体影，称外伤性颅内积气。

第五节　颅脑创伤的基本手术要点

一、手术治疗的原则

对于脑原发性损伤的治疗，手术是无能为力的；而继发性损害，如大部分颅内血肿和部分难控制性脑水肿大多需要通过手术治疗。因此，手术仅仅是头伤全部治疗中的一个方面并有一定的指征。手术处理主要包括以下内容：①充分清除占位血肿和有占位效应的挫裂废损的脑组织；②清除侵入的异物和污染物；③控制出血和修复已破损的组织结构等。

手术处理的主要目的在于：降低颅内高压、减轻脑的移位、缓解脑疝、改善脑组织缺血缺氧状态，防止再出血和预防颅内继发感染。

头部损伤后因颅内出血或者水肿导致进行性颅内高压、引起脑移位、出现脑疝征象，对于这种危急状态需要争分夺秒地进行抢救。在快速进行必要检查以明确诊断和完成术前准备，并采用甘露醇降压措施的同时，尽早施行紧急开颅术。术中首先以快速简捷方法放出少量积血，暂时缓解其脑受压，遏制其继续恶化，赢得宝贵时间以完成手术处理，常有可能使患者转危为安，最终得以恢复。因此，可以毫不夸张地说："时间就是生命"。

开放性头部损伤手术治疗指征均较明确，而手术疗效一般也较好，这主要取决于能否做到彻底的颅脑清创术。在一般情况下，对于开放性颅脑伤，与其不顾条件、急于勉强地施以既不彻底又不恰当的手术处理，不如适当推迟手术时间，力争得到一期彻底而正确的颅脑清创术。

如何正确和有效保护脑组织，直接关系到手术治疗后果。对于已严重碎裂呈浆状的废损脑组织，可在清除脑外血肿的同时一并予以吸除。对于脑皮质表面有挫伤，但未失去活力的脑组织应慎重对待，不应造成额外损伤，亦不应随意扩大清除的范围。对于外观正常的脑组织，注意防止误伤，更不应随意考虑切除。位于皮质运动、语言等重要功能区的脑组织不仅不能切除，且必须严加保护。轻柔地对待脑组织是绝对必要的，决不可施以强力的牵拉或填压。暴露的脑组织应以湿棉片贴附，表面经常保持湿润。使用脑压板时应垫以棉片，脑穿刺应在脑回处进行。脑针在脑内不可任意改变方向。深入脑内的操作，必须有良好的照明，在直视下进行。硬脑膜的切除与缝合，均应避免伤及其深面的脑皮质。此外，不应在需要手术处理的主要病变未解决之前，轻率地决定施行内、外减压术。

控制出血是手术处理的重要环节，应根据不同的组织和出血情况，选用适宜的止血方法。头皮出血主要采用双极电凝止血，也可使用皮夹、钳夹帽状腱膜翻转或以自持牵引器张开等方法暂时止血，术毕缝合时予以止血颅骨板障出血，可用骨蜡涂抹止血。硬膜血管出血可用双极电凝或者缝扎止血，骨窗周边硬膜与骨板间可填以明胶，并缝合悬吊于窗缘骨膜上止血。静脉窦出血可用明胶等止血材料或肌片贴附、加以固定止血。较大裂伤缝合修补。脑组织血管出血主要以双极电凝止血。必须注意，颅内静脉回流的主要通道，如上矢窦中后段、窦汇和右侧-侧窦等，以及脑内大动脉主干不能予以结扎，否则将致严重后果。此外，术中当尚未得到充分显露和做好应付大出血的一切准备之前，不可以过早地触动和移除位于常见出血来源表面的、已形成压塞的凝血块，否则可能招致难以控制的大出血，危及患者的生命。颅脑手术操作与一般外科手术操作有所不同的是，需要术者手足并用，协同动作，一般以左手持吸引器，右手持双极电凝，足踏电源开关，要求相互间能协调配合，经过训练才能得心应手地顺利而准确完成各项操作。

二、手术技术

（一）头皮裂伤清创术

头皮裂伤应施行彻底的清创缝合术，给予足够的重视，并认真对待。头部血供丰富，不做处理，包扎令其自然闭合的做法是正确的。

清创应在手术室内进行，对较局限裂伤，可采用创周局部浸润麻醉；戴上手套用肥皂水及盐水对创周头皮反复刷洗和冲洗，然后清除伤口内的异物，对创口用生理盐水反复冲洗，拭干后，常规消毒铺巾；更换手术器械和手套后，先探查其深面骨膜是否完整，颅骨有无异常，清除一切污物和异物，毛发和血块，止血彻底；裂伤边缘可适当修剪，但不可剪除太多，否则伤口难于缝合；如伤后时间较短，污染较轻，头皮可分层间断缝合或者全层间断缝合；若时间较长，挫伤或污染较重，行全层间断缝合。在缝合头皮时要求头皮对合良好并且无张力，如果有张力情况下应适当松解伤口周围皮下组织。应给予肌内注射破伤风抗毒素，全身预防性应用抗菌药物治疗。

（二）头皮缺损修补术

头皮缺损修补术应根据其缺失范围、部位及周围头皮情况来确定。较局限而小的缺损，可在梭形修剪缺损边缘的基础上，向两端弧形延长切口，并在帽状腱膜下剥离松动，直接缝合以封闭缺损。若缺损较大，应考虑采用滑行皮瓣、推移皮瓣或旋转皮瓣等予以修复。皮瓣修补原则如下。

1.作为旋转轴为代表的旋转皮瓣边缘的长度必须5～6倍于缺损区的长度，才能转移而闭合其缺损区。

2.皮瓣内必须有一条主要供血的头皮动脉。

3.一般来说，头皮缺损面积如占头皮总面积的20%，修补采用单个旋转皮瓣；若缺损达25%~50%，则应采取多个旋转皮瓣即可呈双向交叉型旋转皮瓣或风车状旋转皮瓣以修补凸面的头皮缺损。

一般可用三瓣技术以闭合中等大小的头皮缺损。不论采用何种皮瓣修复缺损，若因缝合张力较大，而植皮区不能直接缝闭而遗留较小创面时，可以用中厚皮片移植，以消除其创面。

（三）撕脱头皮再植术

头皮总面积80%以上的全头皮撕脱伤是最严重的一种开放性头皮伤，除应了解有无合并颅骨、颈椎、脑损伤、处理失血性休克和预防感染的治疗之外，就头部的损伤而言，最理想的手术处理是采用显微外科技术，进行小血管吻合，使撕脱头皮再植存活。20世纪70年代中期以来，国内外已有成功的报道。要求对已撕脱的头皮，应尽早以无菌湿纱布包裹，置于放有冰块的塑料罐中及时运送；手术在全身麻醉下进行，同时分别进行头部和头皮的清创，完成后进行撕脱头皮与小血管吻合术，要求至少吻合1~2支主要动脉，静脉吻合则应力争2支以上，以防术后因静脉血栓形成使再植失败。若受伤时间尚早，有人建议先吻合1支静脉，以减少重建血供后的出血；时间较久先吻合1支动脉，以尽早恢复血供。术中可使用抗凝血药（肝素）、稀释剂（右旋糖酐-70）。血管断端应切除，如对端吻合张力过大，可用一段自体血管移植加以连接。已有伤后16小时以上再植成功者。其最大优点在于头发仍可生长。若因各种原因，不能施行再植时，则在头皮清创后，从已撕脱头皮或自体其他部位采取中厚断层皮片移植缝合，以消除头皮缺损。如大片骨膜一并撕脱，须在裸露骨板上钻孔，显露板障静脉，待肉芽生长后，覆盖以中厚皮片移植术加以闭合。

（四）闭合凹陷骨折整复术

颅盖部未累及鼻副窦或乳突气房的闭合性凹陷骨折是否需要手术处理，可以根据某些相对的因素，如骨折区范围的大小、骨质下陷的深度和所在部位等，来综合地加以考虑。但是更为重要的决定因素，则是凹陷骨折是否已产生局部脑受压或脑挫伤，以及是否因之而引起早期外伤后癫痫而定。发生在额眶部凹陷骨折，因涉及面容外观，骨折范围虽小，深度也较浅，常需考虑手术复位；而位于脑膜静脉窦表面的凹陷骨折，下陷虽较深，范围亦较宽，但窦内血流尚通畅，则宜保守对待。婴幼儿不全骨折的平坦骨质内陷，且无神经受压和颅内高压，则不需要施行手术治疗。凡经术前检查已确诊颅盖凹陷骨折，并已导致神经功能障碍，则均应考虑手术处理，施行凹陷骨折整复术。闭合凹陷骨折多采用凹陷骨折复位术。对于婴幼儿凹陷骨折可通过骨折区表面做直切口或S形切口，显露凹陷骨折区，于骨折旁行颅骨钻孔术，以骨膜剥离器放入硬膜外，达凹陷骨折的深面，将下陷折片上撬抬起使之复位。其缺点是下陷骨折片之间常相嵌紧，往往是说起来容易做起来难，不易得到良好的复位；对下陷骨折深面的脑膜和脑的损害情况不能在直视下探查和处理及撬骨折片时有一定盲目性，可能招致硬脑膜撕裂和脑损伤。对于成人的凹陷骨折或者粉碎性凹陷骨折，可采用略大于凹陷骨折区的马蹄形切口，形成头皮瓣，显露凹陷骨折区，在骨折下陷内板区外1cm做颅骨钻孔，以线锯或者铣刀将各钻孔间骨板锯开，形成骨瓣（带或游离），翻转骨瓣后，首先检查和处理硬脑膜及脑的损伤，是否切口脑膜探查需根据手术中情况确定；将骨瓣的下陷骨折整复，达到其解剖复位，如果确实困难，也可以考虑骨瓣翻转复位固定。常规悬吊硬膜，硬膜外或者皮下置橡皮引流由切口引出，头皮分层或全层缝合。此整复术具有下列优点。

1.能达到较满意复位效果，解除局部脑受压。

2.便于处理骨折深面可能并存的损伤。

3.不造成颅骨缺损，免除颅骨修补成形术。骨折碎片可能脱离骨膜而游离，可以用颅骨固定系统连接骨折片进行修补；如果确实困难，有颅骨缺损、且范围较大，则须施行颅骨修补术。

（五）开放性凹陷骨折清创术

颅盖骨开放性凹陷骨折，由于有继发感染的潜在威胁，均应采用清创手术治疗，即施行头皮及颅骨的清创术。凹陷骨折一般多位于头皮裂伤之深面，但因头皮在颅骨上有一定的活动度，有时两者之间可有一段距离，故当头皮清创时，该处有可能扪不出骨折异常。凹陷骨折虽属于开放性，并不一定是开放性脑伤，其深面的硬脑膜可能是完整的，但大多数情况下硬脑膜有挫伤或撕裂，导致伴有脑损伤。首先要施行头皮清创术，可将头皮裂伤边缘失活组织做梭形切除，而后根据骨折范围，向两端呈弧形延长，形成S形切口或弧形切口，清除创口内一切污染的毛发、异物、血块等。显露骨折区域，如为粉碎骨片与骨膜脱离者可给予摘除。若下陷骨折片相嵌甚紧，则须在折线旁行颅骨钻孔，咬除周围骨质，待其松动后，将骨折片轻柔揭起，注意不要增加骨折内板对硬膜及脑的损伤，骨膜应尽量保留，不应随意切除。凡为骨膜覆盖的较大骨折片不应过多摘除，粉碎小骨片可自创口摘除。如硬脑膜未破，张力不高，深面不发蓝，术前检查未见颅内异常者不需要切开。若硬膜张力高，则应切开探查。若脑膜已经裂开，应追踪至正常硬膜处1cm，探查和处理硬膜下或脑内病变。普遍认为凹陷骨折复位手术方式仅适用于处理闭合性凹陷骨折，而对于开放性凹陷骨折则应清除下陷骨折片；现今有学者认为硬脑膜完整或已修补缝合后，若污染不重，伤后时间尚短，清创后应适当保留复位的骨折片，因其系自体骨，并不致增加术后感染率，且可减少颅骨缺损；但此观点尚需进一步证实。对于凹陷骨折位于静脉窦表面，则应将周边下陷骨折片咬除，当充分暴露窦区，并做好控制大出血的一切准备，才能取出嵌入骨片。

清创后，硬脑膜裂口应严密连续缝合，如缺损应以带蒂骨膜片修补，未摘除骨折片应复位。表面以骨膜覆盖，骨窗边缘硬膜悬吊缝于骨膜上，头皮分层缝合或者全层缝合。术后遗留较大颅骨缺损，可在伤后3个月后行颅骨修补术。

（六）开放性颅脑损伤颅脑清创术

术前应根据检查结果，对手术可能涉及的范围应充分估计，应力争一期完成彻底的颅脑清创术。前述有关开放性凹陷骨折清创术的处理原则，均适用于这类损伤，另加对硬脑膜及其深面脑损伤或病变的手术处理。头皮和软组织清创后应更换器械及手套。粉碎下陷的颅骨骨折，应予摘除，为充分显露已撕裂的硬脑膜，必要时应咬除部分边缘的颅骨，达正常硬脑膜处1cm，形成骨窗。对已撕裂硬脑膜可适当延长以便于探查，但硬脑膜裂伤边缘不宜过多切除，以缝线牵引利于暴露，清除硬脑膜下血肿，并切除已失去活力的挫损脑组织及脑内血肿，摘除嵌入脑内的骨折碎片及组织碎屑和异物，并彻底止血。若属锐器刺入伤，且穿入颅内的外物嵌楔甚紧，术前不应轻率拔出。手术中应在其周边松动游离，并做好控制其深部的大出血，才能将其拔出，否则可招致严重后果。脑组织清创和止血完毕后，应注入生理盐水于创腔内，硬脑膜应严密缝合，硬膜缺损可用带蒂骨膜片或筋膜修补及硬脑膜外层剥离翻转缝合修补。周边硬脑膜常规悬吊。皮下置引流管，头皮切口按常规分层缝合。特别要强调的是，开放性颅脑损伤属2~3类伤口，术中应尽可能避免使用人工材料修补硬脑膜或颅骨，以免术后形成难以控制的颅内感染。

除手术后处理外，术前、后均应预防性应用抗菌药物治疗并做破伤风预防注射。

（七）火器性头伤颅脑清创术

颅脑火器伤与非火器性开放伤有所不同的是在脑内残留长而狭窄的伤道，异物及骨碎片可深入伤道内。现以穿透性颅脑火器伤为例，将有关具有脑内伤道的颅脑清创术，简述如下。

术前经特殊检查确诊为穿透性颅脑火器伤伴颅内金属异物存留的盲管伤，清创术可从入口处进行，将头皮裂伤做梭形切口，并向两端延长，骨瓣剖颅，切开硬脑膜，暴露脑组织创面；以吸引器轻巧吸除废损脑组织及凝血块，在深部照明条件下，沿脑组织创道与血肿腔内清除失活组织、血肿和异物，至正常脑组织为止。如通过伤道能直接达到射入的金属异物处，可同时摘除。脑清创后，脑压正常，搏动良好。充分止血后，缝合硬膜裂口，硬脑膜缺损以带蒂骨膜片或筋膜修补。头皮分层缝合或全层缝合。同时预防性使用抗菌药物。

（八）颅内压监测探头植入术

颅内压监测探头（传感器）植入术。

1.颅脑损伤颅内压监护的指征

（1）GCS 3~8分伴CT异常（血肿、脑挫裂伤、脑肿胀、基底池受压和脑疝）的患者。

（2）GCS 3~8分，CT无异常，但同时伴有以下三项中的两项者：①年龄>40岁；②单侧或双侧运动异常；③收缩压<90mmHg。

（3）颅内多发性损伤、颅内各种大手术后，以及各种可能存在颅内高压的危重患者。

2.麻醉方式　根据病情选择全身麻醉或局部麻醉。

3.手术操作（以脑室型探头为例）

（1）与侧脑室额角穿刺外引流术相似，取冠状缝前2.5cm，中线旁开2.5cm

为穿刺点切开头皮，暴露颅骨，钻一骨孔，切开硬膜。

（2）检查颅内压监测探头（传感器），开启颅内压监护仪，连接监护仪，调零。记录调零参数，断开连接。

（3）将探头在穿刺点与矢状面平行、两外耳道假想连线方向垂直进针4～5cm，有落空感，拔出针芯即可见脑脊液流出，穿刺成功。

（4）将探头专用的皮肤穿刺导针把探头远端从头皮下穿刺带出，缝扎固定探头。缝合头皮切口。如果是采用基本探头（脑组织型），不需置入脑室，避开重要功能区，将探头插入脑组织2～3cm深即可。如果是常规开颅术后进行颅内压监测，与留置引流管操作相似，将探头插入脑组织2～3cm深即可（去骨瓣者应将探头放置在颅骨下方，不宜放在颅骨缺损处）。

三、手术方式

（一）闭合性颅脑损伤的手术方式

闭合性颅脑损伤因头部无开放性创口，为显露和处理颅内某些外伤性损伤病变，必须通过开颅才得以完成。开颅术可以概括为颅骨钻孔术、颅骨切除骨窗开颅术和颅骨切开骨瓣开颅术等3种方式，现分述如下。

1.颅骨钻孔术　颅骨钻孔术就其本身来说，它既是一种小型、简便和基本的开颅术；同时它又是开颅术的共同基础。颅骨钻孔术是兼有治疗和诊断为目的的开颅手术途径。就诊断方面看来，对于危重头伤迅速恶化患者，根据临床征象可以确诊和定位的占位血肿，在无影像学检查可资参考时，颅骨钻孔术是一种快速而简便的手术探查性诊断措施；此外，通过颅骨钻孔造口术，进行颅内脑或脑室穿刺、插管或安放颅内压监测装置等是有助于临床诊断。随着现代影像学检查技术的发展和应用，术前大多已明确定位及定性诊断，探查性颅骨钻孔已大为减少。颅骨钻孔术可以成为治疗某些颅内病变，如已液化的慢性硬脑膜下血肿、积液、积脓的冲洗和引流等的主要手术途径。使用最广泛的颅骨钻孔术，采用手摇钻或电钻均可，根据使用的钻头有不同，手摇钻可分为先后分别用尖钻及圆钻或用一次性钻头施行。术前常规剃发，将拟行小切口以甲紫在头皮上标出，消毒铺盖后，头皮内以局部麻醉药浸润，头皮全层切开后，用乳突自持牵开器将已切开头皮向两侧张开，即可达到头皮止血目的。切开钻孔处骨膜，并用骨膜剥离器或刀柄分开，显露拟钻孔部位。不论选用手摇钻或电钻，都必须使颅钻与颅骨切点垂直，以防滑脱。如采用手摇钻孔，则先以尖钻头施钻，至其尖端小骨孔中刚显露硬脑膜即可，随即更换圆钻头，继续摇钻以磨大骨孔，当手有滞涩感或转动受限时，即可停钻。若使用一次性钻头，则不需要中途更换，直接用钻头二次完成钻孔。若采用电钻，开始以低转速试钻，当钻入颅骨外板后加大转速，钻透颅骨内板后即自动停钻。钻孔后，可将骨孔缘与硬膜之间的菲薄骨片以钳夹出，硬膜出血可用电凝止血。先以尖切刀将外层硬膜刺破，以脑膜钩提起切开硬膜，置入有槽探针，保护脑皮质，将硬膜做十字形切开，如行脑穿应电凝，术毕时置明胶贴附，头皮分层缝合。在颅骨钻孔中，要求握钻要稳定，施压要适当，必须防止因骨质变薄或用力过猛，以致钻孔陷入颅内，造成严重脑损伤。

2.颅骨切除骨窗开颅术　颅骨切除骨窗开颅术是在颅骨钻孔术基础上，扩大颅骨切除范围，形成骨窗的一种开颅手术途径，主要适应于有较厚肌层保护部位的开颅术；因其肌肉保护一般不需要予以修补和成形而不至于带来严重后果。骨窗开颅术部位仅主要适用于颞部和颅后窝。其他部位则应选择以骨瓣开颅术为主。颞肌下骨窗开颅术与枕肌下骨窗开颅术分述如下。

（1）颞肌下骨窗开颅术：颞肌下骨窗开颅术主要用于诊断较为明确的颞区（较局限的）颅内病变，如该区范围不大的脑内外血肿以及需施行颞肌下外减压等的开颅手术。患者采取侧卧位，头皮切口采用与肌纤维走向平行的直切口，位于耳前及颧弓中点上方，头皮切开后以头皮夹止血，继之切开颞肌筋膜，将颞肌纤维分开，切开深面骨膜，放入自持牵开器，使软组织张开，显露拟行钻孔的颞骨鳞部颅骨。分离骨膜后，使用手摇钻或电钻行颅骨钻孔，并用咬骨钳将钻孔渐次扩大，形成颞肌范围内的骨窗，大小依便于处理颅内病变为原则，骨窗下缘应接近颅底，便于处理颅中窝硬脑膜外血肿或颞叶底部病变。根据发现若需切开硬膜，应在有槽探条保护下切开。颅内病变处理后，硬膜切口应予缝合，如果需要施行外减压，硬脑膜可以行减张缝合，并将骨窗缘硬膜缝合悬吊于骨膜上，以防术后出血，缝合颞肌及颞肌筋膜，头皮切口分层缝合。

（2）枕肌下骨窗开颅术：患者可采用侧卧位，一般做枕后正中纵行直切口，上端超过枕外隆凸2.5cm，下端达颈椎4～5水平，切开头皮及皮下组织后，严格按中线切开筋膜，向两侧分开枕部肌肉，上端附着于枕外隆凸处筋膜、腱膜，应做V形切开，便于术毕时缝合。切开枕骨表面骨膜，显露枕骨鳞部、枕大孔后缘、寰椎后弓达颈，棘突。于枕鳞部（或骨折线旁）做颅骨钻孔，继之以咬骨钳将钻孔扩大，形成骨窗，其大小可根据手术发现病变范围而定，其上端不超过横窦，两侧达乳突后，下界达枕大孔后缘，切除部分。一般常规切除一段寰椎后弓（约1.5cm长），在寰椎结节上切开其骨膜，剥离后，小心以尖咬骨钳或骨剪切除，切断时防止骨残端刺破硬膜伤及脑与脊髓。颅骨导血管出血以骨蜡止血。若须处理硬膜内病变，硬脑膜应行Y形切开，切口两侧小脑表面的硬膜可补充向外下切开，切开前注意缝扎枕窦及环窦或须进行幕上减压。颅内病变处理完后，硬膜应严密缝合，如需要可用脑膜补片做减张缝合，上端已切断筋膜、腱膜应对位缝合，严密分层缝合肌层、筋膜、皮下及头皮，硬膜外置引流。

3.颅骨切开骨瓣开颅术　颅骨切开骨瓣开颅术或称颅骨成形开颅术是目前处理小脑幕上病变应用最为广泛的开颅手术途径，近年随着手术条件的改善和对颅骨缺损带来的不利影响，幕下病变开颅也越来越多采用该手术途径。骨瓣开颅术中，骨瓣主要是在多数颅骨钻孔基础上将相邻钻孔间锯开，使之相连而形成的；或者磨钻磨孔后，以铣刀切开颅骨而形成骨瓣。虽然在头部大脑表面的不同部位所施行的形式各异、大小不等的开颅骨瓣，就其皮瓣与骨瓣的相互关系来说，可概括为：皮瓣与骨瓣，分别翻瓣和皮、肌、骨瓣相连并翻瓣两种基本类型。前者的特点是皮瓣与骨瓣要先后分别做成，而且皮瓣与骨瓣翻转方向有所不同。皮瓣将依据所在部位，向该皮瓣基部方向翻转，骨瓣则受所附着肌肉的限制，只能向该肌蒂方向翻转。如额瓣开颅或顶枕瓣开颅，其皮瓣分别翻向前额和枕后，但其骨瓣因颞肌附着均向颞部翻转。又如行额部冠状切口下，跨双额同一骨瓣开颅时，其皮瓣翻向前额，而骨瓣只能向作为肌蒂的一侧颞部翻转。因此，这一类型的开颅骨瓣可适用于幕上任何部位病变施行开颅的手术途径。后者的特点是：皮瓣与肌骨瓣相连不予分开，皮、肌、骨瓣在同部位和同一切口下完成。因而所形成的骨瓣连同其浅面附着的肌肉和头皮，一并向其肌蒂部同方向翻转。由于在幕上仅有颞部颞肌及枕部具有这一条件，可使皮、肌、骨瓣相连一并向颞侧翻转。当然即使在颞部骨瓣开颅也可采用前述的皮瓣与骨瓣分别翻转，只不过其翻转方向是一致的。因此，这一类型的开颅骨瓣，实际上主要适用于处理颞部病变施行开颅的手术途径。

4.标准大骨瓣开颅术　绝大多数闭合性头伤多因头部运动而致伤，在减速性或加速性脑伤中，急性、亚急性硬脑膜下血肿常与额、颞叶前分脑挫裂伤或脑内血肿相伴发，术中除清除大脑表面的巨大硬脑膜下血肿外，既要便于达到颅前窝、颅中窝底部以处理额极、眶面、颞尖、底面的挫裂伤和清除脑内血肿外，又要便于控制脑近中线汇入矢状窦桥静脉撕伤的出血及便于清除在大脑表面向后延伸到顶枕部的硬脑膜下血肿。其次考虑到复合性血肿存在，一组（167例）硬脑膜外血肿病例中，近47%（79例）伴有较大的硬脑膜内损伤，其中单纯硬脑膜下血肿35例，脑挫裂伤伴硬脑膜下血肿30例，脑内血肿及混合血肿9例。即使在目前CT扫描已广泛应用的情况下，实际的颅内损伤的范围和程度，往往较CT扫描所显示的更为广泛和复杂。除上述需要控制矢状窦旁撕伤桥静脉出血外，有时需要于颅中窝底棘孔处控制硬脑膜中动脉性出血或控制汇入横窦或岩上窦的静脉性出血及必要时需显露和处理颅底血管、神经病变或修补潜在的脑脊液漏等。基于上述的多种原因，国外有学者提出施行一种所谓的"基本的大型创伤开颅骨瓣"，并认为这种骨瓣，足以处理闭合性头伤患者95%的单侧幕上颅内病变，有利于手术者应付术前未曾预见到的某些术中的情况。下面简介这一创伤骨瓣开颅术的手术步骤，并就骨瓣开颅术各环节的一般要点分述如下。

（1）患者置仰卧位，头偏向对侧：头皮切口起自耳屏前1cm，颧弓的颞部之上，向上及向后越过耳部上方，绕过顶骨而达正中线，然后继续沿正中线向前而止于发际，可延伸至发际线下。若术前病情严重，急需暂时减压时，可先快速施行小的颞肌下骨窗开颅术，即在原预定以头皮切口的耳前及耳上部分头皮切开，钳夹帽状腱膜翻转止血，剪开颞肌筋膜，肌纤维方向分开颞肌及骨膜，以自持牵引器将软组织张开，行颅骨钻孔并咬除部分颅骨，形成小的骨窗已如前述。清除硬脑膜外或切开硬膜清除硬脑膜下积血，以暂时缓解颅内高压和减轻脑受压和移位；随即按预定计划，施行正规的骨瓣开颅术。头皮切口延长前，应沿切口线行头皮内加压注入含有微量肾上腺素的生理盐水，在切口旁两侧并指加压，分段切开头皮，长度以5cm为宜，以减少头皮出血，切开头皮后用头皮夹钳夹以达到头皮暂时止血的目的。头皮切开后，沿帽状腱膜下间隙与肌筋膜或骨膜之间分开，直至全部皮瓣能向前额翻转，创面以电凝止血后，将翻转的皮瓣以纱布保护，并用弹簧拉钩牵引固定。

（2）骨瓣形成：骨瓣应以颞肌附着部作为基底，其内缘近正中线（相距2cm为宜）并与之平行，下缘应较低，在翼点之下经过额骨底部、蝶骨大翼而达颞骨，必要时可将蝶骨大翼外侧部分咬除。除原已施行的颞肌下小的开颅骨窗

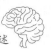

外，另需间隔5cm做5个颅骨钻孔。当颅骨钻孔均已完成后，在锯开颅骨之前，先以剥离器试探钻孔周围的颅骨内板与硬脑膜之间有无粘连，用线锯或者铣刀锯开颅骨，如硬脑膜与颅骨内板有粘连，可用骨膜剥离器伸至骨瓣下剥离，骨瓣以纱布保护牵引固定。总的原则是，不论钻孔或锯骨时，都应从不易出血处开始，最后才行容易出血如矢状窦旁或颞前部，以便紧急时能迅速开瓣加以处理。硬膜切开与缝合悬吊完硬脑膜后清除硬膜表面骨末、积血，并以电凝止血。在切开硬膜前应设法降低颅压，除加快静脉输入高渗性脱水剂外，若遇硬膜下呈蓝色，硬膜张力较高时，可先切一小口，排除少量积血，暂时降压后再继续切开或原已施行颞肌下小骨窗开颅，并已切开硬膜排出积血颅压已稍降可将硬膜切口分别向前及向后继续切开，形成弧形瓣，以正中线为其基底，翻向矢状线。但在硬膜张力较高，象征颅压较高时，切开硬膜应先以尖刀刺破硬膜外层，并用脑膜钩或小圆针挑起，再刺破硬膜内层，放入有槽探条，并在其保护下，继续切开硬膜。硬膜切缘应距离骨窗边缘至少0.5cm，以便于缝合。硬膜切口外缘应以缝线牵引暂时固定在骨窗旁软组织上，硬膜切缘出血可以电凝止血。

该方法能显露较广泛的脑皮质，便于完成同侧幕上颅内外伤性病变的探查和手术处理。待颅内操作结束和止血妥当后，颅内压近正常时，应在颅腔内注入生理盐水，硬脑膜切口用细线予以缝合。为减压可行硬脑膜与人工脑膜做减张缝合外，目的是防止脑皮质与软组织粘连，防止脑膨出，减少脑脊液切口漏，头部切口内的出血或感染可能隔离于硬脑膜之外等。

（3）骨瓣复位：根据术后颅内压的高低和对术后颅内压增高的预估决定是否去骨瓣减压；如果用颅骨固定材料行颅骨固定，骨瓣下硬脑膜外，置一硅胶引流管并经切口旁引至颅外。

关闭切口骨瓣复位固定后，头皮切口应全层或者分层间断缝合。为减少出血，应采取边松开头皮夹钳边缝合，缝合要求对位良好，且无张力。头部切口消毒后以无菌干敷料覆盖。

该手术方式有利于：清除巨大的硬膜内、外的脑外血肿；便于处理额极（包括其眶面）和颞尖（包括其底面）的挫裂伤和脑内血肿；便于处理汇入矢状窦的桥静脉和汇入横窦或岩上窦的静脉性出血及必要时处理棘孔以控制动脉出血；便于发现和修补颅底潜在的脑脊液漏和处理颅底的血管、神经的病变等，确有一定的特点和有利之处。可适用已确诊范围广泛的急性硬脑膜下血肿伴额、颞叶挫裂伤或血肿的病例及临床表现为一侧幕上占位病变，病情危重，无影像学检查证据，对病变性质及范围尚不能确知的病例。至于诊断已明确的、局限的、单纯的占位病变的手术处理，则无须采用如此巨大的开颅骨瓣。应当指出，这一大型开颅骨瓣，涉及范围较广，手术损伤较大，一旦发生并发症，势必影响较大，特别是行去大骨瓣外减压术后出现肢体瘫痪、脑积水和颅骨缺损综合征等并发症。因此，应根据病变的大小、部位和预测病情未来发展的评估审慎地选用最恰当的开颅手术途径。

（二）颅内血肿病变的手术方式

1.硬脑膜外血肿清除术　对于经检查术前已明确诊断的幕上硬脑膜外血肿，应根据病变的大小和所在部位，选用不同的开颅术。若确诊为额部或顶部较局限的硬脑膜外血肿，则可采用额部或顶部颅骨骨瓣开颅术，若已确诊为颞顶或额颞巨大硬脑膜外血肿或伴发硬膜内复合性血肿和病变时，可采用上述的大型创伤骨瓣开颅术。此外，若确诊为矢状窦区双侧硬脑膜外血肿，则应选用跨越中线以一侧颞部为基底的骨瓣开颅术，便于血肿的清除和妥善止血。不论采用何种开颅骨瓣，当发现为硬脑膜外血肿时，可经骨窗以剥离器轻轻放入血肿边缘，试探血肿的厚度及大致的范围，不要急于清除血块。应待充分显露血肿全貌后，并常远离常见的主要出血来源处开始，以刮匙、剥离器、脑压板等，在吸引器帮助下，边悬吊硬脑膜边清除血块，用电凝止血或以棉片贴附，最后处理可能是主要出血处的血块，即断裂的硬脑膜动脉主干或撕伤的静脉窦表面的凝血块，若遇凶猛的出血，则应暴露良好，止血当无困难。切忌在骨瓣尚未形成或翻转的情况下，在骨板下，过早地清除出血点表面形成的起暂时止血压塞作用的凝血块，可能招致难以控制出血，甚至因失血过急，导致休克死亡。在少数情况，为了控制脑膜中动脉过猛的出血，需要显露其进入颅内棘孔处，加以填塞始能止血。若遇病程较长，血肿变薄或部分机化，与硬膜黏着，不必勉强清除，以免止血困难。硬膜血管主干出血可用缝扎法止血，静脉窦壁出血，应以明胶贴附，并另加缝线固定。若术前检查为单纯血肿，而硬膜张力不高，其深面不呈蓝色，硬脑膜可不切开，或切开小口了解硬膜下情况，以决定是否进一步切开，做颅内探查和处理。关颅前应常规悬吊硬膜，除将边缘硬脑膜与骨窗边的骨膜加以缝合悬挂，防止硬膜进一步自内板剥离或在其间垫以明胶止血之外，并在硬膜中心线通过骨瓣中心小钻孔引出，骨瓣复位时加以上提，使之悬吊，以防止术后再度出血。骨瓣下硬膜外置管引流，经后方钻孔及头皮切口引出。骨瓣复位、固定后，头皮切口分层缝合。

2.急性、亚急性硬脑膜下血肿清除术　根据手术范围的需要，画出手术切口线，消毒铺巾；常规剖颅，紧急情况下术中可先以耳前颞部皮肤部分切口行颅骨钻孔开颅，切开硬脑膜排除一部分颅内积血，使颅内压有下降后，继续施行和完成骨瓣开颅术。原硬脑膜瓣状翻开，显露血肿，并小心自脑表面逐步用冲洗、吸引和轻柔牵引等综合措施予以清除。在暴露骨窗范围以外的积存于大脑皮质表面的积血，可在较宽的脑压板的保护下，采取较轻的冲洗和吸引血块使之清除。当脑表面血肿清除后，对皮质破损的动脉性或静脉性出血以双极电凝止血。最后清除矢状窦旁硬膜下积血，要注意避免损伤桥静脉出血，处理断裂的桥静脉，在近皮质侧断端，可以双极电凝止血，在矢状窦侧断端，尚可用吸收性明胶海绵片贴附，达到妥善止血的目的。

待血肿清除和止血后，应同时探查额、颞叶前分及其底面，如出现额极或颞尖脑组织有挫伤碎裂或伴有脑内血肿时，应一并予以清除和止血。颅内操作结束后，注入生理盐水；如颅内压正常，缝合硬脑膜将骨瓣复位固定，悬吊硬膜缝线，头皮切口全层缝合；如颅内压高或者预计未来颅内压增高难以度过水肿高峰期，又已排除颅内其他部位出血时，应减张缝合硬脑膜，头皮切口分层缝合。

3.慢性硬脑膜下血肿清除术　虽然少量的慢性硬脑膜下血肿的治疗可以通过非手术而治愈者，但大部分患者血肿可能逐渐增多。对于血肿量多，颅内高压明显者，仍以手术治疗为主，而手术种类的选择，则以获得较好疗效、采用尽可能较为简便而安全的方法为原则，包括：经颅骨钻孔清除术、经骨瓣开颅清除术等。分述如下：

（1）经颅骨钻孔清除术：由于慢性硬脑膜下血肿已有包膜形成和大多已液化，通过颅骨钻孔进行冲洗和引流，应视为首选的清除血肿的手术方法。一般清醒能配合的患者，确诊后可在局麻下进行，一般在血肿的范围内低位引流，或者在血肿范围内额部和顶部分别做颅骨钻孔，将硬脑膜连同其血肿的外膜做十字形切开后，即有陈旧的积血流出，可从钻孔处用冲洗器，缓慢注入生理盐水，则含有陈血的液体自钻孔溢出，如此将反复多次冲洗、引流至液体变清为止，可留置导管于腔内，经后方头皮切口外戳孔引出，术后行闭式引流。硬膜与相连血肿外膜切口边缘出血应注意止血。引流血肿宜缓慢进行，防止因减压过快而发生脑内出血的严重后果。此外，若系双侧硬脑膜下血肿，则必须施行双侧颅骨钻孔、冲洗及引流术，术后原则不进行脱水治疗，引流管于术后24~72小时引流量少时拔出。

（2）经骨瓣开颅清除术：绝大部分液化的慢性硬脑膜下血肿，经以上颅骨钻孔引流手术处理后，能取得较好的效果。少数却因血肿内有较多血块以及因血肿包膜过厚等情况下，单纯钻孔引流效果不佳，则需要考虑施行骨瓣开颅术。开颅术中除能较彻底地清除血肿包膜内的积血外，是否要一并切除其血肿包膜，则仍有不同意见，根据多数的意见和实践的经验：清除包膜内积血及血块后，至多也只需将内膜做大部分切除，存留附着于硬脑膜内面的血肿外膜。不致影响脑功能的恢复或引起血肿的再度积存。相反，为试图将外膜自硬膜内层剥离，则势必招致难以控制的渗血和术后血肿的复发。因此，不宜勉强切除外膜。

4.脑内血肿清除术　已确诊为额叶或颞尖脑内血肿与脑挫伤，可采用额、颞骨瓣开颅术。若同时并发有较广泛颅内血肿时，则宜用大型创伤骨瓣开颅术。

切开硬膜后，注意探查额、颞叶前面、外侧面和其底面，如血肿较浅，多与表面脑皮质挫伤相连，在吸除已坏死碎裂脑组织时，脑内血肿即可溢出，在血肿腔内轻巧吸除血块和浅面已损脑组织比较容易。如血肿较深则表面脑回加宽或稍有膨隆，扪之较正常脑组织有变实、松软或呈波动感，在接近血肿处用脑针试穿，有突感阻力减少时，拔出针芯陈旧血可自针管溢出或吸出。通过挫伤区在接近脑内血肿处，电凝后切开软膜以脑压板分开进入血肿腔内吸除积血和周围严重破碎失活的脑组织，以双极电凝止血。

5.有占位效应的局灶性脑挫裂伤清除术　脑挫裂伤常与脑内血肿相伴发生，闭合头伤中最常发生的部位为额、颞叶的前份。脑挫裂伤与脑内血肿一般区别无困难，而出血性脑挫伤有时难以鉴别，与血肿表现为均匀一致性血液形成的边界清楚病变，不同的是挫伤则为血液与挫伤、水肿脑实质形成的一种混合体。如术前经特殊检查确诊为脑内血肿，应以手术予以清除较易决定，但若诊断为局灶性脑挫裂伤，同时因继发水肿肿胀出现占位效应时，则应采取手术治疗。

由于病变部位额极或颞尖，因此，宜用额、颞骨瓣开颅术。切开硬膜后探查额叶前面及底面和颞叶前面及底面，将已形成浆状的废损脑组织以吸引器在病变中心开始吸除已坏死的脑组织，应注意在挫裂伤脑组织区域内进行，至正常脑组织为止。其中的凝血块一并清除。由于手术始终在挫伤组织内进行，应不致加重神经功能的废损，术后因周围水肿减轻，其神经功能应有所改善。当然，术中对脑皮质重要功能区必须要保护。

6.小脑幕下血肿清除术 颅后窝血肿较为少见，其中以硬膜外血肿为主，硬脑膜下或小脑内血肿则更为少见，现就其手术处理分述如下。

（1）颅后窝硬脑膜外血肿清除术：颅后窝硬脑膜外血肿临床诊断较困难，CT检查容易发现证实后，应尽早施行枕肌下骨窗开颅术或者骨瓣开颅。患者取侧卧位，采用颈后直切口，位于正中或旁正中主要依血肿的部位而定，若血肿为中部向两侧扩展或主要限于一侧，一般仍以正中切口为多。沿中线进入，分开两侧的枕肌，显露枕骨鳞部，于枕骨骨折线旁钻孔，即有陈血溢出，向两侧咬除骨质扩大骨窗或者用铣刀开颅，了解血肿全貌后，用剥离器和吸引器逐步清除硬膜外积血，最后清除骨折线通过窦汇或横窦旁的血块，若遇较猛的出血，可用吸收性明胶海绵或肌片贴附，外加缝线固定。其他部位硬脑膜表面小出血点用双极电凝止血。若硬膜张力正常，其深面不呈蓝色，可不切开硬膜，骨窗边缘硬膜悬挂缝合于骨窗旁骨膜或筋膜之上。分层缝合切口。

（2）颅后窝硬脑膜下血肿与小脑内血肿清除术：颅后窝硬脑膜下血肿可因横窦或汇入横窦的桥静脉损伤、小脑挫伤或小脑幕撕伤等出血而来；而小脑内血肿常与小脑挫伤相伴发，多见于小脑半球下面，以上两种血肿可同时存在。但有时可为单侧或病变以单侧为主。确诊后宜采用颈后正中直切口，将枕肌分开，显露枕骨后，施行枕肌下骨窗或者骨瓣开颅术，颅骨范围可包括双侧或以单侧为主。切开硬膜后，缓慢而轻巧吸除硬膜下及小脑内积血，并同时切除伴发的小脑挫伤组织，勿伤及小脑内齿状核，充分止血，并注意处理小脑表面汇入横窦已损伤静脉，硬脑膜与枕肌深面做减张缝合，切口逐层予以缝合。

7.硬脑膜下积液的手术处理 硬脑膜下积液的手术处理是神经外科一大难题，由于形成机制不明，处理方法目前有颅骨钻孔积液引流术、硬膜腔下至腹腔分流术、脑室至腹腔分流术。颅骨钻孔积液引流术有效率仅有50%。颅骨钻孔积液引流术通常在局部麻醉下进行。对躁动不安或神志不清者，可采用全身麻醉。行颅骨钻孔后切开硬脑膜，并于硬脑膜下积液区内放置引流管。经头皮戳孔引出，进行外引流，以促进积液残腔闭合。一般于术后3~4天当引流量明显减少及病情好转时，即可拔除引流管。手术后可应用抗生素预防颅内或伤口感染。

对于钻孔引流后效果不明显或难以消除的硬脑膜下积液，应用硬脑膜下至腹腔分流术，可获得较好疗效。术后使用抗生素预防感染。除非术后出现显著颅内压增高情况，一般不用或少用甘露醇脱水。手术后适当时间复查CT扫描，以了解积液腔闭合情况。对伴有颅内血肿的硬脑膜下积液，应施行骨瓣开颅以便同时处理颅内血肿。

8.术中急性脑肿胀的处理　头伤患者术中可能出现急性脑肿胀，脑组织可于短时内向外膨出，它既可在硬脑膜切开时发生，亦可在清除血肿或挫伤病变之后出现。这是一种必须要立即采取有力措施并加以处理的棘手问题，否则将招致不可逆性损害。在确定因脑血管自动调节功能损害，脑血管被动扩张，使脑血流量迅猛增加所致之前，其他一些全身性因素：如通气不良、缺氧、静脉回流受阻、气栓、低血容量、低血压或凝血障碍等必须加以排除。紧急处理如下：

（1）施行过度换气，吸入100%纯氧，加大潮气量。

（2）静脉输入甘露醇，静注巴比妥5~10mg/kg。

（3）若判断为是常见的脑血管扩张所致，可考虑采用短时的引入性低血压，但切不可使用硝普钠，因其不仅能引起脑血管扩张，而且可使脑血管自动调节功能紊乱。可用樟磺咪芬来快速地引入一过性低血压。

（4）如果以上处理均无效，可快速静脉注入硫喷妥钠，有可能使肿胀脑组织产生皱缩而有所回复，国内有学者提出术中施行矢状窦穿刺放血外周静脉回输，使膨出脑组织得以回缩，值得进一步深入研究。

（5）若均无效，则不得不最后考虑施行额颞叶部分脑叶切除内减压术。

（6）此外，应想到有无同侧颅内或对侧颅腔遗漏血肿或出血，在排除同侧可能性后，术后应及时行CT复查。

（三）减压术

某些外伤性颅内病变经手术处理后，颅内压尚高，但能除外遗漏占位病变时，为降低颅内压或为术后有利于恢复，可考虑实施某种辅助性内、外减压术，现分述如下。

1.内减压术

（1）部分脑叶切除术：手术处理外伤性颅内病变的主要目的，在于清除占位血肿和有占位效应的挫裂废损脑组织，以降低颅内压和缓解脑移位。一般手术应在病变内进行，正常脑组织应仔细加以保护，更不应轻率和随意加以切除，避免增加脑损伤和加重脑损害。只有在少数情况下，如术中因出现急性脑肿胀和脑膨出，虽经采用各种有力措施处理，均难以奏效的不得已情况下，才考虑额、颞叶部分脑叶切除术，切除范围仍应以挫裂脑伤病变区为主，除非要切除部分正常脑组织不可时，也切不可实施所谓典型的脑叶切除术。特别是优势半球更应慎重，不可造成脑皮质重要功能区的损伤。正常皮质要对脑回表面蛛网膜、软脑膜电凝后切开，以脑压板向深部分开，凡遇血管均以双极电凝止血，切不应伤及动脉主干。

（2）小脑幕切开术：若术前已表现有颞叶沟回疝征象，清除颅内占位性病变后，颅内压虽有下降，但颞叶内侧疝出部分嵌顿难以还纳。如通过开颅骨瓣能达到颞叶底面接近小脑幕切迹边缘时，可实施小脑幕切开术以缓解其嵌顿。可将骨窗下缘向颅中窝扩大，以脑压板轻柔地将颞叶底面上抬，沿岩嵴后缘而达小脑幕切迹缘，在小脑表面的小脑幕上，岩骨之后并与平行方向用尖刀切一小口，放入有槽探条，在其保护下向切迹缘延长切口待切口两侧切迹缘以银夹或电凝后切断而游离，疝出部分得以缓解复位。如环池蛛网膜已破，则脑脊液可溢出。

（3）基底部脑池引流术：某些经颞部骨瓣开颅，手术处理颅内病变后，如颅内压较高为降低颅内压，以利于术后恢复，有时可同时施行基底部脑池引流术。以脑压板伸入颅中窝，将颞叶底面轻轻抬起，向内深入达小脑幕切迹缘，显露基底部脑池的蛛网膜，撕破后，既有脑脊液溢出，用细而软的硅胶管放入环池内，该管另一端通过硬脑膜内外层中的潜行管道，再经头皮另一戳孔引出、固定。术后持续引流脑积液，待水肿高峰期过后拔除。

2.外减压术

（1）颞肌下减压术：经由颞肌下骨窗开颅，处理外伤性颅内病变后，未能取得较满意减压效果，有时为利于术后恢复，可考虑施行颞肌下减压术。原有骨窗可在颞肌内予以扩大，使骨窗下缘尽量接近颅中窝底部，硬膜切口呈放射状向周边延长，其边缘与颞肌深面做减张缝合。或将硬脑膜外层与内层分离或者用人工脑膜与脑膜进行减张缝合头皮切口则应分层严密缝合。

（2）寰枕减压术：颅后窝硬脑膜下或小脑挫裂伤伴小脑内血肿等外伤性病变，经正中切口枕肌下骨窗开颅术处理后，为有利于术后的恢复，减低颅内压，应同时施行寰枕的减压术。除常规骨窗开颅并切除寰椎后弓。达到充分的寰枕减压目的，枕肌及枕部切口则应分层严密缝合，不置引流。

（3）去骨瓣减压术：骨瓣开颅术中，清除颅内外伤性病变后，脑张力仍高，经积极采取各种脱水降压措施仍不能奏效，或者预计未来有严重颅内高压，才能考虑去骨瓣减压术，将成形骨瓣摘去，将硬膜连骨外层硬膜剥离翻转而成的硬膜瓣一并覆盖于大脑表面，或者用人工脑膜缝合加以保护，头皮切口分层严密缝合，不置引流。术后遗留颅骨巨大缺损，必须施行修补成形术。

（四）穿刺术

1.脑室穿刺及引流术　脑室穿刺引流术或称脑室造口术可用于放出脑脊液以降低颅内压或注入抗菌药物以控制感染，亦可用于造影检查或进行颅内压监测以有助于诊断等。现将常用的侧脑室前角与三角区穿刺分述如下。

（1）侧脑室前角穿刺：头皮切口位于发际内，冠状缝前2cm，距正中线2.5～3cm处小直切口，以自持牵引器分开切口，行颅骨钻孔术，硬膜做十字形切开，皮质脑回经电凝后以尖刀切小口。穿刺针做侧前角穿刺，穿刺针尖指向上眼内眦部，冠状面上平行双耳孔连线，缓慢进针，当突觉落空感，即进入脑室前角，拔除针芯，自针管放入硅胶管，深入室内约1cm，取出针管，钻孔处置小块明胶，引流管自另一小戳孔引出，头皮分层缝合。引流管与无菌引流瓶或测压装置连接。

（2）侧脑室三角区穿刺：头皮切口于顶枕部，枕外隆凸上6～7cm，距中线约3cm小直切口，颅骨钻孔，切开硬膜后行侧脑室三角区穿刺，进针方向指向侧眶外上缘，5～6cm即进入侧室三角区。其他操作与前述相同。

2.硬脑膜下穿刺术　前囟尚未闭合的婴幼儿，可经前囟或冠状缝行硬脑膜下穿刺术，用于处理硬脑膜下血肿、积液。穿刺可在局部麻醉下进行，助手应将头部加以固定，在距正中线2～3cm处，经前囟外侧角或冠状缝，用小短针头，与头皮呈一定角度，斜行刺入头皮及硬脑膜。当突觉落空感即已进入硬膜下腔，有陈血溢出或抽出，因常为双侧性，每次仅抽血一侧，10～15mL，每日交替抽吸，有治愈可能。

第三章 颅脑创伤的院内治疗

第一节 颅内出血

一、硬膜外血肿

硬膜外血肿（EDH）是指外伤后致脑膜血管、板障静脉、导血管、静脉窦等破裂出血聚集在硬脑膜外和颅骨内板之间的血肿，多为急性发病，占全部颅脑损伤患者的2.5%～4.2%，占颅内血肿的30%～55%，好发于青壮年，老年人、新生儿和婴幼儿较少发生。在硬膜外血肿中多为单发，少数可以多发，大部分为急性硬膜外血肿，亚急性和慢性少见。

（一）急性硬膜外血肿

当颅骨受外力打击后，硬脑膜从颅骨内板剥离，并伴有颅骨骨折和硬脑膜血管的撕裂。硬膜外血肿多由于脑膜中动脉、脑膜前动脉、脑膜中静脉、板障静脉或静脉窦破裂出血所致。如为动脉撕裂出血，特别是脑膜中动脉破裂出血，出血迅速，并短时间内扩大成巨大血肿很快发展为脑疝危及生命。如果是硬膜静脉、板障静脉、静脉窦等静脉性出血，出血缓慢，随血肿增加，局部压力增大，出血逐渐停止，不易形成巨大血肿。

1.临床表现　患者的年龄、原发性脑损伤的程度、出血的速度、血肿的部位、大小等的不同出现的临床表现亦有所差异。

（1）伤后可出现头痛、恶心、呕吐等，随血肿扩大，颅内压进行性增高，患者出现剧烈的头痛、频繁的喷射性呕吐、脉搏徐缓、血压增高、脉压增大等。

（2）患者伤后因原发性脑损伤的轻重，可无或有原发昏迷，可有意识好转或清醒期，因血肿形成并扩大，颅内压进行性增高，出现昏迷或意识障碍加深。如果原发性脑损伤严重，患者伤后持续昏迷且有意识障碍进行性加重的表现。

（3）因血肿位于不同的部位可出现不同的脑受压表现：在运动区或其他功能区可能出现偏瘫、失语、中枢性面瘫等，在额叶可出现精神症状，在颅后窝则可出现眼球震颤、共济失调等，儿童患者可出现癫痫。

（4）如果血肿短时间内明显扩大，颅内压力急剧增高，患者出现伤侧瞳孔散大，甚至双侧瞳孔散大，对光反射消失。

2.辅助检查

（1）颅骨X线片：主要了解颅骨骨折的情况，当骨折线跨过血管沟或静脉窦时，应警惕硬膜外血肿的发生。

（2）头颅CT检查：典型表现为颅骨内板下的梭形高密度影，可同时出现同侧脑室受压、中线向对侧移位，骨窗可见颅骨骨折。怀疑碎骨片插入矢状窦或横窦时，应行薄层扫描，了解骨折片插入静脉窦的深度。

（3）头颅MRI检查：急性硬膜外血肿因磁共振磁场的高低、出血时间的不同其磁共振表现有差异，急性期可表现为颅骨内板下梭形的等或稍短T_1信号影，等或稍长T_2信号影，内侧面光滑。

（4）CTV或MRV检查：骑跨静脉窦的血肿行CTV或MRV检查能提示静脉窦受压的程度、骨折片与静脉窦的关系等。

3.诊断　　CT广泛应用于临床后急性硬膜外血肿诊断已不困难，而在小脑幕切迹疝发生之前的早期诊断非常重要，直接影响患者的预后。诊断标准如下：

（1）有头部外伤史，伤后出现头痛、呕吐并进行性加重。

（2）出现脉搏徐缓、血压增高、脉压增大、躁动不安、神志不清加重等。

（3）出现肢体偏瘫、失语、眼球震颤或其他神经功能障碍等。

（4）有昏迷-清醒-昏迷的典型表现。

（5）头颅CT检查示颅骨内板下的梭形高密度影，头颅MRI检查示颅骨内板下梭形的等或稍短T_1信号影，等或稍长T_2信号影，内侧面光滑。

4.鉴别诊断　　急性硬膜外血肿常须与急性硬膜下血肿、外伤性脑内血肿等相鉴别。

（1）急性硬膜下血肿：原发性脑损伤较重，意识障碍进行性加重，无明显中间清醒期，头颅CT示颅骨内板下的新月形高密度影。

（2）外伤性脑内血肿：原发性脑损伤重，多有意识障碍并进行性加重，无明显中间清醒期，常发生在受伤部位对侧，头颅CT示脑实质内高密度影，周围可见低密度水肿区。

5.治疗

（1）非手术治疗：小的急性硬膜外血肿行非手术治疗，常规使用止血药，做好手术前准备，包括备头皮，查血常规、凝血功能等，不常规使用脱水药，以免颅内压力降低，导致血肿扩大。如果患者已经脑疝，立即使用甘露醇及呋塞米降颅内压，为手术争取时间。非手术治疗过程中严密观察监测生命体征、血氧饱和度，密切观察意识、瞳孔变化、精神状态、肢体肌力变化、头痛、呕吐、大小便是否失禁、GCS评分变化等。如生命体征平稳，意识无变化，常规伤后4～6小时、24小时及72小时左右再分别复查CT。但有以下情况随时复查头颅CT：①意识障碍无明显好转甚至逐渐加重或局限性神经系统体征加重或出现癫痫者；②多发伤患者休克纠正后，神志仍未好转；③一侧瞳孔散大出现脑疝征象者；④患者神志一度意识好转后又加重；⑤有典型的颅内压增高，出现剧烈的头痛、频繁呕吐者；⑥监测颅内压进行性增高者。

（2）手术治疗：急性硬膜外血肿手术方式有全身麻醉下骨瓣开颅血肿清除术和钻孔引流术，开颅血肿清除术术中能较彻底清除血肿，并能及时发现出血源，彻底止血，解除出血原因，降低术后再出血，而单纯钻孔引流术仅用于不具备开颅手术条件的基层医院或不能耐受手术的危重患者的抢救。手术指征①CT示血肿幕上＜30mL，幕下＞10mL者；②脑室明显受压，中线移位＞0.5cm，神志障碍进行性加重者；③一侧瞳孔散大或双侧瞳孔散大，出现脑疝征象者；④监测颅内压＞5.33kPa（40mmHg）或进行性增高者。颞部血肿或合并同侧明显凹陷性骨折、脑挫裂伤、硬膜下血肿的患者可降低手术指征。手术要点：①切口设计。切口设计要充分暴露血肿并保证皮瓣良好的血供。如头皮有裂口可延长皮肤裂口形成皮瓣，如皮肤裂口不能利用，则应尽量避开皮肤裂口及头皮挫伤区。血肿靠近上矢状窦，骨折线跨越矢状窦到达对侧，皮瓣应超过中线2～3cm。②骨瓣应尽可能地暴露血肿，如碎骨片插入矢状窦或横窦，应结合术前CT薄层扫描、CTV或MRV检查，仔细游离碎骨片，充分备血并做好修补静脉窦的准备后再清除碎骨片，尽量避免发生灾难性的大出血。靠近颅底的血肿合并严重的颅底骨折时，在清除血肿、碎骨片的同时应用带蒂筋膜及人工硬脑膜等修补颅底，降低术后脑脊液漏、颅内感染的发生。③血肿应尽量清除，如有活动性大出血应及时止血，通常采用双极电凝止血，对于颅底出血、骨折线渗血或棘孔处脑膜中动脉出血，仔细用骨蜡封涂止血，对于静脉窦出血双极电凝止血无效时，宜采用明胶海绵压迫或肌片填塞结合耳脑胶止血并悬吊。硬膜尽量减少电凝烧灼，如术前CT提示硬膜下有出血、脑挫裂伤或者术中见硬膜发蓝、硬膜张力高均应剪开硬膜探查硬膜下，严密或扩大缝合硬膜。术前CT提示同侧或对侧硬膜下有出血、脑挫裂伤严重的患者须警惕血肿扩大或迟发出血，可能需要再次手术，如条件允许可行颅内压监测。④硬膜丝线悬吊，骨瓣常规回纳，可用丝线、颅骨锁或钛连接片等固定，骨窗较大或硬膜严重塌陷的，应在骨瓣中央钻孔1~2个，悬吊硬膜，减少无效腔。血肿巨大，术前中线移位明显并有脑疝者，最好去除骨瓣，颞肌筋膜或人工硬脑膜扩大修补硬膜。⑤硬膜外留置引流管，术后注意保持引流管通畅，注意观察引流液的量及颜色变化。

（二）慢性硬膜外血肿

当颅脑受到损伤后，硬脑膜从颅骨内板分离，损伤的静脉缓慢出血流入硬脑膜与颅骨内板之间，逐渐形成慢性硬膜外血肿，早期为凝血块，之后逐渐液化，并在周边硬脑膜形成肉芽组织，少数可机化、钙化。

1.临床表现　慢性硬膜外血肿因病情发展缓慢，主要表现为头痛、呕吐及视盘水肿等慢性颅内压增高的症状、体征，后期可出现精神异常、意识障碍、偏瘫、失语、癫痫及瞳孔改变等。

2.诊断　根据患者的临床表现及时行头颅CT或MRI检查明确诊断，头颅CT检查示颅骨内板下的梭形高密度影或混杂密度影，边界光滑，增强后周边可强化，偶有钙化，头颅MRI检查在T_1、T_2加权像上可见颅骨内板下高信号或混杂信号影，边界清楚。

3.治疗　应根据慢性硬膜外血肿的部位、大小及脑受压的程度等决定。血肿量小，症状轻微的患者行非手术治疗，定期复查头颅CT或MRI，如病情加重则需手术。对血肿量较大，有较明显颅内高压症状、神经功能损害或病情加重的患者要及时手术。多采用全身麻醉下骨瓣开颅血肿清除术，对少数血肿已经液化的患者可行钻孔冲洗引流术，必要时血肿腔注入尿激酶溶解未液化的凝血块。

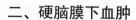

二、硬脑膜下血肿

硬脑膜下血肿指颅脑损伤后发生于蛛网膜和硬脑膜之间的血肿，是颅脑损伤常见的继发性损害，硬脑膜下血肿占颅内血肿发生的40%左右。根据其受伤后出现临床症状和体征的时间不同分为急性、亚急性和慢性3种类型，颅脑受伤后3天以内出现血肿症状者称为急性硬脑膜下血肿；3天至3周之间出现血肿症状者称为亚急性硬脑膜下血肿；3周以上出现血肿症状者称为慢性硬脑膜下血肿。也可以根据头颅CT检查结果分类：急性血肿为高密度，亚急性血肿为高到等密度；慢性为低密度。

（一）临床表现

1.急性和亚急性硬脑膜下血肿多有明显的外伤病史，主要临床表现与血肿范围，形成速度，合并脑挫裂伤的程度相关。

（1）意识障碍：伴有脑挫裂伤的急性复合型血肿患者多表现为持续昏迷或意识状态进行性加重，亚急性或单纯型血肿则多有中间清醒期。

（2）颅内压增高症状：血肿及脑挫裂伤继发的脑水肿均可造成颅内压增高，导致头痛、恶心、呕吐及生命体征改变。

（3）瞳孔改变：复合型血肿病情进展迅速，容易较早引发脑疝而出现瞳孔改变，单纯型或亚急性血肿瞳孔变化出现较晚。

（4）神经系统体征：血肿发生后常伴随脑挫裂伤累及功能区出现神经系统症状，如肢体偏瘫，失语，癫痫发作。观察过程中出现症状加重或者出现新的神经系统症状需考虑血肿进展出现脑疝或者伴发颅内血肿。

2.慢性硬脑膜下血肿进展缓慢，病程较长，可为数月甚至数年。临床表现差异很大，大致可归纳为3种类型：第一种以颅压增高症状为主，缺乏定位症状；第二种以局灶症状为主，如偏瘫、失语、局限性癫痫等；第三以智力和精神症状为主，表现为头晕、耳鸣、记忆力减退、精神迟钝或失常。第一、二种类型易与颅内肿瘤混淆，第三种类型易误诊为神经症或精神病。

（二）诊断

根据有较重的头部外伤史，伤后即有意识障碍并逐渐加重，或出现中间清醒期，伴有颅压增高症状，多表明有急性或亚急性硬脑膜下血肿。CT扫描可以确诊。急性硬脑膜下血肿表现为脑表面新月形高密度影，亚急性硬脑膜下血肿CT变现为脑表面的混杂密度影，多伴有脑挫裂伤和脑受压。

慢性硬脑膜下血肿容易误诊漏诊，应引起注意。凡老年人出现慢性颅内压增高症状、智力和精神异常，或病灶症状，特别是既往存在轻度头部受伤史者，不能排除慢性硬脑膜下血肿的可能，及时施行CT或MRI检查，当可确诊。CT显示脑表面新月形或半月形低密度或等密度影，MRI则为短T_1，长T_2信号影。

（三）治疗及预后

1.急性或者亚急性硬脑膜下血肿一经确诊符合以下手术指征者须立即开骨窗或骨瓣手术清除血肿，伴有严重脑挫裂伤或者术前即出现脑疝或者血肿清除术后颅内压力缓解不明显者还需要去骨瓣减压术。手术指征如下：

（1）幕上血肿量>30mL，颅后窝血肿量>10mL，中线结构移位超过5mm。

（2）意识障碍进行性加重或者再次出现意识昏迷。

（3）神经系统症状进行性加重或出现新的阳性症状。

需要强调的是，硬脑膜外血肿多见于着力部位，而硬脑膜下血肿既可见于着力部位，也可见于对冲部位。所以，如果因病情危急或条件所限，术前未做CT确定血肿部位而只能施行探查时，着力部位和对冲部位均应钻孔，尤其是额、颞极及其底部，是硬脑膜下血肿的最常见部位。此外，此类血肿大多伴有脑挫裂伤，术后应加强相应的处理。尽管现代神经外科已经取得了重大进步，但发生急性硬脑膜下血肿的患者如手术不及时往往较其他头外伤患者预后差。有关预后的重要预测因子包括年龄，入院时的GCS评分，瞳孔变化，颅内压及缺血缺氧病史的程度。其中年龄可能是其中最重要的因素。在一项回顾性分析中，将34名年龄在65岁以上的患者与治疗方法相似的33名年龄在18-40岁的年轻患者做比较，年长者的死亡率是年轻者的4倍。近年来手术多主张采用标准外伤大骨瓣开颅术治疗幕上血肿和脑挫裂伤。临床证明该术式能清除约95%单侧幕上颅内各类血肿。顶后和枕部硬脑膜下血肿多采用顶枕瓣，颅后窝血肿须行颅后窝正中直切口或者倒钩切口，双额部血肿应该采用冠状瓣切口。此处重点介绍下标准外伤大骨瓣开颅手术方法。手术切口开始于颧弓上耳屏前1cm，于耳郭上方向后方延伸至顶骨正中线，然后沿顶骨正中线向前至前额部发际下。采用游离骨瓣或者带颞肌骨瓣，顶部骨瓣必须旁开正中矢状窦2~3cm。硬脑膜打开后，通过吸引，冲洗仔细清除凝血块，大范围检查硬脑膜下隙是否存在血肿、出血及挫裂脑组织存在。当桥静脉破裂出血可用双极电凝烧灼止血；当静脉窦损伤出血后禁用双极电凝止血，因为这将扩大出血点，此时最好用吸收性明胶海绵压迫止血。如果在清除血肿的过程中出现术野弥漫性渗血，建议复查出凝血时间，必要时输注新鲜冷冻血浆及血小板。血肿清除止血完成后关闭硬膜。首先进行硬膜悬吊缝合，除非能够较轻易关闭硬膜或者没有严重脑水肿的存在，否则通常需要做硬膜扩大减张缝合术。当脑肿胀十分明显时，骨瓣不建议复位。必要时可在同侧或者对侧放置脑室引流管。急性、亚急性硬脑膜下血肿无论手术与否均应采用必要的非手术治疗。特别是急性血肿术后尤为重要。虽然个别急性硬脑膜下血肿可以自行消散，但为数甚少，不可心存侥幸。事实上只有少数亚急性硬脑膜下血肿患者，如果原发脑损伤较轻，病情发展缓慢，方可采用非手术治疗。适应证为：神志清楚，病情稳定，生命体征基本正常，症状逐渐减轻；无局限性脑压迫致神经功能损伤表现；CT扫描脑室、脑池无明显受压，血肿在40mL以下，中线移位不超过1cm；颅内压监护压力在3.33kPa（25mmHg）以下者。

2.慢性硬脑膜下血肿在CT上可呈现不同的密度，当液体体积不大且包膜不是很厚时血肿往往可以自行吸收。对于体积小，没有占位效应，进展缓慢的慢性硬膜下血肿首先进行非手术治疗。患者凡有明显症状者，表明血肿已经对脑组织产生明显的占位效应，此时需要手术清除。外科治疗的目的是使血肿液充分引流，从而解除脑组织受压。且首选钻孔置管引流术。很多研究表明此法十分有效，但易出现复发并需要二次手术的占2%~18.5%。多在CT上血肿最厚处钻孔。头皮切开3~4cm，分离骨膜，单一钻孔。电凝烧灼下面的硬膜，十字切开硬脑膜和血肿的壁层包缓慢释放硬膜下积液。可根据血肿腔大小决定是否钻第二个孔。沿孔平行脑组织表面置入硅胶导管于血肿腔内，用生理盐水反复冲洗直至流出液清亮为止。将引流管从皮下穿出并固定，硬膜边缘仔细止血后逐层关闭创口。引流管与密闭的引流袋连接而不需要吸引并保持在头部水平以利于引流，通常可引流2~3天，多可治愈。包膜肥厚或者伴有钙化者采取开颅血肿清除术。前囟门未闭合的小儿可采取前囟门侧角硬脑膜下穿刺。对于婴幼儿及反复多次复发的成人可行血肿腹腔分流术。无论是钻孔冲洗引流还是开颅手术切除，术后都存在血肿复发的可能。常见的原因有：老年脑萎缩、术后脑膨出困难、血肿包膜坚硬、硬膜下腔不能闭合、血肿腔内有凝血块未能彻底清除、新鲜出血而致血肿复发、为防止血肿吸收或者复发，以及术后可采用头低位、患侧卧位，适当补充低渗液体等。

三、脑内血肿

脑内血肿是指颅脑创伤后脑实质形成的血肿，可发生在脑组织的任何部位。在闭合性颅脑损伤中，其发生率为0.5%～1.0%，占颅内血肿的5%左右，好发于额叶及颞叶前端，占全数的80%左右，其次是顶叶和枕叶，约占10%，除此之外还可位于脑深部、脑基底核、脑干及小脑内等处。根据颅内血肿形成的时间可以将其分为特急性颅内血肿、急性颅内血肿、亚急性脑内血肿及慢性颅内血肿，此外还有迟发性外伤性脑内血肿：①特急性颅内血肿，伤后3小时内发生；②急性颅内血肿，伤后3小时至3天内发生；③亚急性颅内血肿，伤后3天至3周内发生；④慢性颅内血肿，伤后3周以上发生；⑤迟发性外伤性颅内血肿。

（一）急性及亚急性脑内血肿

外伤性脑内血肿绝大多数属急性，少数为亚急性，特别是位于额、颞前部和底部的浅层脑内血肿往往与脑挫裂伤及硬脑膜下血肿伴发，临床表现急促。血肿较小时，临床表现较缓。位于脑基底核、背侧丘脑和脑室壁附近的血肿，可向脑室溃破造成脑室内出血。

1.临床表现　脑内血肿患者的临床表现依血肿的部位而定，此外还取决于血肿量、血肿形成速度及是否合并脑干伤及脑挫裂伤等。

（1）意识障碍：典型的意识障碍多见于急性硬脑膜外血肿的患者，也可见于急性硬脑膜下血肿的患者，少见于急性脑内血肿的患者。但值得注意的是，颞叶脑内血肿，尤其是颞叶底部脑内血肿的患者会在缺乏典型意识障碍的前提下，突发颞叶钩回疝，出现一侧或双侧瞳孔散大。

（2）颅内高压：颅内高压患者可出现头痛剧烈、频繁呕吐。

（3）生命体征改变：较大的脑内血肿可引起颅内高压的典型体征"二慢一高"，即呼吸慢、脉搏慢和血压升高。

（4）局限性定位症状：见表3-1。

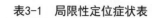

表3-1　局限性定位症状表

出血部位	临床表现	具体部位血肿所对应的临床表现
额部血肿	中枢性瘫痪	运动区血肿常导致对侧肌肉瘫痪；额叶内侧面旁中央小叶血肿会产生对侧下肢瘫痪，以足部为重
	癫痫	若抽搐按大脑皮质运动区的排列顺序进行扩展，甚至扩展至全身抽搐并伴意识丧失，称Jackson癫痫发作
	失写症	优势半球运动前区受损可出现双侧上肢运动性失用
	运动性失语	优势半球额下回后部Broca区血肿会出现运动性或表达性失语
	精神症状	额前区血肿可表现为精神障碍。额叶底面血肿可出现窒息、血压升高或降低、瞳孔散大、多饮多尿、高热、多汗等自主神经功能紊乱
顶部血肿	皮质性感觉障碍	中央后回血肿会产生对侧相应肢体皮肤感觉减退或缺失，以触觉受累最为明显；顶叶内侧面旁中央小叶血肿产生对侧下肢感觉障碍，以深部感觉障碍为重
	失用症/失读症	顶下回血肿可产生肢体运用、对外界信号和空间的认知障碍，表现为失语、失用、失读、失算、体像障碍等
	体象障碍	视觉、痛温觉和本体感觉正常，但对自身躯体各个部位的存在、空间位置及结构关系不能正确认识的一种失认症
	计算能力障碍	顶上回血肿时常出现感觉冲动的分析–综合能力障碍
颞部血肿	感觉性失语	血肿累及左侧颞叶皮层42、43区会导致感觉性失语
	耳鸣和耳聋	血肿累及两侧颞横回与邻近的一小部分颞上回41区会导致听力下降
	命名性失语	血肿累及颞上回后缘皮质和颞叶底面时，基本视觉不减退，但学习视觉辨别能力降低
	记忆障碍	血肿累及颞叶新皮质会引起记忆障碍
	颞叶癫痫	颞叶外侧叶后端与躯体活动有关，当血肿累及该区时，可产生强直、阵挛发作、自动症等颞叶癫痫症状
枕部血肿	视野缺损	当血肿累及单侧视区会产生相应的视野缺损；皮质性偏盲不累及中央黄斑区，故对光反射不消失；表浅的局灶视区损伤可产生色觉偏盲，但对物体形状仍能感知
	视物变形/幻视	纹状体区周围皮质及其联络纤维受损会产生精神性视觉障碍，出现视物变形和视觉失认症

（续表）

出血部位	临床表现	具体部位血肿所对应的临床表现
颅后窝血肿	共济失调	血肿累及顶核会引起共济失调
	肌张力减退	血肿累及球状核与柱状核会引起肌张力减退
	精细运动调节功能丧失	血肿累及齿状核会引起精细运动调节功能丧失

2.检查

（1）意识评估：国内外通常使用格拉斯哥昏迷评分法（GCS）见表3-2。

表3-2　格拉斯哥昏迷评分法表（GCS）

睁眼反应	计　分	言语反应	计　分	运动反应	计　分
自动睁眼	4	回答正确	5	遵嘱活动	6
呼唤睁眼	3	回答错误	4	刺痛定位	5
刺痛睁眼	2	语无伦次	3	躲避刺痛	4
不能睁眼	1	只能发声	2	刺痛屈肢	3
		不能发声	1	刺痛伸肢	2
				不能活动	1

注：将睁眼反应、言语反应、运动反应3方面的结果，取其每一项得分合计。总分最高为15分，最低为3分。总分越低，表明意识障碍越重，总分在8分以下者表明昏迷。按GCS计分多少和伤后原发昏迷时间的长短，可将颅脑损伤患者的伤情分为轻、中、重3型。轻型，13~15分，伤后昏迷在30分钟以内；中型，9~12分，伤后昏迷时间为30分钟至6小时；重型，3~8分，伤后昏迷在6小时以上，或在伤后24小时内意识恶化再次昏迷6小时以上。

（2）神经功能评估：肌力的分级，在传统上应用最广泛的力弱程度定量的方法是5分法，5分表示正常。肢体力量的分级很容易理解，尽管因为检查者本身力量的不同，在4~5分之间会有非常小的评分差别（如4－、4、4＋、5－）检查者应该意识到正常本身也有相当的范围，而这个范围只有通过检查许多个体之后在能把握（表3-3）。

表3-3 肌力分级表

分级	标 准
0	肌肉无任何收缩现象，也就是完全瘫痪
I	肌肉可轻微收缩，但不能活动关节，仅在触摸肌肉时能感觉到肌肉的收缩
2	肌肉收缩可引起关节活动，但不能对抗地心引力，肢体不能抬离床面
3	肢体能抬离床面，但不能对抗阻力
4	能做对抗阻力的活动，但是肌力比正常肌力较差
5	正常肌力

（3）认知和语言评估：见表3-4。

表3-4 失语的评估表

参 数	前 部	后 部	传 导	皮质下	经皮质性		
定位	额叶/Broca区	颞叶/wernicke区	左侧下部顶叶	基底核/白质	丘脑/前面-侧面	运动	感觉
流利性	差	好	好	不确定	差	差	好
命名	差	差	差-相对好	不确定	差	差	好
复述	差	差	差	好	好	好	好
言语错乱	常见	常见	常见	不确定	不确定	常见	常见
理解	好	差	好	好	差	好	差

（4）X线片检查：颅脑外伤后行X线片检查，不仅有利于颅骨骨折、颅内积气或异物的诊断，同时，对分析致伤机制、脑伤情况及血肿部位等均有重要价值，故头伤患者均应行X线片检查，但遇有伤情笃重者，则不可强求，以免因射片而延误手术时机。

（5）颅脑CT扫描：颅脑CT扫描是诊断颅内血肿的定性、定位的首选辅助诊疗措施。脑内血肿多呈圆形或不规则的椭圆形高密度影像，CT值可达50～90IIu，包绕血肿周围有显著的水肿带，随着期龄的增长，血肿液化吸收，血红蛋白崩解，血肿的体积和密度均减少，2～3个月后行增强扫描，往往可以看到一个环状增强带，为血肿周围的肉芽组织影像，至晚期血肿完全吸收，仅剩一囊性腔隙，增强环亦不复存在。CT扫描不但能够准确地诊断颅内血肿，还能清晰地显示脑组织受压情况、中线结构移位程度、脑室和脑池形态和位置等。

（6）磁共振成像（MRI）检查：磁共振成像检查提高了病变的检出率，特别是对颅脑损伤中某些CT检查比较困难的病变有明显的优越性。但由于MRI成像时间长，对于不合作的躁动患者或危机抢救伤员难以检查，因此对于急性头外伤的患者首选的检查方法仍以CT为佳。脑内血肿急性期因T_1、T_2值与周围脑组织相近，不易识别，但可以从血肿周围的血肿带看出周界。T_2加权可显示血肿区信号稍低，至亚急性期T_1加权成像可见点片状高信号则十分明确。慢性期血肿的信号逐渐减低，但仍可见血肿周围残留的含铁血黄素环。

（7）脑血管造影检查：近年来，CT扫描检查在很大程度上已经取代了脑血管造影，但对于无CT设备的地区或有外伤性动脉瘤、动静脉瘘的患者，则属不可缺少的重要检查手段。颅内血肿的脑血管造影主要依靠脑血管造影的前后位观，因血肿占据一定的位置，除了其本身是一个无血管的区域以外，周围的血管也受到挤压而移位、变形。脑内血肿，因血肿居于脑实质内，无血管区推压周围血管，呈抱球样表现，由于血肿靠近血管，大脑前动脉的移位不仅显著，而且常为弧形，中动脉组血管则往往向外扩张，使前、中动脉间距加宽。临床上应特别注意脑内血肿与硬膜外血肿、硬膜下血肿的相互鉴别。

3.诊断及鉴别诊断　急性及亚急性脑内血肿与脑挫伤硬脑膜下血肿相似，患者于颅脑损伤后随即出现颅内压升高及脑受压征象，应立即行头颅CT扫描或脑血管造影检查以明确诊断。紧急情况下亦可根据致伤机制，尽早在颞侧或可疑部位钻孔探查，并行额叶及颞叶穿刺，以免遗漏脑内血肿。急性期90%以上的脑内血肿均可在CT平扫上显示高密度团块，周围有低密度水肿带，但2～4周时，水肿变为等密度，易漏诊，4周以后则呈低密度，又可复见。此外，迟发型脑内血肿是迟发型血肿的多间类型，必要时应行CT复查（表3-5）。

表3-5　硬脑膜外血肿、硬脑膜下及脑内血肿、脑水肿鉴别

	脑内血肿及硬脑膜下血肿	硬膜外血肿	脑水肿
原发脑损伤	较重	无或轻	重或脑干损伤
意识改变	多为进行性意识障碍	多有中间清醒期	相对稳定，脱水治疗可好转
脑受压症状	多在24～48小时内（特急型例外）	多在伤后24小时内	伤后2～3天脑水肿高潮期

（续表）

	脑内血肿及硬脑膜下血肿	硬膜外血肿	脑水肿
病变定位	多在对冲部位	多在着力点或骨折线附近	着力部位轻，对冲部位重
脑血管造影	月牙形无血管区及脑内抱球征	凸透镜样无血管区	血管拉直，移位不明显
CT扫描	硬脑膜下及脑内不规则高密度影	内板下透镜状高密度影	病变区呈低密度影
MRI成像	急性期呈低信号或等信号，亚急性期及慢性期呈高信号	内板下透镜状高信号影，其强度变化与血肿期龄有关	脑室、脑池变小，T_2加权像上可见白质灰质交界处损伤灶伴高信号水肿区

此外，脑内血肿还应该与不少过去鲜为人知的脑损伤病变相鉴别。如脑室内出血、外伤性脑梗死、迟发型血肿、弥漫性轴索损伤及脑肿胀等。

（1）外伤性脑室内出血：CT扫描可见脑室内有高密度影像，出血少者仅占据部分脑室，出血多者可形成脑室铸型。3~4天后密度开始降低，12天左右消失。如系继发性脑室附近的脑内血肿破入脑室，则在CT上可以看到原发血肿灶，急性期由于脑水肿，脑室在一定程度上受压，多无明显扩大，后期由于出血粘连，脑脊液循环受阻，故可引起脑水肿。

（2）外伤性脑梗死：随着CT的广泛应用，头部外伤后脑梗死的患者逐渐增多，头颅CT扫描不但能早期发现梗死灶，并能进行动态观察，梗死初期仅表现为边界不清的稍低密度灶，24小时候逐渐开始现实低密度区。其形态和部位与脑血管供血分布相应，在5~6天后可出现脑同样增强现象。至2~3周后因水肿消退和吞噬细胞浸润，密度可相对增高而呈等密度，但此后密度持续降低并囊变。

（3）外伤性迟发性血肿：头部外伤后首次头颅CT检查未发现血肿，经过一段时间后，一般为2~3天，复查CT时发现血肿，或于清除颅内血肿后又在颅内发现不同血肿。故头部外伤患者必要时应行CT动态观察以防患于未然。

（4）弥漫性轴索损伤（DAI）：当头部在遭受旋转加速暴力致伤时，神经纤维受到剪应力性原发性损伤，叮造成弥漫性轴索损伤。CT表现为大脑皮质与白质之间，灰质核团与白质交界区、脑室周围、胼胝体、脑干背外侧及小脑内有散在的毛细血管小出血灶，而无占位效应，尤其伴有蛛网膜下腔出血、脑室内出血及弥漫性肿胀。MRI对脑实质内的小出血灶或挫裂伤显示优于CT。

（5）弥漫性脑肿胀（DBS）：重型头部外伤后几小时行CT检查即有明显的一侧或双侧脑水肿或肿胀，并呈进行性恶性发展难以控制、存活期短、死亡率高。CT表现为脑室和脑池受压变窄，大脑纵裂有高密度出血带，脑肿胀充血CT值升高。随着脑水肿加重，CT值逐渐下降。

4.治疗

（1）手术治疗：手术治疗指征①有临床症状体征或症状体征进行性加重的颅内血肿；②无临床症状的硬脑膜外血肿、血肿厚度＞1cm；③CT扫描，幕上血肿＞30mL，颞部血肿＞20mL，幕下血肿＞10mL，并有急性颅内高压征和占位效应者。对于急性脑内血肿的治疗与急性硬脑膜下血肿相同，均属脑挫裂伤复合血肿，两者常同时伴发。手术方法多采用骨窗或骨瓣开颅术，于清除硬脑膜下血肿及挫碎糜烂脑组织后，应随即探查额、颞叶脑内血肿，并做清除。对疑有脑室穿破者，应行脑室穿刺引流，必要时可行术中脑超声波探测，以排除脑深部血肿。对单纯性脑内血肿的患者，如为进行性加重，有形成脑疝的趋势者，仍应以手术治疗为主。手术的方式是采用钻孔引流冲洗或开颅应根据血肿液态成分的多少而定，若固态成分较多，则应该切开彻底排除血肿。少数慢性颅内血肿，除非有难治性癫痫发作，一般不考虑手术治疗。

（2）非手术治疗：①维持水电解质平衡。②昏迷患者应尽早行气管切开，防治低氧血症。③适量使用脱水、利尿药：20%甘露醇、呋塞米、人血白蛋白联合使用是目前最理想的方法。应当注意，肾功能不全者慎用20%甘露醇，可选择甘油果糖。④止血药，注射用血凝酶、维生素K_1、冷沉淀等。⑤营养支持。⑥选择性合理使用抗生素。⑦脑细胞活化药。辅酶A、神经节苷脂、维生素类等。⑧对症治疗，如止痛、镇静等。⑨防治并发症，如肺部感染、癫痫、应激性溃疡等。

（二）迟发性外伤性脑内血肿

迟发性外伤性脑内血肿（DTICH）是一个影像学上的概念，是指头部外伤后首次头颅CT检查未发现脑内血肿，经过一段时间后重复CT扫描，开始出现脑内血肿者；于清除颅内血肿后又在脑内不同部位发现血肿者。

1.病因　绝大部分为交通车祸所致的颅脑外伤，多见于枕部或枕顶部着力致伤者。减速性头部外伤致对冲伤是发生迟发性外伤性脑内血肿的主要原因。

2.临床表现

（1）昏迷：大多数患者有原发昏迷史，脑损伤不一定很重。伤后昏迷无改善或意识障碍进行性加重，或意识障碍好转后又出现恶化为本病的主要临床特点。

（2）颅内压增高：患者可出现颅内压增高的症状和体征，如剧烈头痛、频繁呕吐及血压升高、脉搏缓慢等。

（3）局限性癫痫：根据出血部位不同，部分患者可出现局限性癫痫及逐渐发生的局限性神经症状。

3.检查

（1）早期CT征象：①最常见的表现是脑挫裂伤伴或不伴有片状出血处；②外侧裂池积血，表现为外侧裂池处高密度积血影，局部脑沟变浅或消失；③脑沟积血征，表现为脑沟内高密度积血影，脑沟间隙消失；④脑挫裂伤伴有前纵裂池积血征，表现为额叶脑挫裂伤、前纵隔池内高密度积血影。

（2）MRI检查：自旋回波（SE）序列T_2加权上显示脑内高信号区，可早期发现CT未能见到的脑挫裂伤灶与迟发性脑内血肿小量出血，对CT扫描无阳性发现而临床有明显神经系统功能障碍者尤为重要。

4.诊断　迟发性脑内血肿根据发展速度的不同，临床表现各不相同，但共同的诊断依据如下。

（1）有确切的头部外伤史。

（2）头部外伤后脑受压的临床症状取决于血肿的部位、容量及发展速度。

（3）确诊应依靠CT扫描复查或手术，或脑血管造影证实，原来无脑内血肿的部位出现血肿。

对于迟发性脑内血肿的患者，出现以下情况时应及时行CT复查：①意识障碍加重或持续无好转时；②清除血肿后一度好转又复加重时；③出现新的神经系统阳性体征时；④颅内压监护或生命体征有典型颅内压增高趋势者；⑤对冲性脑挫裂伤姑息治疗无进步者；⑥曾采用强力脱水、控制性过度换气、大骨瓣减压或曾有过低血压的患者。

5.治疗及预后　本病的预后差，病死率为25%～55%，提高救治水平的关键在于临床观察，尽早复查CT，及时诊断，迅速清除血肿。当患者出现以下症状应及时行开颅血肿清除术。

（1）血肿致意识障碍。

（2）出现颅内压增高的症状或体征。

（3）CT表现有占位效应如血肿致脑中线移位或脑室受压者。

（4）血肿压迫出现神经系统定位体征者。

（5）血肿压迫出现局限性癫痫者。钻孔冲洗引流术仅适用于迟发性慢性硬膜下血肿。迟发性颅内血肿在幕上＜20mL、幕下＜10mL，占位效应不显著，无明显神经系统症状或体征，患者意识清醒（GCS≥13）时，可先行非手术治疗，严密观察及定时复查CT。一旦病情恶化或血肿增大、占位效应明显者，应考虑行颅内压（ICP）监测或行血肿清除术。

第二节　脑血管损伤

一、外伤性颅内动脉瘤

外伤性动脉瘤是颅脑外伤后远期迟发性血肿的重要原因，与外伤导致的血管壁损伤有关，由于其形成机制特殊，不具有真性动脉瘤类似的完整的血管壁结构，因此血管壁损伤后形成的假性瘤壁更易破裂，其破裂出血的病死率可达30%～50%。外伤性动脉瘤发病率极低，占所有动脉瘤的0.5%～1%。

（一）临床表现

本病早期无特异性表现，根据颅脑受伤程度及动脉瘤的位置，可表现为头痛、呕吐、鼻腔出血、行为异常、脑神经麻痹、视力减退等症状。随着病情的进展，动脉瘤出现破裂，出现新的症状、体征。动脉瘤破裂时间大多在发病后1～3周，其进程非常凶险，病死率可达30%～50%，主要表现为迟发性颅内出血、血肿进展性扩大。还有的患者表现为迟发性蛛网膜下腔出血、癫痫、不能解释的神经功能障碍、大量反复鼻出血等。不同部位的假性动脉瘤，其发病机制各不相同，颅脑外伤时，颅底骨折片可刺破颈内动脉，形成包括颈内动脉海绵窦段、床

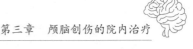

突旁或床突上段等近颅底的假性动脉瘤，症状上表现为鼻腔反复、大量、搏动性大出血，严重时休克甚至死亡。当骨片或者弹片直接损伤脑皮质动脉时，导致形成远端血管动脉瘤，常表现为脑皮质挫裂伤或者皮质部位血肿，若急诊手术可看到明显的动脉破口。另外，当外力作用使大脑镰在移位过程中损伤胼周动脉，形成该部位的假性动脉瘤，常表现为额叶血肿并破入脑室。当外力作用使小脑幕移位伤及大脑后动脉或者小脑上动脉，也可导致动脉瘤形成，常表现为天幕附近的出血。而且在进行血管内操作或经鼻手术也可损伤颈内动脉，造成医源性假性动脉瘤。

（二）诊断

结合患者病史和DSA脑血管造影，外伤性动脉瘤诊断不难，应注意其与先天性动脉瘤的鉴别，与先天性动脉瘤相比，前者一般多位于颈内动脉海绵窦、前床突附近，以及天幕缘、大脑镰及脑浅表动脉；而后者常发生在Wills环周围等血管分叉处。从外形上看，外伤性动脉瘤其形态不规则，而后者一般在DSA时呈圆形或者类圆形。而且先天性动脉瘤一般有明显瘤颈，而外伤性动脉瘤并无瘤颈。另外，对怀疑创伤性假性动脉瘤而DSA阴性的患者，应在1~2个月后再行DSA检查。因首次检查可能会因假性动脉瘤内存在大量的血栓性物质而掩盖尚未充分形成的瘤腔网。DSA检查是诊断本病的金标准，其特点为：多位于颅底血管或脑外周血管，真性动脉瘤表现为囊状或梭形；假性动脉瘤表现为瘤囊延迟充盈与排空，形态不规则，缺乏瘤颈；夹层动脉瘤表现为不规则管腔合并近端狭窄、梭形扩张、近端和（或）远端狭窄（串珠或线样征）、双腔、不规则扇形狭窄、静脉期造影剂滞留。

（三）治疗及预后

因外伤性动脉瘤较普通动脉瘤瘤壁更加脆弱，再出血率高，病死率高，应积极手术或介入治疗，一旦发现，需要尽快干预治疗。非手术治疗适合于少数高龄、有严重疾病、不能手术或介入栓塞、血管迂曲和变异致导管无法到位者。治疗方案应考虑动脉瘤的位置和病理性质。确诊后经及时治疗，效果良好。

1.介入治疗 外科干预治疗一般首先选择介入治疗。因其相对简单、安全、可靠，创伤小而效果好，病死率、致残率低、并发症少，尤其对深部、大血管破损及抢救外伤性假性动脉瘤大出血时予首选，亦是治疗夹层动脉瘤的有效措施。部分创伤性动脉瘤位置异常，手术难以充分暴露动脉瘤，因此介入治疗的优越性得以体现。介入治疗的方法为：单纯动脉瘤栓塞、支架（或球囊）辅助动脉瘤栓塞、液体材料栓塞、载瘤动脉闭塞术。对于一些巨大、导管不易进入瘤腔者，可选择支架辅助弹簧圈栓塞，因其简单、创伤小、病死率低、并发症少，近年来较为提倡，但是少部分病例出现术后复发。周围性创伤性动脉瘤，微导管难以到达动脉瘤，若载瘤动脉为非重要血管，可行载瘤动脉闭塞术。但对于颈内动脉近端的创伤性动脉瘤，行血管闭塞术往往要冒很大的风险。术前须详细了解大脑基底动脉环的发育情况，若对侧循环代偿良好，行载瘤动脉闭塞术仍不失为很好的办法，否则行颅内外血管搭桥后，再行载瘤动脉闭塞术。随着材料技术的飞速进展，血流重建装置也越来越多地应用于动脉瘤的治疗，对于近端毗邻颅底复杂结构的假性动脉瘤，血流重建装置或许是更为适宜的选择。

2.手术治疗　手术治疗方法包括：动脉瘤夹闭术、动脉瘤包裹术、载瘤动脉夹闭术和动脉瘤切除、血管吻合术。该治疗较适合于外周创伤性动脉瘤或合并颅内血肿，须行血肿清除、去骨瓣减压的患者。对于手术显露良好，瘤颈分离清楚的动脉瘤可采用动脉瘤夹闭术；但多数创伤性动脉瘤的瘤壁为血肿包膜，无真性血管壁纤维，另外亦无实质性瘤颈，因而显露分离过程中极易破裂出血。近端的假性动脉瘤常由于受颅底解剖结构（如海绵窦、床突区等）的限制，外科手术夹闭更为困难，因此对于载瘤动脉为重要血管的，可采用动脉瘤包裹术或动脉瘤切除、血管吻合术治疗。手术直接夹闭患者病残率及病死率较一般动脉瘤夹闭术高，但若能在术前考虑到假性动脉瘤并进行相应准备，比如DSA检查发现动脉瘤出现在非常见部位或形态异常（如葫芦样水滴状）或造影时出现显影延迟等现象应进一步行MRI检查，明确瘤壁情况，则会大大降低手术风险。开颅手术因其风险过高，一般不作为首选治疗方案，对于一些位置浅表的则可考虑。因其缺乏正常瘤壁及瘤颈，在分离时极易发生破裂，尽可能使用临时阻断，防止瘤体脱落，因其无明显瘤颈，夹闭后常发生血管痉挛或者狭窄。当出现外伤性胼周动脉假性动脉瘤开始试图行介入栓塞治疗时导致出血此种情况时，可改行开颅手术。亦可达到治疗目的，效果良好。假性动脉瘤瘤壁由血栓和周围的结缔组织构成，无正常的血管壁层，非常脆弱，直接手术夹闭难度大，可考虑行动脉瘤包裹术或动脉瘤切除、血管吻合术或介入治疗；因假性动脉瘤瘤壁由血块包裹形成，很不牢

固，填塞弹簧圈会导致移位、动脉瘤变形破裂，故开颅手术可弥补介入治疗的不足。

二、外伤性脑梗死

（一）概述

外伤性脑梗死（TCI）是指人体颅脑受到外力伤害后，致使脑部的血液供应不足而进一步引发脑组织缺血或缺氧性坏死，在临床上表现出一系列的神经系统症状，是颅脑外伤患者较为常见的并发症。当患者脑部受到重力打击后，大部分处于昏迷状态而未能及时发现脑梗死的症状和体征，故颅脑外伤后，对易引起脑梗死并发症的高危因素的重视和检测具有重要意义，只有对患者进行及时明确的诊断和积极有效的治疗，才能有效提高脑外伤患者预后。

（二）临床表现

1.症状 患者有明确头部外伤史；伤后在原有症状基础上出现临床症状加重，如出现颅内高压性恶心、呕吐，呼吸急促或减弱，上消化道出血，失语，意识模糊，部分患者出现昏迷等。

2.体征 在原有脑外伤基础上出现心率加快、血压升高，肢体偏瘫或肌力下降，失语，视力障碍，GCS评分下降，甚至瞳孔不等大、对光反射减弱或消失，巴宾斯基征等病理征阳性。

3.影像学检查 外伤性脑梗死多继发于脑挫裂伤、脑内血肿、大面积脑水肿或脑疝等病变。早期TCI患者临床表现缺乏特异性，易被原发的颅脑外伤造成的头痛、呕吐、肢体偏瘫等症状所掩盖。因而，影像学检查对于外伤性脑梗死的早期诊断，具有重要的作用；CT扫描是传统的外伤性脑梗死的影像诊断手段，可以在TCI出现24日后做出诊断，检查出现的脑皮层低密度影，而该低密度影能够解释患者临床表现出来新的神经功能障碍，或者能够通过患者某血管病变来解释该低密度影。目前，普通CT扫描已不能满足TCI的早期诊断的要求，但可以做PCT和CTA检查来发现梗死的血管和梗死的部位，以及该部位血流量、血流速度、血流平均通过时间等参数。而MRI扫描可以在早期甚至超早期做出明确诊断，尤其是MRI的DWI成像可以在发病后1小时发病变区域呈现高信号影像，主要表现为局部的脑水肿，T_1WI等或低信号、T_2WI呈高信号。其他检查：有条件的医院可以做PET/CT进一步检查，可明确诊断。

（三）诊断的标准

诊断依据由于外伤性脑梗死临床表现缺乏特异性，仅凭临床表现难以早期诊断。以往，CT是外伤性脑梗死主要方法。近年来，由于磁共振成像（MRI）、磁共振造影（MRA）本研究诊断依据主要参考谭氏提出来的关于颅脑外伤后脑梗死的相关依据。

1.患者有新的神经功能障碍出现，但不能解释为原病灶引发的。

2.对患者进行CT复查，结果显示首次CT检查未出现的低密度影，而该低密度影能够解释患者临床表现出来新的神经功能障碍，或者能够通过患者某血管病变来解释该低密度影。

3.患者确诊非外心源性脑梗死等类型或外伤性脑水肿。

（四）治疗方法

1.在常规脑外伤治疗基础上，若确诊为外伤性脑梗死患者，伤后24日无活动性脑出血和心脏功能不全，应予右旋糖酐-40（低分子右旋糖酐）等扩容，尼莫地平注射液泵注缓解血管痉挛，将血压维持在伤前正常血压稍高水平保证脑组织的血流灌注。

2.病变周围脑水肿严重，脑室受压明显可适当脱水降颅内压；但是若出现面积较大的梗死且伴有严重脑水肿，中线结构偏移＞1cm应考虑对其进行去大骨瓣减压术，手术后给予扩张脑血管、抗凝药物及脑保护药等药物。

3.根据CTA、MRA怀疑是血栓形成引起梗死的，在排除溶栓禁忌证后则可采用全脑血管造影明确诊断后，动脉内溶栓治疗，甚至机械取栓手术。

4.后期可予高压氧、抗凝、扩张脑血管，以及脑细胞保护药物、针灸、康复体能和技能的锻炼等对症支持治疗。综上所述，颅脑外伤后并发脑梗死患者的病情进展非常快速，患者的预后一般较差，有较高的死亡率和致残率，须对其进行积极诊治，以提高患者预后，最大限度地保障患者的生活质量及临床治疗效果；对于GCS评分较低、蛛网膜下腔出血、出现脑疝及有高血压史、糖尿病等高危因素的患者，应提高重视程度。

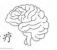

三、外伤性颅内静脉（窦）损伤

（一）概述

静脉及静脉窦损伤是由直接或间接致伤因素损伤颅内的主要静脉和静脉窦，出现静脉性出血、机械性闭塞或血栓形成，引发跨窦颅内血肿、静脉性脑梗死，导致持续性颅内高压。发病率占颅脑损伤的4%。静脉窦破裂通常与颅骨凹陷性骨折或贯通伤有关，大多合并脑挫伤或脑出血。如果是开放性损伤，特别是静脉窦完全断裂多见于火器伤，可引发致命性的大出血，常来不及抢救而迅速死亡。如果是闭合性损伤，可发生迟发性静脉性硬膜外血肿，血肿常邻近或跨越静脉窦。在加速性或减速性损伤过程中脑组织大块移动可引起桥静脉的撕裂，常导致亚急性硬膜下血肿。静脉窦闭塞或血栓形成常与颅骨凹陷骨折、颅内血肿机械性压迫或碎骨片直接刺入有关，多见于上矢状窦、横窦。侧裂静脉、上吻合静脉（Trolard）、下吻合静脉等脑静脉损伤可引起脑组织静脉性脑梗死。静脉窦引流静脉血栓形成并延伸可导致单独的创伤性静脉窦闭塞。颅脑损伤感染可引起感染性血栓静脉炎，多见于海绵窦和乙状窦。此外，颅脑损伤减压手术后，由于骨瓣大小、位置、修补硬脑膜等措施不当引起脑组织外膨及嵌顿，也是导致静脉性脑梗死的重要原因。

（二）临床表现

临床表现缺乏特异性。主要有2个方面表现：一是静脉及静脉窦出血；二是静脉及静脉窦闭塞引起严重脑肿胀表现。

1.基本表现　着力部位在静脉窦或邻近区域出现头皮青紫、肿胀、挫裂伤及血肿。开放性静脉窦损伤可有大量出血，甚至失血性休克。静脉及静脉窦血栓常急性起病，也可历经数天或数周缓慢起病。多有头痛、局灶性神经功能缺失（50%～70%）、癫痫（33%）、意识障碍，视盘水肿等症状，静脉窦闭塞时邻近栓塞静脉窦的头皮、颜面肿胀，静脉怒张纡曲。但老年人症状多较轻。

2.静脉及静脉窦闭塞或血栓形成特有表现　因受累静脉及静脉窦的部位、范围、血栓形成的程度和速度及侧支循环建立情况的不同而表现各异。

（1）窦性症状：除横窦、窦汇和上矢状窦中段不全闭塞外，因脑水肿、继发出血性梗死或梗死性出血、颅内血肿而呈现各种限局症状。

上矢状窦血栓：以下肢或近端为重的肢体瘫痪（双下肢瘫、偏瘫、三肢或四肢瘫）、局限性癫痫、双眼同向偏斜、皮质觉障碍、精神症状和一过性尿潴留等。

海绵窦血栓：眼睑、结膜肿胀充血和眼球突出（非搏动性且无血管杂音，可与海绵窦内动脉瘤和动静脉瘘鉴别），且可通过环窦而使对侧海绵窦出现相同症状。因动眼神经和三叉神经Ⅰ、Ⅱ支受累，眼球活动受限或固定，颜面疼痛和角膜反射消失。

乙状窦血栓：岩窦受累时三叉和展神经麻痹；血栓扩及颈静脉时，舌咽、迷走和副神经受累。

直窦血栓：出现去皮质强直和不自主运动。

（2）静脉性症状：单纯脑静脉血栓形成，多数由静脉窦血栓扩展而来。

浅静脉血栓形成常突然起病，发生头痛、呕吐、视盘水肿、局限性癫痫发作、肢体瘫痪、皮质型感觉障碍等颅内压增高及局限型皮质损害的症状体征。

深静脉血栓形成，临床无特征性表现，主要表现为头痛、精神障碍、意识障碍，还可出现轻偏瘫、锥体束征及去皮质强直或去皮质状态。

（3）创伤性感染所致炎性颅内静脉及静脉窦血栓形成表现：除局部感染灶的症状和窦性症状外，还伴有全身症状，如不规则高热、乏力、全身肌肉酸疼、精神萎靡、皮下淤血等感染和败血症症状。

静脉及静脉窦血栓患者在临床上常有以下类型：①进行性颅内压增高；②突然发病的神经系统局灶性损害，酷似动脉性卒中但无癫痫发作；③神经系统局灶性损害，有或无癫痫发作和颅内压增高病情在数天内进展；④神经系统局灶性损害，有或无癫痫发作和颅内压增高病情在数周或数月内进展；⑤突然起病的头痛，类似蛛网膜下腔出血或短暂性脑缺血发作。

（三）脑脊液检查

脑脊液检查主要是压力增高，可见陈旧性或新鲜红细胞；感染者呈炎性脑脊液改变。压颈试验如下。

1.Crowe征阳性　当压迫病窦对侧颈静脉时，出现面部和头皮静脉扩张，为Crowe征阳性。

2.Tobey-Ayer征 当压迫病窦侧颈静脉脑脊液压力小幅上升，而压迫对侧颈静脉脑脊液压力则迅速升高，为Tobey-Ayer征阳性。

此二征阳性提示有静脉窦血栓形成及病变侧别。若此二征阴性，也不能完全排除静脉窦血栓形成，还需结合其他检查。若临床高度怀疑静脉窦血栓形成时，要谨慎做压颈试验，避免诱发脑疝。

（四）影像学检查

X线检查：可见静脉窦及邻近区域凹陷性骨折、跨窦线形骨折、骨缝分离及颅底骨折。颅脑CT及CT静脉血管成像（CTV）：通常表现为静脉窦及邻近区域凹陷性骨折、跨窦线形骨折、骨缝分离或增宽，以及相应部位的颅内血肿征象。

静脉窦损伤破裂早期表现如下：

（1）前纵裂池增宽积血伴中线旁小血肿形成。

（2）骨折线横跨静脉窦或颅缝增宽。

（3）近中线区域有凹陷性骨折或伴小血肿形成。

（4）颞底部硬膜外血肿伴颅底骨折或血肿密度内外不均。

静脉及静脉窦血栓形成表现：平扫时表现为与静脉或静脉窦形态相像的条索状高密度影或三角形高密度影，前者称为条索征，后者称为三角征。如直窦、Galen静脉血栓表现为条索征；上矢状窦血栓表现为三角征，并具特征性。增强扫描：约35%的静脉窦血栓显示为空三角征，为三角形边缘强化，中央呈等密度或低密度血栓，增强的部分是静脉窦壁的脑膜，血栓本身不增强。CT的间接征象是脑梗死或出血性梗死，脑组织的水肿和出血，水肿多位于白质，出血往往比较分散，成点片状，中间夹杂水肿的脑组织，梗死的范围和静脉引流范围一致。并可见脑回显影增强。CTV可显示梗死部位的静脉和静脉窦影像缺失或不清楚，而侧支静脉血管则显像清楚。颅脑磁共振（MRI）及磁共振静脉血管成像（MRV）：脑MRI在初期可见T_1加权相正常的血液流空现象消失，呈等T_1和短T_2的血管影。1～2周后，高铁血红蛋白增多，T_1、T_2相均呈高信号。晚期流空现象再次出现。MRI还可显示脑梗死灶。MRV对较大的脑静脉和静脉窦显示较好，病变脑静脉和静脉窦表现为充盈缺损或不显影。急性期（0～3天）血栓静脉表现呈等T_1、短T_2信号；亚急性期（3～15天）表现为长T_1、长T_2信号；15天以后梗死血管出现不同程度的显影。DSA检查：直接征象为脑静脉和静脉窦不显影或部分显影，可为单个深静脉，静脉窦或多个静脉窦完全闭塞；间接征象为静脉显影减慢、动静脉循环时间延长、毛细血管期明显滞留，侧支静脉迂曲、扩张，静脉期可见眼静脉，板障静脉等非正常途径引流等征象。

（五）诊断

在开放性损伤特别是静脉窦区域贯通伤及跨过静脉窦骨折情况下，可见大量静脉性出血，静脉及静脉窦损伤较易诊断。但是，在闭合性损伤时静脉及静脉窦损伤的诊断主要依靠病史和影像学检查。约50%患者诊断有一定困难，只能通过颅骨骨折和颅内血肿的部位进行评估。当存在颅骨骨折线横跨静脉窦或窦上颅缝增宽；颅内血肿位于静脉窦部位尤其是骑跨型血肿；有其他原因无法解释的静脉窦阻塞的症状时，则应考虑到静脉窦损伤的可能。颅骨X线平片及CT扫描对诊断意义重大。值是注意的是有时颅脑CT扫描未能扫到顶层，因而未能发现顶部颅骨骨折及小血肿。X线检查可以发现CT所不能显示的一些颅骨骨折线走向。尽管颅脑CT可以发现闭塞静脉窦局部的高密度，MRV可以提供整个静脉系统更好的观察。但是，MRV可能在急性创伤的情况下不易进行，因此有可能需要血管造影进行诊断。必要时静脉窦造影可协助诊断。外伤性静脉及静脉窦血栓的诊断依据如下。

1.急性或亚急性起病，病情在数天到数周逐渐进展，症状的程度也可能有起伏。

2.临床表现主要有两大方面，一是进行性颅内压增高症状；二是静脉性脑梗死表现。不同原因和部位的静脉及静脉窦血栓有不同的临床特点。

（1）在上矢状窦和横窦发生血栓时头痛伴恶心、呕吐、视盘水肿最为常见。

（2）当皮质静脉发生血栓时局灶性神经功能损害和癫痫常见。

（3）如海绵窦发生血栓时眼睑水肿、结膜充血、眼球后疼痛、突眼、海绵窦内脑神经的麻痹，其他静脉窦血栓亦有相应的窦性表现。

（4）如脑深部静脉的血栓形成可导致缄默、昏迷或去皮质强直。

（5）创伤后炎性静脉及静脉窦血栓可伴发全身症状，严重者又可继发脑膜炎、脑炎而出现精神错乱、谵妄或昏迷。

3.病情稳定后再出现症状反复，而颅脑CT复查无明显变化。

4.危险因素。存在跨窦骨折、机械压迫、不当使用止血药和脱水药、血液浓缩、黏滞度上升、血流缓慢等危险因素。

5.腰椎穿刺测颅压＞300mmH$_2$O。感染者脑脊液尚有炎性改变。横窦或乙状窦血栓时，Tobey-Ayer征阳性。可有陈旧或新鲜出血。

6.行颅脑CT、MRI、MRV或DSA检查证实。

（六）治疗方法

静脉及静脉窦损伤的治疗：①首先要去除病因，对有骨片压迫静脉及静脉窦者应去除压迫骨片，修补漏口；②由感染引起者应控制感染；③皮质及侧裂区血肿压迫静脉回流的需要清除血肿；④对合并严重脑水肿的患者可采取大骨瓣减压/对严重视盘水肿濒临失明患者可施行视神经管减压。静脉及静脉窦血栓形成给予全身抗凝或经静脉途径给予尿激酶等溶栓药物进行溶栓治疗。近年来，随着介入治疗技术的发展，经静脉途径直接窦内溶栓取得了较好的效果。

（七）药物治疗

1.抗血栓治疗

（1）抗凝：普通肝素/低分子肝素或华法林（每日监测APTT、INR）。静脉窦血栓患者应采用肝素抗凝1～2周，然后换用华法林抗凝3～6个月。

（2）溶栓：尿激酶或r-TPA。可局部经动脉或静脉入路溶栓，如果血栓主要位于静脉窦，可以选择静脉入路直接接触性溶栓；如果已经累及皮质静脉，可结合动脉入路溶栓治疗。

2.对症治疗

（1）降低颅内压：但应避免过度脱水，因为过度脱水容易加重患者的高凝状态。

（2）控制体温。

（3）防治癫痫。

（4）维持水电解质平衡。

（5）治疗感染。

（6）营养支持。

（八）手术

1.手术方式（手术适应证和禁忌证）　颅内静脉窦破裂通常需要手术修复，但手术有时十分困难。如何迅速有效地控制致命性大出血，同时又尽量维持静脉窦通畅是手术成功的关键。

（1）适应证：①开放性颅脑损伤伴静脉窦破裂；②需要手术治疗的脑挫裂伤或颅内血肿伴静脉窦破裂；③凹陷性骨折伴脑受压或高颅压症状；④有神经功能障碍且进行性加重。

（2）禁忌证：①位于静脉窦及附近的凹陷性骨折无活动性出血；无任何神经功能缺失和静脉窦阻塞症状和体征者。②濒死状态或患者家属拒绝手术者。

2.术前准备（术前评估、手术计划）　术前评估：骑跨静脉窦的颅骨线形骨折、窦上或窦旁的粉碎性和凹陷性骨折是造成静脉窦破裂和压迫主要病因。治疗的方法选择取决于患者的神经系统状况，所涉及的静脉窦的位置，静脉血流损害的程度。对于静脉窦表面的凹陷性骨折，如果是闭合的，没有占位效应，且不会因为美容的原因进行修补的，则不需要处理。如果神经功能障碍是由静脉窦阻塞所造成的，应立即清除骨折片，修补静脉窦，恢复正常血流。术前准备：对所有明确或可疑静脉窦损伤均应做好充分的手术前准备工作。

（1）注意对术前颅脑影像学检查显示的可疑征象进行分析，有助于手术方式的选择、切口设计、骨瓣位置和大小及判断术中出血来源。

（2）术前留置深静脉导管，保持静脉输液通路通畅。输液、输血，维持血压，保持脑灌注同时避免高血

（3）充分备血，手术室内至少先准备2~4单位的红细胞。

（4）手术体位采取头高15°~30°。保证头部高于心脏平面，减少出血和空气栓塞的风险。手术床的头端要易于操作和调整。避免肢体屈曲和头部旋转而造成的颈部静脉梗阻。如果发生空气栓塞，则行右心房插管抽吸术。

（5）任何涉及静脉窦的手术都应配备合适的人员和器械，从而能够处理潜在的严重的出血。首先是心理准备，静脉窦破裂往往出血量较大，出血速度快，注意保持心态平和，忙而不乱，正确处理。必要时准备两套吸引装置和血液回收装置，以便充分暴露静脉窦裂口和血液回输。

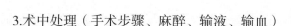

3.术中处理（手术步骤、麻醉、输液、输血）

（1）静脉窦破裂和凹陷骨折机械压迫所致静脉窦闭塞手术

手术目的：清除插入静脉窦内的碎骨片或异物，控制出血、解除静脉窦压迫、保持静脉回流通畅，防止静脉窦阻塞造成的神经功能缺损及颅内压增高。

麻醉：气管插管全身麻醉。

切口与骨瓣：在受累静脉窦上做弧形或较大的马蹄形切口。用咬骨钳去除静脉窦边缘的骨质，减轻凹陷性骨折对静脉窦的压迫。充分暴露，以便从近段和远端同时控制静脉窦。

病因处理：手术中清除靠近静脉窦的碎骨片时，不要急着取出碎骨片，应先做好充分准备，如先在损伤周边正常颅骨上钻孔，在刺入骨片或异物周边先用铣刀或咬骨钳咬除一圈骨质，待充分暴露静脉窦对侧的硬膜后方可轻轻掀起碎骨片，避免二次损伤静脉窦。如果骨折片刺入或压迫静脉窦的重要位置，如上矢状窦的中后部、窦汇、优势侧横窦和乙状窦，且没有明显活动性出血和静脉窦阻塞表现，最好不要取出骨折片。当有骨折片引起静脉窦回流障碍时，则必须取出。控制出血。一般用吸收性明胶海绵和脑棉片暂时压迫控制出血。出血汹涌者用长的动脉瘤夹（约25mm）临时阻断静脉窦和窦旁静脉。有时静脉窦撕裂明显，可采用Kapp-Gielchinsky分流装置将静脉窦中的血液分流。插入静脉窦腔后，这种分流装置的一端膨胀临时阻断远端静脉窦，建议在阻断过程中测量颅内压。如果压力高于2.67kPa（20mmHg），应用甘露醇同时加大过度换气，直到静脉血流迅速恢复为止。修复静脉窦：一般在术中发现静脉窦破裂后，先观察静脉窦缺口的部位、大小、类型，显露清楚后，根据具体情况选择相应的修补方式。

常用以下修复方法。

压迫、悬吊法：这是最简单、常用的方法。对于静脉窦壁呈点状出血或破口小、出血较少的患者采用单纯吸收性明胶海绵加湿棉片压迫或联合医用胶封闭：用吸收性明胶海绵覆盖静脉窦破口，以湿脑棉片压迫止血，用吸引器吸干棉片水分，边冲水边吸，将棉片收缩压力下传进行压迫，也可用手指压迫。但是力度须适宜，既要压迫止血，又要保证静脉窦的畅通。使破口处静脉压与压迫之力内外平衡，不再出血为止。如果压迫力度过大，反而容易出血。5～10分钟后轻轻取下脑棉，将医用胶涂于贴覆破口的吸收性明胶海绵上，然后再覆盖一层吸收性明胶海绵，再把离裂口最近处的硬脑膜悬吊固定于骨窗边缘的颅骨或骨桥上。

缝合法：分为直接缝合法、间接缝合法两种。①直接缝合法：静脉窦壁破口整齐的患者采用静脉窦破口间断缝合或连续缝合、吸收性明胶海绵压迫和医用胶封闭。缝合时助手手指轻压静脉破口以减少出血逐步缝合。静脉破口较长或出血汹涌者可暂时阻断静脉窦血流，快速缝合后再恢复血流。60岁以上老年患者静脉窦壁变薄，应避免采用直接缝合法时造成静脉窦撕裂。②间接缝合法：用血管缝合线将静脉窦的两侧硬脑膜下各缝2~4针提起，裂口用吸收性明胶海绵或肌肉片覆盖后结扎缝线。或者先采用吸收性明胶海绵压迫，然后跨窦8字缝合固定止血后再用医用胶封闭加固。采用吸收性明胶海绵压迫止血时用湿润棉片盖在吸收性明胶海绵表面上后，再用吸引器压迫吸引棉片，需压迫5分钟左右，然后用稍大硬脑膜或颞肌筋膜瓣周边加固缝合、医用胶封闭。

修补法：静脉窦壁缺损或破口不整齐的患者采用硬脑膜瓣修补术。可临时阻断静脉窦血流，在邻近损伤部位，剪开大脑镰或窦旁硬脑膜成瓣状并翻转缝合，进行静脉窦的修补。

焊接法：静脉窦破口处用吸收性明胶海绵覆盖稍做压迫止血，然后用双极电凝直接电凝吸收性明胶海绵进行焊接，但是不能直接电凝静脉窦壁。否则，出血会扩大。

结扎法：在上矢状位前1/3段损伤且已断裂时，如果术中重建困难，可以结扎；上矢状窦中1/3段损伤尽量不要实行结扎，要尽可能地修复重建；上矢状窦后1/3段损伤在任何情况下都不能结扎。两侧横窦引流常存在明显的不对称。一般右侧横窦为优势侧回流横窦，但也有例外。非优势侧横窦断裂可行结扎，优势侧横窦断裂须评估非优势侧静脉回流情况，再来决定结扎或重建。结扎单侧引流的优势横窦后果将是灾难性的，所以判断横窦引流的优势则十分关键。结扎窦汇或乙状窦都会导致持续的颅内高压引起死亡，必须予以重建。

重建法：对静脉窦横径完全断裂者，两端用无损伤动脉夹夹闭，端-端直接吻合，也可用自体静脉血管或人造血管搭桥术。

以上方法要根据每个静脉窦破裂患者的具体情况在手术中灵活地综合运用。闭合性颅脑损伤较大骨片整复后尽量放回，常规做硬脑膜外引流。术后处理同其他开颅手术。

（2）静脉及静脉窦血栓形成经静脉窦溶栓技术：可采用经静脉途径机械方法取栓，可通过球囊、取栓器械辅助溶栓。

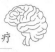

适应证：①有进行性颅内压增高伴有神经功能障碍；②CT、MR支持静脉窦血栓形成诊断；③DSA证实静脉窦闭塞；④静脉梗死性出血2周以后；⑤无严重其他脏器衰竭；⑥近期无外伤手术史；⑦无出血倾向。

禁忌证：有双侧颈内静脉完全闭塞，导管难以到位，或溶栓可能会造成大块血栓脱落造成肺梗死；血栓形成超过1个月；非手术治疗后症状好转者；儿童患者有明显侧支循环建立者。

经静脉窦溶栓方法：一般采取全身麻醉下进行，完全肝素化；一般双侧穿刺，一侧置6F静脉鞘，另一侧置5F动脉鞘；先行动脉血管造影评价颅内循环状况，明确血栓部位；选择静脉途径放入导引导管，到颈内静脉，使用0.035超滑导丝（泥鳅导丝）穿过血栓，反复抽拉，将血栓打碎，然后经窦内给予尿激酶溶栓。如果导引导管距离较远，可以使用导丝导引的微导管穿过血栓，再进行溶栓；术后自然中和肝素。术后6小时经低分子肝素继续抗凝3天，然后口服华法林半年以上。

注意事项：如果静脉系统到位有困难，可以经动脉置管给予尿激酶50万～100万单位；当静脉导管给尿激酶100万单位后，血栓未溶，建议保留导管于窦内，持续给药（每小时2万～3万单位），每24小时复查造影，尿激素总量可达400万单位；给药期间要注意穿刺处有无出血，每2小时查纤维蛋白原，如果低于1g/L，要及时终止溶栓治疗；在使用机械性碎栓时，一定要小心，避免导丝逆行进入到皮质静脉。

第三节　开放性颅脑损伤

开放性颅脑损伤指头皮、颅骨及硬脑膜均破裂，致使颅腔与外界相通，有脑脊液流出，甚至脑组织溢出或外露的一种颅脑损伤。可分为非火器性颅脑损伤和火器性颅脑损伤。

一、临床表现

开放性颅脑损伤的临床表现因致伤因素，损伤部位的不同，有无继发性出血或感染而各异。

（一）症状

1.意识改变　意识水平是判断火器性颅脑损伤轻重的最重要指标，是手术指征和预后估计的主要依据。开放性颅脑损伤患者意识变化差别较大，轻者可始终清醒，重者可出现持续昏迷，若伤及脑干或下丘脑时，患者常有去皮质强直及高热等表现，若继发颅内血肿，亦可引起脑疝征象。如伤员在伤后出现中间清醒期或好转期，或受伤当时无昏迷随后转入昏迷，或意识障碍呈进行性加重，都反映伤员存在急性脑受压征象，在急性期应警惕创道或创道邻近的血肿，慢性期的变化可能为脓肿。火器性颅脑穿透伤，局部虽有较重的脑损伤，有时也可不出现昏迷，但不应轻视，应密切观察神志变化过程。如伤员在伤后出现中间清醒或好转期，或受伤当时无昏迷随后转入昏迷，或意识障碍呈进行性加重，都反映伤员存在急性脑受压征象。长期昏迷，反映广泛性脑损伤或脑干伤。颅内感染、严重合并伤、休克及缺氧等，皆可使脑部伤情趋向恶化。一部分伤员尚可出现精神障碍。

2.神经功能障碍　与受伤部位和范围有关，常见的脑功能损害有：偏瘫、失语、偏身感觉障碍及视野缺损等；脑神经损伤多见于嗅、视、面神经及听神经；严重的开放性颅脑损伤可累及脑干或基底核等重要结构，患者临床表现重笃、预后不良。

（二）体征

1.生命体征　开放性颅脑损伤多有失血，故常呈面色苍白、脉搏细弱、血压下降等表现。

（1）伤后多数立即出现呼吸、脉搏、血压的变化。伤及脑干部位重要生命中枢，早期可发生呼吸紧迫，缓慢或间歇性呼吸。脉搏转为徐缓或细速，脉率不整与血压下降等中枢性衰竭征象。伤后呼吸慢而深，脉搏慢而有力、血压升高的进行性变化是颅内压增高、脑受压和脑疝的危象。

（2）伤后中度发热多系蛛网膜下腔出血和创伤反应。下丘脑损伤可引起中枢性高热。当然还要考虑颅内感染、肺炎、泌尿系感染等因素；体温不升则说明周身反应能力低下，是预后不良的征兆。

2.局部体征 根据局部伤口的大小可有不同表现，但是均能发现创口。伤口较小者有时会被头发掩盖，有时系钢针、铁钉、竹筷等致伤物，经眼眶、鼻腔或耳道进入颅内，需要仔细寻找创口。局部伤口较大时可见伤口哆开，颅骨外露，脑组织或脑脊液外溢。伤口的检查有助于判断损伤的类型，刀戳伤的创缘整齐、颅骨呈条状陷入或缺损。如有脑组织碎块或脑脊液流出表示硬脑膜已撕裂。创伤口检查切忌用探针或镊子向脑深部探刺，以防污染扩散和加重损伤。

二、基本诊断

开放性颅脑损伤可以直接看到创口，易于诊断，检查时应注意创口的大小、方向及深度，根据受伤的部位，失血或有无大量脑脊液流出，可以判断脑原发伤情况及有无静脉窦或脑室贯通伤。但对颅内损伤的情况及有无继发性血肿、异物或感染灶则有赖于辅助检查。如早期CT、MRI检查已发现脑挫裂伤或颅内较小血肿，患者尚无明显意识障碍加重，多次CT、MRI检查可了解脑水肿范围或血肿体积有无扩大、脑室有无受压，以及中线结构有无移位等重要情况，有利于及时处理，有助于非手术治疗过程中或术后确定疗效和是否改变治疗方案，了解血肿的吸收、脑水肿的消散，以及后期有无脑积水、脑萎缩等改变发生。

（一）伤情判断

动态的病情观察是鉴别原发性和继发性脑损伤的重要手段，目的是早期发现脑疝，也为了判断疗效和及时改变治疗方案。轻度头部外伤不论受伤当时有无昏迷，为了防止迟发性颅内血肿的漏诊，均应进行一段时间的观察与追踪，在众多的观察项目中，以意识观察最为重要。

1.病史 全面了解伤员病史对于伤情判断和治疗至关重要，包括既往用药史、既往病史、具体损伤情况及现场处理情况等。

2.意识 在脑损伤中，引起意识障碍的原因为脑干受损、皮质弥散性受损或背侧丘脑、下丘脑的受损等。意识障碍的程度可视为脑损伤轻重；意识障碍出现的迟早和有无继续加重，可作为区别原发性和继发性脑损伤的重要依据。

3.瞳孔 瞳孔变化可因动眼神经、视神经及脑干等部位的损伤引起，应用某些药物或剧痛、惊骇时也会影响瞳孔。小脑幕切迹疝的瞳孔进行性扩大变化，是最常引起关注的。瞳孔变化出现的迟早、有无继续加剧、有无意识障碍同时加剧等，可将脑疝区别于因颅底骨折产生的原发性动眼神经损伤。有无间接对光反射可将视神经损伤区别于动眼神经损伤。

4.神经系统体征 对整个颅脑进行详细检查，注意寻找原发伤口（可能会被凝血块掩盖）、观察有无脑脊液鼻漏或耳漏、伤口是否有异物等。通过神经功能查体判断颅内伤情（表3-6），原发性脑损伤引起的局灶体征在受伤即刻已经出现，且不再加重；继发性脑损伤如颅内血肿或脑水肿引起者，则在伤后逐渐出现。另外，约有10%的重型颅脑外伤患者伴有脊髓损伤，在进行神经系统检查时需要注意。

表3-6 神经学检查内容和方法

项 别	检查方法	重要注意事项
精神状态检查	方向感，语言评估和整体意识水平	若伴有其他损伤，应快速检查
脑神经检查	CN I：嗅神经	CN I：除轻度颅脑损伤外，常常不做检查
	CN II：视神经	CN II：眼球活动度和是否存在闭眼反射或视野缺失
	CN III.IV.VI：眼球垂直和水平运动以及是否存在特殊的脑神经损害的征象	CN III、VI损伤常伴发颅内压升高或发生小脑幕切迹疝；颈髓功能正常时，应行眼头反射检查
	CN V，VII：疼痛刺激检查角膜反射和面部对称性（扮鬼脸）	CN V，VII：角膜反射检查精细运动，棉签法比生理盐水法更为敏感
	CN VIII脑神经：评估听力是否丧失并快速检查鼓膜完整性	CN VIII：视察和大体检查；在外耳道冷水冲洗进行冷热试验前进行鼓膜视察
	CN IX，X：咳嗽反射（是否插管）	CN IX，X：通常利用气管内导管顺序抽吸进行检查
	CN XI：胸锁乳突肌和斜方肌运动	CN XI：检查胸锁乳突肌之前已进行颈椎的检查
	CN XII：伸舌试验	CN XII：伸舌是否居中，是否伴随强制性闭眼
运动反射	自主运动评估，检查可配合患者对疼痛的反应，以及完成指定活动的肌力	检查疼痛的运动反射时，在某个区域（腋窝或股内侧）给予刺激，该部位的回撤，定位和反射等反应存在明显区别
感觉	可配合患者的痛温觉，振动和位置觉	在颈部，臂部，躯干和股部进行针刺试验，通过面部反应和定位以评估患者的感知觉

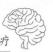

（续表）

项　别	检查方法	重要注意事项
腱反射	上、下肢的深感觉反射和巴宾斯基征	对于不能配合的患者，进行深感觉检查能够客观地证实是否存在偏身感觉异常
小脑功能检查	对于可配合的患者，通过指鼻试验和跟胫试验能够评估是否存在辨距不良	对于不能配合或昏迷患者，小脑功能很难检查

5.生命体征　开放性脑损伤的早期可因出血性休克而有血压、脉搏改变。脑损伤时可因颅内压增高等原因而致某些心电图异常改变，如窦性心动过缓、期前收缩、室性心动过速及T波低平等。受伤早期出现的呼吸、循环改变，常为原发性脑干损伤所致；若心率减慢和血压升高与瞳孔变化同时，则可能是小脑幕切迹疝，枕骨大孔疝可以突然出现呼吸停止。

6.其他　观察期间出现剧烈头痛或烦躁不安症状，可能为颅内压增高或脑疝预兆；原为意识清楚的患者发生睡眠中遗尿，应视为已有意识障碍；患者躁动时，脉率未见相应增快，可能已有脑疝存在；意识障碍的患者能够自行改变卧位或能够在呕吐时自行改变头位到不能变动，为病情加重表现。

（二）诊断分级

分级的目的是便于制订诊疗常规、评价疗效和预后，并对伤情进行鉴定。

1.按伤情轻重分级

（1）轻型（Ⅰ级）：主要指单纯脑震荡，有或无颅骨骨折，昏迷在20分钟以内，有轻度头痛、头晕等自觉症状，神经系统和脑脊液检查无明显改变。

（2）中型（Ⅱ级）：主要指轻度脑挫裂伤或颅内小血肿，有或无颅骨骨折及蛛网膜下隙出血，无脑受压征，昏迷在6小时以内，有轻度的神经系统阳性体征，有轻度生命体征改变。

（3）重型（Ⅲ级）：主要指广泛颅骨骨折，广泛脑挫裂伤，脑干损伤或颅内血肿，昏迷在6小时以上，意识障碍逐渐加重或出现再昏迷，有明显的神经系统阳性体征，有明显生命体征改变。

2.按Glasgow昏迷评分法　将意识障碍处于13～15分者定为轻度，9～12分中度，3～8分重度。无论哪一种分级方法，均必须与脑损伤的病理变化、临床观察和CT检查等相联系，以便动态地全面地反映伤情。例如受伤初期表现为单纯脑震荡属于轻型的伤员，在观察过程中可因颅内血肿再次昏迷，称为重型；由CT检查发现的颅内小血肿，无中线结构移位，在受伤初期仅短暂昏迷或无昏迷，观察期间也无病情改变，属于中型；早期属于轻、中型的伤员，6小时以内的CT检查无颅内血肿，其后复查时发现血肿，并有中线结构明显移位，此时尽管意识尚清楚，已属重型。

（三）诊断要点

1.病史很重要，尤其是火器伤的致伤环境。有头部直接外伤史。头部伤口处常有脑组织碎屑、碎骨片外露和脑脊液流出，偶可见到致伤物嵌插或穿入颅内。

2.常有异物及污物（如金属片、碎骨片、头发、泥沙等）由伤口进入颅内，较易引起头皮、颅骨及脑组织感染。

3.伤口出血较多，容易出现严重失血性休克。经常与脑挫裂伤、颅内血肿同时存在，产生相应体征和症状。

4.颅骨X线片可见有粉碎骨折或凹陷骨折。

三、治疗方法

（一）轻、中度颅脑伤患者的治疗原则

治疗目的是阻止继发性脑损伤的发生和发展。若首次头颅CT检查发现异常，4～6小时后需要复查CT。需要密切观察患者病情变化至少8～12小时，包括基本生命体征、瞳孔、GSC评分。若GSC评分下降2分以上或者瞳孔出现变化，则需要随时复查CT。

（二）重型颅脑损伤患者的重症监护

重型颅脑损伤患者需要在NICU中进行治疗，以便及时发现病情变化，进行处理（表3-7）。约有60%的重型颅脑损伤患者会出现电解质紊乱，40%出现肺炎，凝血功能障碍和菌血症的发生率分别为18%和10%。低血压的发生率约为50%。若对上述并发症进行纠正，则能够改善患者预后，低血压、肺炎、凝血功能障碍及菌血症纠正后对不良预后的改善率分别为9.3%、2.9%、3.1%和1.5%。

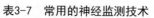

表3-7　常用的神经监测技术

项　别	类　型	衡量指标	参数范围	优　点	可靠性
GCS评分	全脑监测	警觉，昏迷，和意识水平	范围为3～15，分值越低病情越重	简单快捷，成本较低，现场即可完成	
颅内压	全脑监测	压力值	颅内压<20mmHg	常用，操作简单，脑室外置管除诊断之外还具有治疗作用	有创，脑室外置管易发生凝血堵塞；脑室内置管难度较大，存在2%的并发症发生率
脑组织氧含量	局部脑组织监测	组织氧分压	脑组织氧含量>15～20mmHg	置入简单，有助于确定真实的脑灌注压	如出现组织血肿或与其他监测设备距离较近，误差变大
颈静脉球氧饱和度	全脑监测	回流入脑组织的静脉血氧饱和度	目标：50%～80%	有助于确定是否存在局部缺血或去饱和作用	须多次重新校准；人为因素影响大，需要有经验的护理人员
瞳孔直径仪	全脑监测	瞳孔活动	双侧瞳孔相差<1mm，瞳孔缩窄速度<0.6mm/s	无创条件下，能够提供颅内压变化的定量信息	对于焦虑、躁动患者难以测量；无法有效验证
微透析	局部脑组织监测	细胞外液的生化环境		反映脑组织的代谢状态	高成本，操作复杂，无法有效验证
脑电图	全脑及局部脑组织监测	电生理活动和异常节律	基于不同适应证相应改变	无创，不需要医生操作，只需解读数据即可；能够进行持续性监测	对于焦虑躁动的患者难以开展；需要经过培训的技术人员进行操作；可能与重症监护仪器的数据有差异
光谱分析脑电图	全脑监测	异常电生理节律	探测癫痫；活动水平的评估	不需要神经生理学家测量准确值	高成本；需要技术支持
经颅多普勒超声	局部脑组织监测	脑血流量	Lindegaard指数>3提示血管痉挛	操作简便；技师于床旁即可完成；可进行持续性监测	机器成本；检查邻近的脑血管；无法测量远端血管

1.体位　头部升高15°有利于脑部静脉回流，对脑水肿治疗有帮助。为预防压疮，必须坚持采用定时翻身等方法，不断变更身体与床褥接触的部位，以免骨突出部位的皮肤持续受压缺血。

2.呼吸、循环和血氧　估计在短时间内不能清醒者，宜尽早行气管插管或气管切开，呼吸减弱潮气量不足者，应及早用呼吸机辅助呼吸，血氧饱和度不能低于90%。患者如出现呼吸频率、幅度异常及病理性呼吸，应多方面从脑损伤和全身因素分析病因，及时处理。动脉血压监测主要有两种方式。

（1）有创性的动脉插管连续监测。

（2）无创性的袖带式定时监测。重型颅脑损伤后或开颅血肿清除等手术后的患者，若病情危重及生命体征不稳定者，应行直接动脉插管测定血压，直至生命体征稳定。收缩压不能低于90mmHg。重型颅脑损伤患者伤后或术后应立即用床旁心电监护仪进行连续监测，警惕任何心律不齐或传导异常。病情稳定后，可改为间歇检测与记录。

3.预防感染　要尽早使用抗生素预防肺炎，对于昏迷患者要尽早行气管切开。但是有脑室内置管的患者定期更换引流管并不会降低脑膜炎的发生率。

4.预防下肢静脉血栓　弹力袜和定时理疗能降低下肢静脉血栓的发生率。应用低分子肝素可能会降低下肢静脉血栓的发生率，但是有增加颅内出血的风险，因此低分子肝素的应用需要权衡利弊。

5.营养支持　重型颅脑外伤患者的基本能量需求是正常人的120%～160%，在第1周内，患者每天要丢失20～30g氮。由于患者可能出现高血糖，因此进行营养支持时要控制葡萄糖的用量。早期采用肠道外营养，待肠蠕动恢复后，即可采用肠道内营养逐步代替静脉途径，通过鼻胃管或鼻肠管给予每天所需营养；超过1个月的肠道内营养，可考虑行胃造口术，以避免鼻、咽、食管的炎症和糜烂。

6.颅内压（ICP）　是采用传感器和监护仪连续测量颅内压以观察颅内压动态变化的方法。可以了解颅脑伤后ICP的状态，在颅脑损伤的诊断、治疗和预后判断方面都有较大的参考价值。

（1）颅内压监护的指征：所有CT检查有颅内压增高表现（如蛛网膜下腔消失、脑室及基底池受压）及中线移位或有脑组织挫裂伤的患者均需行颅内压监护。

（2）颅内压监护的类型：包括脑室内插管法、蛛网膜下腔插管法、硬脑

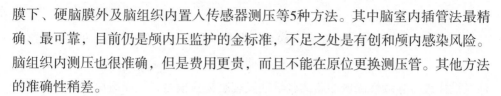

膜下、硬脑膜外及脑组织内置入传感器测压等5种方法。其中脑室内插管法最精确、最可靠，目前仍是颅内压监护的金标准，不足之处是有创和颅内感染风险。脑组织内测压也很准确，但是费用更贵，而且不能在原位更换测压管。其他方法的准确性稍差。

（3）ICP监护的作用：①对脑挫裂伤合并脑水肿，可较早发现颅内压增高，及时采取措施，将颅内压控制在一定程度以内。一般认为颅内压高于2.67～3.33kPa（20～25mmHg）需要进行处理。脑灌注压（CPP）一般维持在6.67～8.00kPa（50～60mmHg），不能高于9.33kPa（70mmHg），此时发生获得性呼吸窘迫综合征的概率增高，会对患者的愈合造成不良影响。②作为手术指征的参考，颅内压呈进行性升高表现，提示需要手术治疗，有颅内血肿可能，颅内压稳定在2.67kPa（20mmHg）以下时，提示不需要手术治疗。③判断预后，经各种积极治疗颅内压仍然持续在40mmHg或更高，提示预后极差。

7.脑组织氧代谢状态的监测

（1）脑组织氧饱和度（rSO_2）：近红外线光谱仪是利用650～110nm波长红外线，透过颅骨测量皮质的静脉血氧饱和度，是一种非侵袭性监测手段。动态观察局部脑组织皮质静脉血氧饱和度可监测颅内疾病的进展，但在梗死、坏死的脑组织中，由于脑部已经没有新陈代谢，脑氧饱和度有可能接近正常。

（2）局部脑组织氧分压：目前，通过微探头置入脑内的方法可监测到局部脑组织氧分压（$PbrO_2$）、二氧化碳分压（$PaCO_2$）及酸碱度（pH）。当局部脑组织发生缺血时，在其他监测数据尚无改变（如ICP正常）时可能已经出现PO_2的改变，目前认为局部脑组织$PO_2 < 10mmHg$提示存在局部缺血。

（3）微透析：可测量脑组织内细胞外液的成分，如某些神经递质及乳酸等物质的变化，而这些递质和代谢产物的变化往往是疾病的特殊病理过程。

（4）颈静脉窦氧饱和度（$SjvO_2$）：将导管从颈静脉逆向置入颈静脉窦，经X线定位后，连续监测$SjvO_2$，反映脑部代谢情况。$SjvO_2$代表整体性的脑组织氧饱和度，正常值为55%～75%，<50%提示脑组织缺血。

8.脑血流量监测　经颅多普勒超声（TCD）利用低频超声波穿过颅骨较薄的地方检测颅底大动脉血流速度，可根据动脉平均流速（MV）、搏动指数（PI）的大小及波型改变判断低脑血流、高脑血流、血管痉挛及脑死亡等情况。

9.脑电活动监测

（1）脑电图：可准确探测致痫灶并监测痫性发作，进行神经功能状态监控（比如由于缺血缺氧导致神经损害的早期监测），评价镇静药的治疗效果等。对神经重症进行连续性脑电图监测可早期发现脑缺血信号，从而避免大面积脑组织梗死的发生。

（2）脑干听觉诱发电位（BAEP）监测：可用以检查昏迷患者的中枢神经系统的功能水平，并且不受镇静药，甚至全身麻醉的影响。BAEP（又称为脑干听觉诱发反应，ABR）主要用以监测脑桥及中脑的病变，BAEP的消失往往提示预后较差。体感诱发电位（SSEP）最常使用，依照振幅、时程的改变，可监测出脑部缺血的发生，并可作为脑电图的补充。

10.体温监护　重型颅脑损伤患者在伤后脑温和肛温均明显升高，脑温比肛温高0.8～1.2℃。持续体温增高会增加脑氧代谢，加重脑缺氧，并可能引起惊厥。重型颅脑损伤患者48小时后体温仍较高时，需要对下述原因进行鉴别：蛛网膜下腔出血或其他原因引起的颅内出血造成的吸收热，此类发热体温一般不超过38℃，颅内感染或颅外感染引起的发热常表现为体温逐渐增高，下丘脑或脑干等部位损伤引起的发热常表现为持续高热。应及时针对原因，予以处理。

11.亚低温治疗　目前，国际上将低温划分为轻度低温（33～35℃）、中度低温（28～32℃）、深度低温（17～27℃）、超深低温（<16℃）。由于轻、中度低温（28～35℃）都具有良好的脑保护作用，而且无明显不良反应，故统称为亚低温。

（1）适应证：GCS<8分的重型颅脑损伤患者；原发性脑干伤；下丘脑损伤；广泛性脑挫裂伤、脑水肿、脑肿胀导致的颅内高压；高热。

（2）禁忌证：病人已处于全身衰竭期；合并低血压、休克尚未纠正者；疑有颅内血肿，正在观察阶段的病员；年老且伴有严重心血管功能不良者。

（3）实施方法：颅脑损伤的亚低温治疗实施越早越好，但在伤后24小时内开始亚低温治疗，仍然是有效果的。有效的降温方法应该是物理降温与冬眠药、肌松药相结合。降温程度使直肠温度达32.5～33℃，脑温或中心温度达33～34℃最为理想。亚低温持续时间，对重型颅脑损伤颅内压增高的患者，应在颅内压降至正常水平后再维持24小时，一般为3～5日，而对于无颅内压增高的重型颅脑损伤患者，亚低温治疗持续24小时即可。复温时多采用自然复温法，即停止亚低温治疗后使患者每4小时复温1℃，在12小时以上使其体温恢复至37℃。

（三）药物治疗

1.脱水治疗

（1）高渗脱水药：高渗脱水剂应用的目的在于缩减脑体积，减轻脑水肿。临床上以甘露醇应用最多。成人用20%甘露醇125～250mL，30分钟内静注完，6小时后可重复使用1次。

（2）利尿脱水药：利尿药因有利尿脱水作用，导致血液浓缩，渗透压增高，从而使脑组织脱水与颅内压降低。常用者为呋塞米（呋塞米）和依他尼酸（利尿酸）。应用剂量为1次0.5～2.0mg/kg，肌内注射或静脉注射，每日1～6次。

（3）碳酸酐酶抑制药：乙酰唑胺能使脑脊液的产生减少50%，而达到降低颅内压的目的。成人剂量为250mg，每日3次。应注意在采用强力脱水时，虽可迅速缓解颅内高压，但这种效果难以持久，甚至尚有反跳现象，致使颅内压力反而高于脱水之前，故宜于相对平稳地保持脱水状态。且不适当地强力脱水可促使颅内出血或引起迟发性血肿，亦可导致水、电解质紊乱，加重心、肾功能损害。可采用呋塞米与甘露醇并用的方法，也可采用小剂量甘露醇125mL定时脱水及在颅内压监护下掌握脱水治疗，均取得较好效果。

2.维持水、电解质与酸碱平衡

（1）水、电解质代谢及酸碱平衡紊乱的机制：①颅脑损伤患者常因昏迷、高热、强直、呕吐和呼吸急促或抑制而造成代谢紊乱；②颅脑损伤后早期在治疗上过分限制水摄入，并常需利尿、脱水、激素治疗、气管切开，以及胃肠道外被动补给液体和电解质；③脑内某些结构损伤可以直接影响神经、内分泌调节功能和肾功能，故而容易发生水、电解质与酸碱失调。

（2）颅脑创伤体液异常：重型脑创伤早期阶段会出现血管麻痹，引起毛细血管内压低下，循环血量增加，造成急速贫血和低蛋白，细胞外液扩张，加重脑水肿。①早期水潴留与缺水：颅脑创伤后早期多数患者因抗利尿素分泌或释放增加，常有2～3日的少尿期，使水分轻度潴留，故早期每日补液量为1500～2000mL，使患者处于轻度生理性脱水状态，有益于减轻脑水肿反应。②等渗性缺水：4～7日尿量又逐渐增多，甚至转为多尿，而有一定程度的等渗性缺水，可按每公斤体重每天30～45mL补液，维持每日尿量应为500～1000mL，血细胞比容不低于0.37，在2~3日之内逐步补足缺水量。③高渗性脱水：因高热、出汗、尿崩及大量脱水而摄入不足所致，可按常规公式计算出补液量，然后再加上每日生理需要量1500mL即可，分2~3日补足。④低渗性缺水：因电解质丢失多于水分或水过剩，如抗利尿素分泌异常所致，常伴有血容量不足，轻度低钠时，输入生理盐水即可纠正。严重时应予3%~4%高渗盐水。⑤低钾血症：由于颅脑创伤患者常因昏迷、禁食、摄入不足而同时又接受脱水剂、激素和葡萄糖输入，故易引起低钾血症。对不能进食的患者，每日应补充氯化钾3~4g。⑥呼吸性碱中毒：颅脑创伤患者较常见，由于急促呼吸排出CO_2过多或过度换气更易引起，而致低碳酸血症。由于$PaCO_2$在（4.01±0.08）kPa时脑血管收缩，可使颅内压降低，故单纯性呼吸性碱中毒对颅脑创伤患者反而有益，不需要特殊处理。但若$PaCO_2$低于3.33kPa（25mmHg）可致脑血管极度痉挛，引起缺血、缺氧，加重脑损害，应予警惕。⑦呼吸性酸中毒：亦较常见，多因呼吸抑制气道梗阻或麻醉所致高碳酸血症。处理应以解除气道阻塞、改善通气为主。给予呼吸兴奋药及输氧，必要时气管切开或气管插管行辅助呼吸以纠正之。⑧代谢性酸中毒：见于缺氧后乳酸堆积，肾功能不全氢离子潴留或长期禁食大量输注葡萄糖及高营养液所致酸性代谢产物的蓄积。轻度酸中毒，可不用碱性药物，只要解除引起酸中毒的原因即可纠正。但由于呼吸代偿性加快、加深，往往在酸中毒已有好转之后，仍然处于过度通气状态，则可使低pH转而升高，值得注意。处理原则是CO_2CP在14~18mmol/L时，可口服碳酸氢钠1~2g，每日3次；重症，CO_2CP低于13mmol/L时，可按公式计算补给碱性液，但具体补给时，应先给计算量的1/2~2/3，然后根据临床表现的CO_2CP再酌情补给，若尿量增多已呈碱性即可停用。⑨代谢性碱中毒：多因频繁呕吐、胃肠减压输入过多的枸橼酸钠血液，或因长期利尿脱水致使患者丢失的Cl^-较Na^+更多，遂引起低氯代谢性碱中毒。治疗原则是解除病因、补足血容量。

3.抗癫痫药物治疗　凡颅脑创伤后初期有癫痫发作者，均应早期给予抗癫痫药物治疗，一般多采用苯巴比妥钠。若抽搐连续发作呈癫痫持续状态，应立即采取有效措施制止发作，以免加重神经功能废损甚至死亡。处理的原则是以1次足够剂量的抗癫痫药物控制发作，继以较大剂量维持以防复发。待癫痫发作完全控制后再以卡马西平或丙戊酸钠等抗癫药物服用，逐渐调整至能够控制发作的最低剂量长期维持。

4.抗生素治疗 颅脑损伤患者的感染问题，主要在于预防。对开放性颅脑损伤，包括颅底骨折所致隐性开放伤在内，应及早给予能透过血-脑屏障的抗生素。对颅内炎症需选用脂溶性较强、分子量较小、能透过血-脑屏障的抗生素；抗菌药物的剂量宜大，以便提高其在脑脊液和脑组织中的浓度，可选用1~2种有协同作用的药物联合应用，即使感染已得到控制，亦勿立即锐减，至少继续沿用3~5日。

（四）开放性脑外伤患者术前准备

应特别注意患者的周身情况，有无其他部位严重合并伤，是否存在休克或处于潜在休克状态，必须做好充分的输液与输血准备。对已有休克者，需查明原因。失血性休克的急救，应先输液输血，迅速补充血容量，酌用升压药。对于外出血采取临时性止血措施。必须等待血压回升，生命体征趋于稳定时，才适于进行脑部清创。因为手术中不仅增加新的出血和手术创伤，而且在开颅后，周身血压将随颅内压的骤降，代偿性的血压增高机制已经解除，血压必然进一步降低，导致出现休克或加深休克至不可逆转的危境。小儿与老年人手术时尤需有输血保证。在输血补液上，不必顾虑因此加重脑水肿的问题。患者已处于休克危险状态时，最重要的是先采取恢复血压的有力措施，加快输液输血，使其周身情况稳定，而后再调整静脉输液量与速度。若患者血容量不足，不经准备，仓促进行开颅手术，难免在术中遇到血压下降，增加手术处理的困难，有时因此加速患者死亡。开放性脑损伤严重，患者已出现中枢衰竭，而并非由于颅内血肿脑受压所致者，也同样需要先经过适当的治疗，观察反应，是否有所好转，清创术宜延缓进行。

（五）麻醉的选择

急性颅脑损伤患者麻醉的要求，主要是快速、平稳，较少影响颅内压。因为颅脑损伤患者容易引起气道阻塞或呼吸抑制，加重脑水肿及颅内压增高，维持足够的通气量至关重要。故一般多采用气管插管麻醉。麻醉方法和药物的选择因人而异，对神志清楚合作的头皮、颅骨或外伤性癫痫手术可以考虑局部麻醉；对大多数开颅手术患者，则常用全身麻醉。可供选择的全身麻醉方法有：气管插管吸入麻醉、气管插管静脉麻醉、气管插管吸入及静脉复合麻醉。

（六）清创术

鉴于头皮，颅骨、脑组织均已开放、为防颅内感染，应尽早施行清创术，排除挫碎组织、异物或血肿，修复硬脑膜及头皮创口，将开放伤变为闭合伤，然后再依靠必要的非手术治疗措施，使患者度过手术后再出血、脑水肿及感染这三关。手术治疗是颅脑损伤综合治疗中的一项重要措施。手术治疗的原则是救治患者生命，纠正或保存神经系统重要功能，降低死亡率和伤残率。开放性颅脑损伤的处理包括2个方面：一是对开放伤进行颅脑清创处理，使之成为闭合性脑损伤。二是脑挫裂伤、脑水肿及感染的综合治疗。及时有效的处理，可为脑部伤的修复创造有利条件；处理失当或延迟，可引起感染，使脑水肿与脑的血液循环障碍加重，将影响脑部伤的恢复。开放性颅脑损伤的紧急处理需要涉及的问题很多，重点是处理继发性脑损伤，着重于脑疝的预防和早期发现，特别是颅内血肿的早期发现和处理，以取得良好的疗效。对已产生昏迷、高热等病症的护理和对症治疗，预防并发症，以避免对脑组织和机体的进一步危害。按一般创伤处理的要求，尽早在伤后6小时内进行手术。在目前广泛应用抗菌药防治感染的条件下，可延长时限至伤后48小时。手术越延迟，伤口感染的机会越增加。但实践证明，有一些病例由于种种原因，伤口未能及时处理，或初期清创不彻底，在伤口严重污染或已有感染的情况下，再次清创，配合大量抗生素治疗，也常能取得伤口一期愈合的良好结果。所以原则上对新鲜创伤，应尽早手术，而延迟性手术，可按具体伤情而定。对留置在创口内的致伤物，暂勿触动，以免引起出血。术后遗留的颅骨缺损，一般在伤口愈合后3~4个月进行颅骨修补。感染伤口的颅骨修补术至少要在伤口愈合后6个月进行。

早期彻底清创术，应一期缝合脑膜，将开放性脑损伤转为闭合性，从而减少脑脊液漏、脑膨出与颅内感染的机会，并减少脑瘢痕形成与日后发生癫痫的机会。经清创手术，脑水肿仍严重者，则不宜缝合硬脑膜，而须进行减压术，避免发生脑疝。

进行分期处理。按清创处理的时限分：早期、延期和晚期。早期处理，伤后3日内，创伤尚无明显感染，一般按彻底清创的原则进行；延期处理，伤后4~6日，创伤尚无明显感染者，仍适于彻底清创，已有明显感染者，应清理伤道并予引流，待感染局限后再行二期手术；晚期处理，7日以上，创伤多已有明显感染

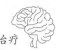

或化脓，宜于扩大骨窗，清除碎骨片，引流伤道，以后再行二期处理。

1.早期清创术　先以灭菌干纱布轻轻填压在创口上，对嵌入颅内的异物，毛发等暂勿触动，然后用灭菌生理盐水冲洗创周，并用肥皂水刷洗，继而取下纱布冲洗，用水量不少于1000mL，注意直接将冲洗液注入颅内。随后按常规消毒、铺巾，开始清创手术。清创时按照由外至内，由浅入深的原则进行。首先行头皮清创并适当延长切口，以增加暴露，并应照顾到缝合时不致增加压力；逐层清除挫碎及失去活力的组织、异物，继而于颅骨凹陷的周边用咬钳咬开或钻孔后扩大骨窗，小心摘除已松动的骨片，在直视下取出嵌入颅内的异物。若在静脉窦附近，必须做好突发出血的准备，硬脑膜破口，亦须适当扩大；脑组织清创，应在直视下进行，清除创内所有糜烂组织、凝血块、异物和失去活力的组织，但对于重要功能区应采取审慎态度。颅脑贯通的入口与出口相隔较远，可分别从入口与出口两处清创。随时用1∶1000庆大霉素溶液冲洗伤口。清理伤口直至伤口比较清洁，然后再用3%过氧化氢溶液、0.2%甲硝唑溶液及1∶1000庆大霉素溶液反复冲洗。术毕妥善止血、创内尽量不用吸收性明胶海绵，创腔置引流管。硬脑膜及头皮分层缝合或修补整复，皮下置橡皮引流24～48小时。颅骨缺损留待伤口愈合3个月后择期修补。

在战时，伤员多、手术条件差、创伤感染的机会多，多主张采用骨切除开颅，一旦感染，脓性分泌物也便于外流。做骨切除开颅时头皮切口可用S形、弧线形、梭形或马蹄形。如皮肤缺损较大时，可做一转移皮瓣覆盖于脑伤口。清创时头皮创缘仅切除2mm的一窄条，切除过多可致缝合困难，且有张力，将影响伤口愈合。创缘整齐者也可不切除。在颅骨洞形骨折旁钻孔，用咬骨钳咬除至直径3～4cm的圆形骨窗即可。硬脑膜破损缘稍加修整后切开，将脑伤道内金属异物、碎骨片、血块、失活组织、头发和帽子碎片等彻底清除。摘除的碎骨片数目，可当时与X线片之数目与形状核对确认是否已全部取出。避免残留碎骨片形成颅内感染隐患。新鲜伤道中深藏的磁性金属异物和弹片，可应用磁性异物针伸入伤道底部吸出。距术野较远的金属异物摘除将加重脑功能障碍，可暂留置不取；如金属异物抵达对侧脑皮质且造成血肿时，可同时在对侧做骨瓣或骨窗将血肿和金属异物清除。脑伤道清创后，以生理盐水反复冲洗，细致止血。修补硬脑膜要严密缝合。但如清创完毕时脑局部仍肿胀，在排除深部和其他部位血肿后应将骨窗适当扩大，硬脑膜放射状剪开而减压。下列情况不缝合硬脑膜：清创不彻底；脑挫裂伤严重，清创后，脑组织仍然肿胀或膨出；已化脓之创伤，清创后需伤道引流；止血不可靠。

2.延期清创术　挫伤后4～6日的开放性颅脑损伤，常因就诊较晚或因早期清创不彻底，创面已有感染迹象，或有脑脊液外溢。此时不宜进行过多的外科性处理，应做创面细菌培养及药敏试验。同时，清洁创面改善引流条件，并用过氧化氢溶液清洗伤口，摘除表浅异物。根据创口具体情况放置引流条或用盐水纱布，油纱布更换敷料。创口过大时可以于清洁创面之后松松全层缝合创口两端以缩小创面，但必须保证创口引流通畅。待创面分泌物减少，肉芽生长良好，局部细菌培养连续3次阴性时，即可全层减压缝合头皮创口。留置引流2～3日。伤口常能如期愈合。

3.晚期处理　颅脑开放伤已逾1周以上，感染严重，常伴颅内感染，局部脑膨出或已有脑蕈形成。此时应保持创口引流通畅，及时更换敷料，改善患者营养状况，增强抵抗力，选用敏感抗菌药物控制感染。同时，创面采用消毒剂冲洗，高渗湿敷以促肉芽生长，争取次期植皮，消灭创面。若患者伴有颅内高压明显脑膨出，则须及时行CT扫描检查，查明原因，再给予相应处理。脑穿透伤清创术后，仍需要定时密切观察生命体征、意识、瞳孔的变化，观察有无颅内继发出血、脑脊液漏等。加强抗脑水肿、抗感染、抗休克的治疗。保持呼吸道通畅，吸氧。躁动、癫痫、高热时，酌用镇静药、冬眠药和采用物理方法降温。昏迷瘫痪伤员，定时翻身，预防肺炎、压疮和泌尿系感染，注意营养。

（七）骨折的治疗

线性骨折的患者容易出现脑外血肿，血肿发生率是无线性骨折患者的200倍。对于跨越窦区或脑膜中动脉及其分支的骨折线更需重视。凹陷性骨折造成硬膜撕裂的概率较高，此类患者创伤后感染及癫痫的发生率高，对于凹陷深度超过1cm或有局部血肿的凹陷性骨折需要手术治疗。对于开放性脑外伤患者，一般在伤后48小时内进行手术治疗能明显降低感染及癫痫的发生率。

1.摘除颅骨碎片和碎骨片消毒　对于开放性伤口，首先进行清创，清创后用咬骨钳摘除松动的碎骨片，尽量保持碎骨片完整。若为凹陷性粉碎性骨折，则于颅骨凹陷的周边用咬骨钳咬开或钻孔后扩大骨窗，小心摘除已松动的碎骨片。摘除的颅骨碎片用生理盐水冲洗后，分别用3%过氧化氢溶液及0.2%甲硝唑溶液各浸泡5分钟，最后用1∶1000庆大霉素溶液浸泡30分钟，然后在较大碎骨片上钻孔多个，或锯数条纵横交错、深至板障的裂口，以增加板障与皮下组织的接触面，有利于新生毛细血管长入，增进碎骨片局部血液循环。这是植入的碎骨片成活、日后形成骨痂和完成骨性愈合的关键。将处理过的碎骨片包于湿纱布中备用，并将剩余细小碎骨片做细菌培养和药敏试验。摘除颅骨碎片时要注意使颅骨缺损边缘保留其粗糙面和不规则形态，尽量不用骨蜡止血。

2.颅骨碎片成形　悬吊硬脑膜后，用双极电凝电灼硬脑膜，使其处于紧张状态。将颅骨碎片复位，较大的骨片按骨折线复位，余细小碎骨片置于骨片间隙，内外板分离者只植入内板，碎骨片靠拢，并贴至颅骨缺损缘，碎骨片区置引流管，术后接负压吸引，使充分引流，减少积液形成的机会。若伤口污染较重，用上述方法处理颅骨碎片后，再将碎骨片放入75%乙醇（酒精）溶液中浸泡30分钟，生理盐水冲洗后，用咬骨钳将碎骨片周边失活板障咬除，使颅骨碎片周边的板障组织变为新鲜，在较大碎骨片上钻孔数个，或锯数条纵横交错、深至板障的裂口，植入骨缺损区。术后6个月至1年行X线片复查有无死骨形成。开放性颅脑损伤患者若其脑组织损伤比较局限，清除血肿及失活的脑组织后，估计术后颅内压无明显升高者，亦可行一期颅骨成形。

（八）脑脊液漏的治疗

1.临床表现　脑脊液漏的发生率在所有脑外伤患者的2%～3%，颅底骨折患者脑脊液鼻漏的发生率约为10%。约98%的脑脊液漏发生在外伤后3个月内，其中多数发生在外伤后24～48小时，迟发性脑脊液漏罕见。有10%～85%的脑脊液漏会并发脑膜炎，其中来自鼻腔的细菌是最常见的病原菌。约1/3的脑脊液漏患者会出现颅内积气。发生脑脊液漏的患者最常见的临床症状是鼻腔有清亮液体流出，若为血性液体，可以将液体滴在纱布上，若为脑脊液鼻漏，血液位于中央，周围液体颜色较淡。葡萄糖测定可以与单纯鼻腔分泌物进行区别，脑脊液中的葡萄糖含量约为血液的30%，若葡萄糖阴性，则可以排除脑脊液漏。β-转铁蛋白的测定特异性更强，正常鼻腔或耳道分泌物不含有β-转铁蛋白。双侧"熊猫眼"征提示前颅底骨折，耳后血肿（Battle征）提示颞骨骨折。脑神经麻痹也提示颅底骨折，嗅神经受损常提示前颅底骨折，但是嗅神经功能正常也不能完全排除脑脊液漏的可能。单侧前庭蜗神经或面神经受损常提示同侧的颞骨骨折。

2.诊断　通常脑脊液漏与鼻腔液体的流出位于同侧，但是约有10%的病例位于对侧。薄层CT扫描有助于发现颅底骨折，要优于MRI检查。使用显影剂进行CT扫描只能发现活动性脑脊液漏。放射性脑池造影也可用于脑脊液漏的诊断。

3.治疗

（1）非手术治疗：脑脊液鼻漏的非手术治疗方法包括半卧位卧床休息，腰椎穿刺放液或持续腰大池引流1周。多数鼻漏可在2周内自行封闭愈合，对经久不愈长期漏液达4周以上，或反复引发脑膜炎及大量溢液的患者，则应施行修补手术。脑脊液耳漏一般也需要观察1周，多数病例会自愈。

（2）手术治疗：对于手术时机临床尚存争议，一般认为延迟手术效果要好于即刻手术。

①经鼻内镜引导下脑脊液鼻漏修补术：适用于确诊为通过蝶窦或筛窦的脑脊液鼻漏。若瘘口位于筛窦，首先使用0° 4mm内镜引导下切除钩突，咬破筛房，开放前组筛窦。再在30° 内镜引导下，找到骨折部位和脑脊液漏口，撬除瘘口周围的少许骨质，暴露硬脑膜外两层，将与硬脑膜破裂缘粘连的筛窦板骨膜分离开后，取自体股外侧缝匠肌的肌肉和肌膜作为填塞修补材料，填入硬脑膜与额窦板之间及瘘口外，其外覆盖肌膜，以生物蛋白胶黏合，再以吸收性明胶海绵和碘仿纱条加压填塞。若瘘口位于蝶窦，入路与经鼻蝶入路垂体瘤切除术相同，进入蝶窦后注意观察蝶窦内的瘘口。切除蝶窦内黏膜，避免术后继续分泌黏液。用医用胶封闭鞍底的瘘口。再用脂肪肌肉浆填塞蝶窦，并用取自鼻中隔的骨片支撑，防止其移位或滑脱。或在进入蝶窦后凿开鞍底，寻找硬脑膜上的瘘口，用医用胶和脂肪封闭瘘口。术中明确瘘口，修补确切，提高颅内压观察无脑脊液漏后即可结束手术。用骨片支撑在蝶鞍内，蝶窦内也用脂肪或肌肉浆填塞，再用骨片支撑。鼻腔内填塞与经鼻蝶入路垂体瘤切除术相同。脑脊液在瘘口处均呈清亮的滴状，有搏动。有时候颅底黏膜出血，使流出液呈多元化，难以肯定哪一点是瘘口，哪一点是出血，则需要记住一个原则，即清亮的脑脊液反射内镜的白光，而血液因含有色素而吸收光线，使术野变暗，因此瘘口总在最亮的地方。术后患者取仰卧位，头抬高30° ，避免打喷嚏和增加腹压，酌情使用缓泻药，保持鼻腔清洁，必要时适当使用降颅压药物，或采用持续腰椎穿刺置管引流数天，保持稳定的低颅压状态。选用敏感、易透过血-脑屏障的抗生素。

②经额入路脑脊液鼻漏修补术：仰卧位，头部抬高15° 。采用前额部发际内

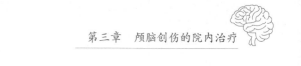

冠状切口。低位双侧额骨瓣，骨瓣前缘应尽量接近颅底。此切口有利于充分显露术野和必要时的双侧颅前窝底探查。如额窦开放，将额窦黏膜刮除，用浸过庆大霉素溶液的吸收性明胶海绵填入额窦内，再用骨蜡把额窦开口封住。然后，在硬脑膜外将额叶底面前端抬起，常见局部硬脑膜嵌入额窦后壁的骨折缝内。齐裂口把硬脑膜切断。通过硬脑膜破孔，检查额叶表面有无出血，妥善止血后缝合破孔。剔除额窦后壁裂孔处的游离硬脑膜，骨折孔用骨蜡封闭。取2小片颞肌筋膜，用生物胶分别粘贴在硬脑膜裂孔和骨折孔上。对额窦的线型骨折不需特殊处理。如额窦呈粉碎骨折，应从硬脑膜外将骨片摘除并切除额窦后壁，将额窦黏膜沿额鼻管向下推入鼻腔，使黏膜裸面靠拢，或将窦内黏膜全部刮除，用一细橡皮管经额鼻管送到鼻腔进行引流。

③硬脑膜外入路修补筛窦瘘口：在硬脑膜外把额叶底部翻起，沿颅前窝底面向后下分离，将鸡冠咬除。硬脑膜自筛板骨折孔处突出。在此处将硬脑膜断离下来，切开硬脑膜，将其破口周边修剪整齐，取1片额肌筋膜，用丝线间断或连续缝合在破口处。缝合必须严密至不漏脑脊液。外面再用浸以医用胶的吸收性明胶海绵覆盖，使其完全覆盖缝合缘。如硬脑膜破损较大，不能缝合，先通过裂孔止住脑表面的出血，然后覆盖1片吸收性明胶海绵。取颞肌筋膜1片，用生物胶粘贴在硬脑膜裂孔上。瘘口处骨折线或缺损用骨蜡或医用胶封闭。将硬脑膜瓣翻转掩盖瘘口，并缝合固定。亦可取小块肌肉制成肌肉浆或颞肌筋膜，用生物胶固定在筛板上。上面再用浸以医用胶的吸收性明胶海绵覆盖。

④硬脑膜内入路修补筛窦瘘口：双侧额部近骨窗前缘各做硬脑膜切口。将双侧额叶内侧面牵开、结扎上矢状窦。于两道结扎线之间将上矢状窦和下方的大脑镰切断。抬起额叶底面暴露瘘口处。在硬脑膜缺损和筛板骨折部位常见脑组织疝出，切除疝出的脑组织。脑表面充分止血，覆盖吸收性明胶海绵。筛板骨折缝用骨蜡封闭，硬脑膜与颅底骨面之间衬垫一小块肌肉，并用生物胶固定。取一片颞肌筋膜，用生物胶粘贴在硬脑膜裂孔处。缝合双侧额部硬脑膜切口。

⑤广泛性颅前窝骨折脑脊液漏修补术：对广泛性颅底和硬脑膜缺损累及双侧额窦和筛窦的脑脊液漏无法用一般方法修补时，可采用转移颞肌筋膜片法进行修补。取双额部发际内冠状切口。将皮瓣向前翻转，骨膜尽可能留得厚些，为此可在帽状筋膜下多注射生理盐水溶液，便于分离。按覆盖缺损区的需要，设计骨膜瓣的大小。将之从中线两侧切开，从颅骨上分离，至两侧颞部时使之与颞筋膜相

连。游离颞肌和筋膜，游离的范围下至颧骨，前至眼眶侧壁，后方则沿颞肌肌纤维分离，直至完全游离并可向前移动为止。行双侧额骨骨瓣开颅，于前方低位结扎切断上矢状窦，将硬脑膜瓣翻向后方，将双侧额叶向后上牵开显露颅前窝底。进行清创，摘除碎骨片，游离和修整缺损的硬脑膜缘，按一般原则对损伤的鼻窦黏膜加以处理。将骨膜–颞肌–颞筋膜联合瓣松弛地平铺在缺损处，将之与硬脑膜缘用丝线间断严密缝合。修补完毕后进行冲水试验，用生理盐水反复冲洗，观察是否有液体从鼻腔流出。如有漏出，找到瘘口后再加以严密缝合。检查证实瘘口修补确切后依次关颅。

⑥脑脊液耳漏修补术：手术切口和骨瓣范围应足够大，以利术中充分探查瘘口。瘘口如在颅中窝，则采用颞部骨瓣开颅。如瘘口在颅后窝，则采用与小脑脑桥角手术入路相似的单侧枕下切口骨窗开颅。如颅中窝与颅后窝同时存在瘘口时，可做颞枕部骨瓣开颅。术前必须查明耳漏的具体部位，由颅中窝骨折累及鼓室盖，使脑脊液直接进入中耳腔经破裂鼓膜流至外耳道，属迷路外耳漏；因颅后窝骨折累及迷路，使蛛网膜下腔与中耳腔交通者，属迷路内耳漏。两者手术入路不同。手术时先经硬膜外循岩骨前面探查鼓室盖区有无瘘口。若未发现瘘口即应改经硬脑膜下探查，切勿过多向颅中窝内侧分离，以免损伤岩大神经、三叉神经、脑膜中动脉及海绵窦。如发现有颞骨骨折时，裂隙小者可用骨蜡或小骨片填塞封闭，裂隙大者则用颞肌块充填，然后再取颞肌筋膜覆盖在岩骨断裂面之上，脑膜破裂者再用丝线缝合修补。若属岩骨后面骨折，注意勿损伤岩上窦及乙状窦。瘘口位置多在内听道稍外侧，局部常有小块脑组织及蛛网膜突入，较易识别。此处瘘口较难缝补，一般均以肌肉或筋膜片蘸医用胶粘堵，其上再加带蒂肌肉覆盖固定。此外，还可采取带蒂的大块颞肌瓣和腹部脂肪填塞。如是脑脊液耳鼻漏者，还应采用骨片和骨蜡将咽鼓管鼓口封闭。术毕严密缝合头皮各层，不放引流。术后应降低颅内压，并强力抗菌治疗。另外，对迷路内耳漏亦可经枕下入路进行岩骨后面瘘口的修补。

（九）颅内血肿清除术手术指征

1.意识障碍程度逐渐加深。

2.颅内压的监测压力在2.7kPa以上，并进行性升高表现。

3.有局灶脑损害的体征。

4.尚无明显的意识障碍或颅内压增高症状，但CT检查血肿较大（幕上者＞40mL，幕下者＞10mL），或血肿虽不大但中线结构移位明显（移位＞1cm），脑室或脑池受压明显者。

5.在非手术治疗过程中病情恶化者。对于颞叶血肿因易导致小脑幕切迹疝，手术指征应放宽；硬脑膜外血肿因不易吸收，也应放宽手术指征。

（十）重度脑挫裂伤合并脑水肿

1.手术指征

（1）意识障碍进行性加重或已有一侧瞳孔散大的脑疝表现。

（2）CT检查发现中线结构明显移位，脑室明显受压。

（3）在脱水、激素等治疗过程中病情恶化者。

2.手术方法 对于难治性颅内高压可以采用颅骨部分切除减压术和脑叶切除术，两种术式亦可联合使用。目前，外侧减压术相对简单并且能够在所有神经外科中心开展，因此在大多数医院应用广泛。从力学角度分析，去除部分颅骨从而创造空间以适应肿胀的脑组织、调节颅内压、减少脑室受压，以及恢复脑组织移位。减压术的另一理论是通过降低颅内压以恢复脑血流量，从而使健康脑组织维持更好的血液灌流和氧合作用，进而减少梗死面积，防止二次机械和缺血性损伤。对于双侧大范围颅脑损伤伴有难治性颅内高压的患者，单侧额–颞–顶去骨瓣减压常作为首选，也是多数神经外科医生的"推荐术式"。手术去除直径至少12cm（包括额侧、顶侧、颞侧及枕骨鳞部的一部分）的骨瓣去除多余的颞骨以便探查颅中窝的底部。接着打开硬脑膜，植入成分为同种异体骨膜的硬脑膜补片或颞筋膜。将人工脑膜补片放置于颅骨切除的边缘以防止硬膜外出血。之后保护颞侧肌肉和皮瓣，切除梗死的脑组织。操作过程中，可以轻松置入监测颅内压的传感器。该术式的关键点在于充分的颞侧减压，通过术中进入颅中窝以保证颞前侧骨性结构的充分减压。部分颅骨切除术手术范围的下界决定了中脑池的减压程度。对于幸存的患者，至少在6周后行颅骨成形术（通常6～12周），术中使用保存的自体骨瓣或人工骨瓣。常见的并发症是单侧颅骨切除减压范围不足，可引起减压处的脑组织疝出。允许漂移至颅骨外的脑组织体积与去除骨瓣的直径密切相关。

双侧损伤或弥散性脑水肿可导致弥散性轴索损伤，须通过多种方法进行双侧减压。该术式的特点是保持足够颞侧张力的同时进行双额减压术。术中应注意颞侧减压的程度以及是否通过长条的骨瓣保护矢状窦。有的术者通过切除前矢状窦和小脑镰以避免对肿胀脑组织的损伤，从而给水肿的脑组织创造足够的膨胀空间。然而，一些学者认为切除矢状窦仅仅单纯打开了导水管从而改善引流，反而增加了静脉压力，进而加重脑组织水肿。双颞侧部分颅骨切除术减压效果不甚明显，因此应用并不广泛。对于部分颅骨切除减压术的制约因素在于硬脑膜静脉窦（如矢状窦、横窦、乙状窦）。由于担心损伤上述组织，术者减压范围较小，使肿胀的脑组织仍受到骨性压迫，导致脑组织进一步损伤。因此，尽可能大范围地切除减压非常重要。

无论选择哪种术式，最关键的是使硬脑膜扩张。大多数神经外科医生认同通过部分颅骨切除术使硬脑膜扩张从而将降低的颅内压量化。对于创伤性脑损伤和卒中的患者，通过脑室置管测定其颅内压并经改良双侧额叶入路完成减压，通过部分颅骨切除术使硬脑膜扩张使颅内压额外降低了35%，降至原有水平的50%。通过硬脑膜替代物或其他手段完成硬脑膜扩张或硬脑膜成形术，是部分颅骨切除减压术的关键。

（十一）特殊伤情的处理

脑室伤清创术中，强调将脑室中之血块与异物彻底清除，脑室壁出血，一般用棉片压迫片刻可止，脉络丛出血用电凝止血。术毕用含抗生素的生理盐水冲净伤口，对预防感染有一定作用，同时可做脑室引流。颅面伤、颅底旁伤、颅后窝伤可按上述非火器性开放性颅脑损伤手术原则处理。

（十二）脑外伤并发症

1.外伤性颅内血肿　以脑内血肿为最多，近入口的硬脑膜外血肿或硬脑膜下血肿较少，脑伤道远端金属异物抵达对侧脑皮质造成的血肿更少。扩大射入口骨窗，大部分在射入口的硬脑膜外、硬脑膜下和伤道近端的血肿均可清除，如怀疑深部或伤道远端血肿亦应进行探查。

2.脑脊液漏　多见于经额窦或筛窦的开放伤，常形成脑脊液鼻漏。修补方法同经额窦、筛窦伤。

3.外伤性脑膨出　一般可分早期脑膨出和晚期脑膨出。

（1）早期脑膨出（1周内）：多系广泛脑挫裂伤，急性脑水肿，颅内血肿或早期并发颅内感染等因素引起。经对症治疗，解除颅内压增高后，膨出的脑组织可回复颅腔内，脑功能不致明显损害，可称为良性脑膨出。

（2）晚期脑膨出（1周以上）：多因初期清创不彻底，颅内骨片异物存留，引起脑部感染、脑脓肿、亚急性或慢性血肿等，使颅内压增高所致。膨出的脑组织如发生嵌顿、感染、坏死，亦可影响邻近的未膨出的脑组织发生血液循环障碍，形成恶性脑膨出或顽固性脑膨出。处理时应将脑膨出部以棉圈围好，妥加保护并用脱水及抗生素治疗，因血肿或脓肿所致应予清除。

4.外伤性颅内积气或气颅　多见于经额窦或筛窦的穿入伤，气体经气窦和硬脑膜的破口进入颅腔内，积聚于硬脑膜下腔、蛛网膜下腔、脑内或脑室内，常与脑脊液漏伴发。进入颅腔内的气体多能自行吸收，应在清创时严密修补颅底硬脑膜破裂处以防积气复发。

5.脑伤道感染　多见于脑清创过晚，或清创不彻底，脑内仍有碎骨片及其他异物遗留的病例。伤口经常有脓性分泌物外流。应以抗生素控制感染，待炎症局限后，沿伤道将碎骨片等异物摘除。

6.脑膜炎　多发生于未愈合的脑脊液漏，脑伤道感染和脑脓肿破溃等。应给大量抗生素来控制感染，必要时经鞘内注入抗生素，待脑膜炎治愈后，再根治病因。证实为脑脓肿破溃引起者应立即作脓肿切除术。

7.颅骨骨髓炎　常由颅骨开放骨折，清创不及时或不彻底所致。早期局部红肿热痛并有脓性分泌物。晚期形成慢性窦道，硬膜外炎性肉芽组织或脓肿。X线片检查，可见颅骨有虫蚀样的骨质破坏或死骨形成。急性期应用抗生素使感染得到控制和局限。晚期应切除窦道，摘除死骨，清除硬膜外肉芽组织和脓液。

8.外伤性脑脓肿　脑脓肿是脑穿透伤常见并发症和后期死亡原因之一。主要由于脑内存留碎骨片等异物所引起，有时较大的金属异物在伤后数月或数年亦可引起脑脓肿。清创不彻底者，脓肿的发生率为10%～15%，所以早期彻底清创是预防脓肿发生的关键措施。伤员在恢复过程中出现颅内压增高和脑局灶症状时应考虑为脑脓肿，当头颅摄片发现脑内有碎骨片及金属异物时，更为可能，CT扫描或脑血管造影可以确定诊断。治疗应将脓肿连同异物一并摘除。

9.外伤性脑肉芽肿　由于伤道慢性感染或脑脓肿长期引流不畅，使周围脑组织产生炎性反应，逐渐形成炎性肉芽肿。临床表现与颅内肿瘤相似，出现颅内压增高和脑的局灶症状，脑血管造影显示占位病变的征象。应予以手术切除。

10.外伤性癫痫　任何时期均可发生，但以伤后3～6个月发病率最高。多种原因均可引起癫痫发作（表3-8），伤后早期发生的癫痫多由于局部脑水肿或脑缺氧所引起，应用抗癫痫药物，脱水治疗改善脑缺氧，多能使癫痫自愈。伤后数月或数年发生的晚期癫痫，大多由于脑膜脑瘢痕使周围形成了癫痫灶所致，癫痫呈持久性反复发作。应长期服用抗癫痫药物，可使发作逐渐减轻。对于少数患者经长期服药无效，发作频繁，可考虑手术切除癫痫灶。

表3-8　创伤后癫痫的危险因素

导致创伤后癫痫发生率增高的脑损伤
锐器开放性脑损伤
压缩性颅骨骨折
挫伤性脑损伤
硬膜外或硬膜下出血
伤后1天内有癫痫活动
GCS评分<10
颅内出血

11.外伤性颈内动脉海绵窦瘘　颅底骨折或异物直接损伤颈内动脉海绵窦段及其分支，动脉血由破口直接注入海绵窦内所致。典型症状如下：

（1）搏动性突眼。

（2）颅内杂音，压迫颈动脉杂音减弱或消失。

（3）眼球运动障碍。

（4）球结膜水肿、充血。

治疗：目前采用可脱离性球囊导管栓塞瘘口，保持颈内动脉通畅的治疗为最佳方法。也可采用肌片"放风筝"法，弹簧栓塞法等以达到栓塞瘘口，保持颈内动脉通畅的目的。

12.颅骨缺损　开放性颅脑伤清创术去骨瓣减压术后，可遗留颅骨缺损。直径3cm以上，临床有头晕、头痛，有时还引起恶心、呕吐与癫痫。且患者有怕碰伤等不安全感。位于额部影响面容等均须修补。一般在伤口愈合后3～4个月进行修补为宜，但也有在早期伤口感染迹象清创行一期修复，感染伤口修补颅骨至少

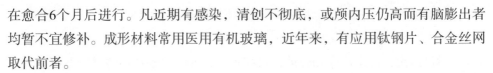

在愈合6个月后进行。凡近期有感染，清创不彻底，或颅内压仍高而有脑膨出者均暂不宜修补。成形材料常用医用有机玻璃，近年来，有应用钛钢片、合金丝网取代前者。

13.颅脑伤后综合征　颅脑伤后，不少患者可留有某些神经方面或精神方面障碍的表现，统称为颅脑损伤综合征，又称之为脑外伤后遗症、脑震荡后遗症、脑外伤神经症，病名不一，说明对此症尚缺乏统一认识和诊断标准。

其发病机制：可能系在脑的轻度器质性损伤和病理改变（脑点片状出血、脑水肿、脑小软化灶和轻度脑萎缩）的基础上，附加患者思想和精神因素所致。患者主诉经常有头晕，头痛，恶心，厌食，疲劳，易激动，耳鸣，多汗，心悸，记忆力减退，精神萎靡，失眠，性功能减退，月经失调等。症状时轻时重，与精神情绪状态有一定关系，患者主诉常多于神经系统阳性体征。有时虽查出一些轻微征象，也难以定位。其中一些伤员可能脑电图轻度或中度异常，CT脑扫描可有轻度脑萎缩等。

处理：预防和治疗同等重要。伤后急性期伤员安静卧床休息，勿过多思考问题，暂停阅读长篇读物等。急性期过后，可让伤员早期活动。对存在的临床症状给予适当的镇静药和镇痛药，关心体贴伤员痛苦，以解除伤员思想上对所谓"后遗症"为不能治愈的紧张和忧虑，适当地进行一些体疗，气功，太极拳等，配合中医活血化瘀药物的治疗，症状有了进步就鼓励伤员逐渐转入正常的生活、学习和工作。

（十三）高压氧治疗

高压氧治疗，系指在高压氧舱内，给予1个大气压以上的纯氧，通过人体血液循环以携带更多的氧到病损组织和器官，用以促进病损组织的修复和功能恢复。是安全有效的治疗方法且开始治疗越早越好，并能使急性颅脑损伤特别是重型伤的病死率显著降低并大大提高了生存质量。

1.适应证

（1）轻、中型颅脑损伤有轻度神经系统功能障碍及自觉症状者。

（2）脑干损伤或意外受伤致死（DAI）患者。

（3）弥漫性脑水肿，高颅压患者。

（4）脑挫裂伤及颅内小血肿，病情稳定无急剧恶化进展趋势者。

（5）颅内血肿手术清除术及减压术后恢复期的患者。

2.治疗方法　伤后24～48小时也有主张3～7日开始治疗。舱内压力保持2.0大气压，每日1次，每次治疗90分钟，每疗程10～20日，根据病情需要亦可适当增加疗程。

第四节　特殊人群的颅脑损伤

一、儿童的颅脑损伤

（一）概论

1.临床病理、生理　儿童颅脑伤有如下特点。

（1）儿童头皮薄，颅骨质软而薄且富有弹性，骨缝和囟门未闭，对外伤缓冲力较大，骨折发生率较低。但骨膜与颅骨容易分离，故易出现骨膜下血肿，时间久的骨膜下血肿可发生钙化，引起头部局部隆起。此外，小儿颅缝未闭合，当颅内压增高时，借颅缝分离亦可产生较大的缓冲作用。如有颅内血肿，出血量较多时才产生症状。

（2）小儿颅骨的血管沟较浅，骨折时不易损伤硬脑膜血管。因此，硬膜外血肿在小儿较少见。

（3）小儿的血管弹性较大，损伤时不易破裂。这也是其颅内血肿发生率低的一个原因。

（4）由于小儿鼻窦在6岁以上才发育，故颅底骨折不易连通鼻腔，因而发生脑脊液漏及脑膜炎的机会也较少。

（5）2岁以前脑组织的髓鞘发育尚未完成，脑组织呈胶冻样，质地脆弱，故易发生挫伤和裂伤，易引起脑水肿。

（6）小儿全身血容量少，而头部血容量在全身中所占的比例大，尽管颅内血肿量与成人相似，但血量丢失的比例较成人大，故颅脑外伤儿童易产生贫血和失血性休克。

（7）小儿的神经系统功能稳定性不如成人，对外界的侵扰可有较强的反应，故易产生生命体征方面的变化和精神激惹方面的症状，因此伤后发生的病理反应比成人重而迅速。

（8）小儿颅脑损伤后神经功能恢复的效果往往比成人好。

2.危险因素　儿童颅脑外伤的致伤原因与年龄有关，跌伤或摔伤是儿童发生脑外伤的主要原因；而对于青少年或者年轻人来说，更多的是车祸伤或因打架造成的损伤。15岁以上的青少年尚属于后者，因为到了这个年龄，就会有更多机会接触机动车及打架斗殴等。男童脑外伤的发生概率是女童的2倍。导致儿童颅脑外伤的其他高危因素包括贫困，住在拥挤的居民区，父母工作不稳定等。

（二）脑损伤

1.脑震荡　儿童原发昏迷或意识障碍轻，清醒后可有哭闹、不安、脸色苍白、出冷汗呕吐，入睡不易且易唤醒，持续数小时，常过夜后清醒，且完全清醒后无任何后遗症，少数患儿呕吐2~3天并伴有精神萎靡。

2.脑挫裂伤　儿童对冲性颅脑外伤发生率低，故脑挫伤也相对少见。3岁以下儿童，对冲伤只占颅脑损伤机制的10%，3岁以上小儿由于运动增多，对冲伤占到25%。大龄儿童占70%，成人对冲伤占颅脑损伤机制的80%以上。5~6个月以前小儿外伤时易造成脑损害，多为白质的撕裂，之后，2岁以后的小儿神经髓鞘化逐步发育，脑的坚实度也逐渐增加，若脑损伤即可见到与成人相仿的尖端朝向脑室的楔形挫伤。小的在裂伤可遗留皮质下局部脑软化或萎缩。大的挫裂伤可形成脑的穿通畸形。脑挫裂伤除有脑震荡的症状外，常伴有颈硬、发热、抽搐、肢体偏瘫等局灶性神经症状，亦可出现病理反射。严重的脑挫裂伤的脑水肿较成人重，但消失亦较快。颞叶挫裂伤后更易发生威胁生命的脑疝。CT可明确诊断。

3.颅内血肿　儿童颅内血肿一般有下列特点。

（1）儿童颅内血肿的发生率较成人低，且血肿类型与年龄有一定关系，婴幼儿颅内血肿绝大多数位于硬脑膜下腔，随着年龄增长，其他类型血肿逐渐增多。

（2）儿童脑组织的代偿能力强，但脑功能稳定性差，脑受压时多缺乏典型体征，较年幼的小儿脑受压所致脉搏、呼吸、血压改变与成人不同，多为心率快或不规律，呼吸浅而速，而心率徐缓者较少。若一旦出现呼吸深而慢或血压升高，则表明病情可能急骤恶化。

（3）儿童颅骨较薄，CT条件不具备时婴幼儿可利用前囟张力高低或透光试验及前囟穿刺进行诊断和治疗。

（4）儿童颅内血肿。

①硬脑膜外血肿：婴幼儿硬脑膜外血肿的发生率较成人低，其原因为：a.颅骨质软，骨折处边缘不锋利；b.脑膜中动脉沟浅或尚未形成，骨折时不易撕破血管；c.骨缝处硬脑膜与颅骨粘连紧密，不易分离。大部分儿童硬脑膜外血肿发生在颞部，约有4%发生在颅后窝，出血来源多为静脉和静脉窦。其次为脑膜中动脉出血，其病程与成人相似，但临床表现与成人不同。a.病程发展较缓慢，出现症状较晚，可能由于出血来源于静脉系统者较多，硬脑膜与颅骨粘连较紧有关，而使得血肿发展速度受限；b.儿童无原发性昏迷或原发性昏迷时程较短者占大多数，而继发性意识障碍常在脑受压较重时出现。一旦出现继发性昏迷，伤情多急剧恶化，很快即可发展到呼吸停止的濒危状态；c.伤后头痛及呕吐者较多且严重；d.瞳孔变化出现较晚；e.眼底水肿较多见，主要是由于小儿硬脑膜外血肿的病程进展较缓慢；f.癫痫的发生率较高；g.硬脑膜外血肿不一定合并骨折，颞部血肿只有50%患儿有骨折。有时骨折在X线上不易发现，但术中才可见。儿童硬脑膜外血肿CT可明确诊断，且应积极行手术清除。

②硬脑膜下血肿：在颅内血肿中儿童硬脑膜下血肿所占比例较成人高，出血来源多系桥静脉和静脉窦撕裂或动脉破裂，血肿的范围比较广泛，症状多出现于伤后12小时之内，表现为哭声变弱，反应迟钝、抽搐、呕吐。前囟张力高，有时偏瘫，严重者可引起脑疝。脑表面的血液及其裂解产物对幼儿脑的损害比对成人脑损害重。治疗婴幼儿可行前囟外侧角穿刺，穿刺点距状线至少2cm，以避开静脉窦和皮质静脉，可反复穿刺直至治愈。每次穿刺点移动少许，以避免前次穿刺处皮质粘连造成脑损伤，前囟已闭的儿童或血肿患儿需开颅清除血肿。儿童硬脑膜下血肿CT可明确诊断。

③慢性硬脑膜下血肿和水瘤：伤后数周以后才出现症状，多见于婴儿，高峰年龄为3~6个月，可与产伤有关。患儿多表现发育迟缓、瘦弱、呕吐、抽搐、头围增大、前囟饱满、骨缝分离、头皮静脉怒张、双眼呈"落日征"。临床上应

与脑积水、蛛网膜囊肿、脑发育不良性脑积水及Dandy-Walker综合征等相鉴别，CT及MR扫描可予确诊。CT扫描早期表现为高密度硬膜下占位，伤后10天左右变为等密度，2周以后即可变为低密度。必要时可行MR明确诊断。前囟未闭者可直接穿刺出陈旧的血性液体。血肿变为慢性后，经去纤维蛋白，形成内、外包膜，中心液化，除非有反复出血，否则可逐渐变清，形成水瘤；有的可自行吸收而消失。治疗慢性硬脑膜下血肿，主要以反复穿刺抽液为首选。穿刺途径可经未闭的前囟或分离的冠状缝。一般在3岁之后经冠状缝穿刺即较困难。穿刺处距矢状线2~4cm，即在瞳孔线（正视时通过瞳孔与矢状线相平行的线）与冠状缝交界处，如穿刺无效可钻孔穿刺或引流。每1~2天穿刺1次，每次都要检查液体的蛋白含量和血细胞比容，直至穿刺液少于10mL，或抽出液变清亮为止。如果液体虽清而量不减少，可行硬脑膜下持续引流，或积液腔-腹腔分流。如反复穿刺液体中持续抽出全血，则可能为包膜新鲜出血，可开颅切除包膜去除出血来源。

④脑内血肿：由于小儿对冲性脑外伤少，故脑内血肿的发生率也低。多为直接外力所致，常合并较重的脑水肿。如无明确的外伤史，应想到有无先天性血管病变出血的可能。

（三）儿童生长性颅骨骨折

生长性颅骨骨折亦称外伤性软膜囊肿，系儿童颅脑损伤所特有。是指少部分幼儿和儿童的颅骨骨折逐步扩大，形成颅骨上的包块。1953年，Pia将此病理过程命名为"生长性颅骨骨折"。

1.病因和发病机制　几乎所有的生长性骨折都发生在婴儿和儿童期，发病年龄平均为10个月。目前，对生长性颅骨骨折发生机制的解释为：外伤导致颅骨骨折和其下的硬脑膜撕裂，此时蛛网膜下腔出血阻碍了局部的脑脊液循环。蛛网膜从撕裂的硬膜口突出到骨折部位。这部分突出的蛛网膜随着正常的脑搏动逐步压迫、侵蚀骨缘，以及其下的大脑皮质。粘连的蛛网膜其单向阀门作用使脑脊液从囊肿中只进不出。Goldstein等用犬建立的动物模型也支持这种假说。另有临床研究发现：纤维瘢痕、胶质化的脑组织和脑穿通的囊肿突入骨折中，是脑组织疝入导致骨折部位扩大。

2.临床表现　典型的病例表现为明显的头部外伤和颅骨骨折，通常有帽状腱膜下脑脊液聚集，数月或数年内在原来骨折部位出现包块并变得明显，体格检查可见包块柔软，有搏动，透光。多数生长性骨折位于顶部。一般患儿原发损伤很轻，甚至开始时没有进行放射学检查。临床表现伴有或不伴脑损伤；前者可出现癫痫及其他运动、感觉等定位症状体征。生长性骨折的自然病程多数为良性。一部分经过一段时间扩张后会稳定下来；一部分缺损不断扩大同时发生神经功能缺陷。后者需要外科治疗。

3.诊断　X线片可见在骨折线上的骨缺损，边缘不规则，呈扇贝形。边缘的透亮区和高密度区交替存在，内板侵蚀多于外板，形成碟状外观。CT和MRI可显示蛛网膜囊肿和不同程度的脑挫伤。数字减影血管造影（DSA）可显示血管移位和拉直，类似硬膜下水瘤的表现。有时可看到同侧脑室扩大或脑穿通畸形。

4.治疗　对生长性颅骨骨折的治疗应该持积极态度，因其骨缺损可能不断扩大甚至出现神经功能缺陷，而手术对患儿的打击及风险均较小。手术最重要的目的是修补硬脑膜和颅骨缺损，使之均呈完整状态。骨折边缘粘连的脑组织或胶质瘢痕应予以去除，但应避免损伤脑组织或导致癫痫；亦可以做骨缺损为中心的大皮瓣及骨瓣，硬脑膜用阔筋膜或其他生物替代品修补，颅骨以钛合金材料修补，儿童患者应避免用丙酸树脂颅骨成形片。若术前有癫痫症状则术后须进行规律的药物抗癫痫治疗。总之，儿童不是缩小的成人。其独特的情感世界、发育需求和社会氛围，需要经验丰富的团队制订个性化的治疗方案，对其进行全面干预。

二、老年人的颅脑损伤

（一）疾病基本概论

老年人是指65岁及以上者。这一分界年龄是人为设定的，随着生活质量和医疗水平的提高延长了人均寿命，也提高了创伤和疾病后患者的存活率，从而导致了老年人口显著增加。

1.流行病学　老年人因脑外伤的住院率仅次于青少年及青年人，年住院率达 1.21‰，各年龄段中，仅有老年人脑外伤发生率男性与女性无明显差异。与年轻人不同，老年人发生脑外伤的大多数原因是在家庭内发生跌倒而致伤。85岁以上的高龄老人因摔倒发生创伤性脑损伤的概率是 66 岁以下者的 16.4 倍，75–84 岁者是 66 岁以下者的 7.6 倍，65–74 岁者的 3.1 倍。此外，脑外伤住院治疗终结出院以后能直接回归家庭的比例在个年龄组也存在差异，其中 85 岁以上高龄老年人仅有30%，75-84岁者有41%，65-74岁者有54%，65岁以下有86%。

2.临床病理、生理 老年人跌倒常引起局灶性脑损伤，最常见的是硬膜下血肿，和（或）额、颞叶的局部皮质挫伤。因预防心血管血栓风险而进行抗凝治疗或因其他病而出现凝血障碍的患者跌倒后更容易发生颅内出血。老年人跌倒以后很快出现意识丧失说明可能存在不同程度的外伤性轴索损伤，同时也说明预后不良。

（二）临床特点

1.通过尸颅颅缝的光镜和扫描电镜观察颅缝微观结构的力学特性，发现胶原纤维是构成颅缝的主要承力结构。它们按一定的方向分布，部分使骨间结合更牢固，部分对抗骨间过度靠拢。颅缝能维持自身宽度，可防止骨间融合及缓冲外力作用。头部受暴力时，颅缝这种薄壳结构因缝连结可吸收一定能量，使压力波传播衰竭并减轻脑损伤。而老年人骨缝骨化，使得颅骨对脑保护的能力减弱。老年人的颅骨有硬化的改变，故骨折的发生率较低，但由于脑组织已呈退化改变，弹力差，故脑损伤多较严重。

2.老年人的脑实质较正常成人减少20%，故蛛网膜下隙扩大，脑脊液含量增加。虽然直接作用于头颅部的暴力较少，瞬间颅内压增高的梯度较低，脑干受到的直接冲击力较少，但由于减速性损伤多见，大块脑组织在相对增宽的蛛网膜下隙中移动和旋转运动时，剪应力和脑干扭曲等引起的损伤程度较严重，因此，老年人颅脑外伤多有较长时间的昏迷和意识障碍。

3.脑血管随年龄变化而变化。老年人的脑组织对外伤的反应降低，即呈反应减弱，伤后的生命体征变化较青壮年和儿童明显，病情也较严重且代偿功能差，而以血液循环为主。常见到老年患者大脑凸面广泛的多发性挫伤，出血明显，而引发颅内多发性的大量血肿，并且这些血肿绝大多数位于着力点对侧和双侧的硬膜下和脑内，而硬膜外血肿则较少。有报道硬膜外血肿仅占老年人颅内各型血肿的35.2%，这是由于老年人硬脑膜与颅骨内板附着较紧密、难以剥离的原因。

4.老年人内环境稳定性差，外伤前常有多器官功能不全、机体反应降低。因此，外伤后常引起内脏疾病的加重，加上机体对脑实质机械性损伤的耐受性降低，因而即使轻度脑损伤也可产生较严重后果。

5.原发脑损伤较重者，伤后即刻出现严重的意识障碍；而原发性脑损伤较轻者，由于增宽的蛛网膜下腔代偿，临床症状出现有时较晚，早期意识障碍可以不明显，头痛、恶心、呕吐等急性颅内高压症状亦较少；血压升高、心率和呼吸缓慢等脑疝早期症状也常不典型，易掩盖伤情，延缓诊治，一旦病情突然恶化常措手不及。故对老年人颅脑外伤，不论伤后昏迷时间长短，即使临床无明显神经系统症状和体征，亦应高度重视，严密观察，必要时随时CT复查。老年人中型颅脑损伤表现较复杂，昏迷时间长，体征不明显，因此应强调做全面检查，从而减少漏诊。

6.老年人各器官均发生退行性改变，代偿能力差和全身抵抗力明显下降，容易出现心、肺、肾衰竭和Cushing溃疡，这些相继发生的多器官功能衰竭是导致死亡的重要因素。总之，以上因素增加了老年人重型颅脑外伤的并发症、后遗症和死亡的发生率。

（三）基本相关检查

影像学检查：CT可对颅脑损伤提出较明确的诊断，鉴于老年性颅脑损伤的特点，外伤后可发生迟发性病变，如迟发性颅内血肿等，故除在当日进行CT扫描外，在伤后3天，1~3周和3个月须再行CT或MR检查。

（四）手术

1.手术方式　对于老年人的颅脑损伤，仅当凹陷骨折、颅内血肿和脑挫裂伤中线移位严重时，才考虑手术治疗。手术时，要尽量缩短手术时间，尽可能地限制手术范围。

2.其他治疗　老年性颅脑损伤应加强内科治疗，其中包括预防和治疗心脑血管疾病，保持血压处于正常水平，防止继发性脑缺血、缺氧，预防应激性溃疡、消化道出血、肾衰竭和呼吸衰竭。尤其要注意的是，患有慢性高血压的老年人发生颅脑损伤时，因其已适应于在较高的压力水平上进行脑血管自动调节，患者对脑灌注压突然下降而失去自动调节的风险性增加，所以在急诊处理上倾向于非手术治疗，要考虑到药物对脑血流、血管自动调节及颅内压的影响，需要仔细筛选、合理运用药物，避免抗高血压药物的突然干扰进一步加重脑损伤。选择抗高血压药物要依据药物特性、脑血流量、脑灌注压和颅内压来决定。另外，老年人反应迟钝、应变能力差，颅脑损伤时易发生合并伤，其症状和体征常为颅脑损伤

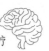

所掩盖，易漏诊，特别是腹腔脏器破裂出血，多发性肋骨骨折、血气胸等，如未能及时处理可危及生命，应引起重视。

相比较中青年重型颅脑损伤患者，多器官功能衰竭（MOF）是老年人重型颅脑损伤后期的主要死因。其中以肺功能衰竭发生率最高，出现最早；其次为循环系统衰竭、消化系统衰竭、肾衰竭和弥散性血管内凝血（DIC）。衰竭器官的多少与病死率呈线性关系。老年人发生MOF的高危因素如下：

（1）伴有器质性疾病：慢性支气管炎、肺气肿、冠心病心绞痛、糖尿病等。

（2）颅脑损伤越重，发生率越高。

（3）感染。因此，对存在高危因素老年患者应严密监护，尤其要注意心、肺、肾、消化道、血糖及电解质的功能变化，争取早期发现脏器功能受损情况，及早采用预防性综合治疗，加强营养支持，这些措施均有利于降低MOF的发生率和病死率。

根据上述特点，对于老年人颅脑损伤，无论其为轻型、中型或重型，均应加强重视，避免漏诊，延误病情。

三、妊娠妇女的颅脑损伤

（一）疾病的基本概论

1.定义　妊娠期间的创伤是妊娠妇女非妊娠死亡的首要原因，也是胎儿死亡最常见的原因。颅脑损伤也是妊娠妇女期创伤形式之一。

2.流行病学　由于妊娠期妇女自我保护意识强，故其发生颅脑外伤的概率较正常成人低，但仍有6%～7%的妊娠妇女会遭受到各种形式的创伤，其中包括颅脑创伤。

3.妊娠妇女颅脑创伤的临床病理、生理

（1）妊娠妇女血液系统特点：妊娠期间凝血系统会发生变化，主要表现为①纤维蛋白原及凝血因子Ⅱ、Ⅴ、Ⅶ、Ⅷ、Ⅸ、Ⅹ均增高；②血小板减少，但黏滞度增加；③可溶性纤维蛋白增加；④血清纤维蛋白降酶产物（FDP）增加；⑤纤维蛋白溶酶活性受抑。

非孕组及晚期妊娠妇女凝血四项检验结果对照见表3-9。

表3-9　非孕组及晚期妊娠妇女凝血四项检验结果对照

组　别	PT	APTT	TT	Fib
$n=40$对照组	13.5 1.1	30.5 4.3	11. 12.3	2.8 0.53
$n=100$晚妊组	10.2 1.1	27.1 3.3	9.1 1.2	5.9 0.98

注：晚妊组与对照组比较$P<0.01$。PT.凝血酶原时间；APTT.活化部分凝血活酶时间；TT.凝血酶时间；Fib.纤维蛋白原

（2）妊娠妇女心肺功能特点：为了适应胎儿生长，妊娠期心血管系统在内分泌调节下表现为血容量增加，外周血管阻力降低，心排血量增加的状态，单胎妊娠血浆量增加40%～50%。妊娠妇女自受孕后4～6周开始心排血量已有所增加，子宫的血流量也成倍增加，子宫胎盘的血流量对胎儿的生长发育和存活非常重要。因此，当妊娠妇女颅脑损伤后，虽然血压稳定，生命体征正常，但仍可能存在于宫血流量减少，出现胎儿缺氧，威胁胎儿生命。另外，妊娠妇女在妊娠期内分泌状态和解剖学的改变引起肺部生理上的明显变化，表现为功能残气量减少，潮气量增加，常引起$PaCO_2$下降，导致慢性代谢性呼吸性碱中毒和血缓冲能力下降。因此，颅脑损伤的妊娠妇女手术全身麻醉时使用呼吸机可加重其呼吸性碱中毒。

（3）妊娠妇女内分泌特点：妊娠妇女和胎儿体内促甲状腺激素（TSH）均不能通过胎盘，其甲状腺功能为各自分别调节。甲状旁腺素在妊娠早期降低，中晚期因为血容量和肾小球滤过率增加以及胎儿钙输送，导致妊娠妇女钙浓度降低，而甲状腺旁素逐渐升高。妊娠妇女颅脑损伤后，因脑水肿和颅高压易使垂体组织缺氧及功能减退，当累及后叶视上核垂体束可致抗利尿激素（ADH）分泌减少，从而出现尿崩症。

（4）妊娠妇女血-脑屏障特点：在妊娠期间，不同于其他器官，脑循环变化不明显，但脑组织中血-脑屏障则不同，血-脑屏障的血管内皮就结构和功能上不同于中枢神经系统以外的内皮，它含有高电阻的紧密连接，限制蛋白质及部分离子通过；许多蛋白质通道，包括细胞因子和生长因子，由诸多载体和受体调节其流入或流出，如此高效调节，可预防血管性水肿，保护大脑免受伤害。然而妊娠期，子宫内膜、蜕膜和胎盘产生大量的细胞因子（如肿瘤坏死因子）和血管生长因子（如血管内皮生长因子），这些激素是正常的胎儿发育是必要的，但它

们同时系血管活性物质，可增加血管通透性，包括血-脑屏障对水和溶质的通透性。妊娠期，脑血管调节也有其特殊性。

（5）黄体酮对于颅脑损伤妊娠妇女的作用：①其通过血-脑屏障，可减轻脑水肿；②减少引起伤后局部缺血的脂质过氧化，并抗细胞凋亡；③减少促炎症基因及其蛋白的表达；④修改的血管内皮生长因子（VEGF）和脑源神经营养因子（BDNF）中的表达；⑤影响与脑水肿相关的水通道蛋白表达，神经元末梢的损害。

（二）临床表现

颅脑损伤妊娠妇女的特殊性：母体和胎儿创伤的危险性是随着妊娠进展、胎儿和子宫的增长而增加，且胎儿死亡率较母体死亡率高；对胎儿的影响主要取决于受伤过程中是否伴有直接的原发性损伤。此外颅脑损伤可导致外伤性流产，早期妊娠患者流产占3%，中期妊娠为13%，晚期妊娠为18%。并且对中、晚期妊娠妇女还应注意检查有否胎盘早剥，同时及时观察和记录胎儿的存活率指征（胎动和胎心）。

妊娠妇女颅脑损伤后因血液凝固性增高，一方面容易诱发DIC，另一方面也可减缓甚至阻止颅脑内继续出血。此外，妊娠期合并颅脑外伤时机体出现应激反应，交感神经兴奋，儿茶酚胺类物质释放大量增加，血管收缩，血液黏度增加，血流速度缓慢，这可能也是妊娠妇女外伤后较少发生颅内巨大血肿的原因；同时，易致颅脑损伤妊娠妇女脑血流缓慢，广泛脑组织缺血、缺氧，甚至局部脑血栓。另外，妊娠期因血容量增多，血压相应增高，易颅内压增高。

（三）基本相关检查

妊娠期妇女的外伤影响到2个生命，检查时应考虑到胎儿。根据患者损伤的严重程度，应行相应的颈椎、胸部、骨盆的放射学检查，包括X线和CT等。但进行相关检查时，应注意对胎儿的射线等防护。

（四）诊断与鉴别诊断

早期应在神经外科和妇产科的密切配合下及时做出判断，根据妊娠期妇女的生理特点及颅脑损伤的病理特点制订正确的治疗策略。要注意呕吐和抽搐的鉴别：即妊娠反应性呕吐与颅内压增高所致喷射性呕吐之鉴别；子痫发作出现抽搐与脑损伤后癫痫相鉴别。

（五）治疗方法

在神经外科，渗透性利尿，控制性低血压，低体温和过度透气等技术通常用来降低颅内压（ICP）。而妊娠的患者，上述方法可能导致不利于胎儿的影响。急诊患者入院后，首先须行初期复苏即ABC（airways，breathing，circulation），而后再行脑复苏，如此才能保证胎儿的存活后质量。除行颅脑损伤一般常规诊疗外，在观察治疗中也要充分考虑到胎儿的安全，尽量避免使用可能致畸的药物，如抗癫药等。孕36周后的妊娠妇女，应在产科的参与下行胎儿监测。

1.药物　严格来说，几乎所有的药物均经过胎盘，对胎儿的发育均可有影响。因孕期母体血容量增加，心脏负荷加大，治疗脑水肿甘露醇脱水后亦可造成血容量一过性增加，加重母体心脏负担；同时甘露醇可使胎儿脱水影响其发育。故颅脑损伤妊娠妇女推荐用呋塞米脱水，既可降颅内压也可减轻心脏负荷。颅脑损伤的妊娠妇女，用苯巴比妥替代地西泮，在镇静的同时还有兴奋呼吸的功效，从而减低妊娠妇女和胎儿的脑耗氧量，有利于其缺氧症状的改善。该类患者伤后早期应慎用凝血药，以防止脑血栓形成或DIC。同时应防止脑血管痉挛，可应用钙离子拮抗药尼莫地平。静脉血栓栓塞性疾病在妊娠期间治疗或预防，低分子重量肝素似乎是为安全和有效的普通肝素。

2.手术　颅内血肿幕上＜30mL，幕下＜10mL，无颅内高压征象时可非手术治疗。若血肿大于前述值或出现脑疝则应紧急手术。对于颅内位置较深，CT占位效应明显者可尝试锥颅穿刺血肿抽吸后注入尿激酶溶凝治疗，但须CT动态监测。合理正确的麻醉和开颅手术一般对胎儿和妊娠妇女影响不大，个别可引起早产和流产。因为孕24周前出生的胎儿生存的机会有限，但做好心血管、呼吸、内分泌、营养等支持，在孕24、28周和32周，胎儿分别有20%~30%，80%和98%存活率的可能性，发生严重器官功能障碍的概率分别有40%，10%和＞2%，所以应根据对胎儿进行合理处理。终止妊娠的指征：重型颅脑损伤合并先兆流产时，应及时行清宫术；孕36周以上的重度妊娠期高血压或子痫患者，如病情严重而引产条件不成熟时应及时行剖宫产术，保全胎儿或取出死胎。妊娠晚期，患者可以使用适当的麻醉技术，先剖宫产，再神经外科手术。子宫收缩乏力导致产后出血需要持续输注催产药物，仍是后续神经外科手术过程中的风险。尽管开颅手术是挽救妊娠妇女生命的重要措施，但为保证胎儿的存活质量，术中应监测心电、血压和血氧浓度，手术力求简捷迅速。

第四章　颅内肿瘤

第一节　神经上皮性肿瘤

一、胶质瘤

（一）手术适应证

1.临床和影像学资料不能获得确切诊断的患者。

2.毛细胞型星形细胞瘤。①发生于儿童或青少年的小脑半球肿瘤。②幕上毛细胞型星形细胞瘤。③肿瘤巨大或囊性肿瘤有导致脑疝的可能。④阻塞脑脊液循环通路。⑤用于治疗难治性癫痫。⑥为了推迟辅助性治疗及对儿童的不良反应，尤其是年龄＜5岁的患儿。⑦小型肿瘤的侵袭性不如大型肿瘤，可能更适合早期手术治疗。

3.对于大多数浸润生长的大脑半球胶质瘤外科手术无法治愈，这类肿瘤许多不能完全切除，但在可能的情况下完全切除可改善预后。

（二）手术禁忌证

1.广泛的优势脑叶的胶质母细胞瘤。

2.双侧侵犯明显的病变（如巨大蝶形胶质瘤）。

3.老年或合并其他系统疾病，身体状况较差的患者。

4.Karnofsky功能状态评分低的患者。

5.复发性胶质母细胞瘤。

（三）术前准备

1.大体遵循颅脑手术的常规术前准备　积极协助完善心、肝、肾功能及凝血功能检查，常规进行心电图、X线胸片、MRI等检查，常规备皮、备血，进行术前讨论，对手术中有可能出现的困难及术后预后进行讨论，并向家属讲明，以取得家属的理解，

2.MRI平扫＋增强＋MRS　MRI可以确定肿瘤的位置及周围毗邻结构，增强MRI可以显示肿瘤强化的情况，并有可能显示肿瘤内外的血管分布，T_2加权像或者磁共振成像FLAIR（液体衰减反转恢复）序列可以显示肿瘤水肿及侵袭程度，亦有可能显示肿瘤内外血管的分布。

3.fMRI　可以评估肿瘤周围大脑皮质的功能，为语言区、感觉区及运动区的定位提供信息。

4.弥散张量成像（DTI）　可以了解纤维束与肿瘤确切的解剖关系。

5.三维时间飞跃法磁共振血管成像（3D-TOF-MRA）　可以显示豆纹动脉及其与肿瘤的毗邻关系。

（四）手术要点、难点及对策

根据胶质瘤类型、部位、恶性程度等的不同，其相应的临床特征、手术要点、难点及对策亦有不同。笔者对下述几种常见的情况进行了概述。

1.多形性胶质母细胞瘤的手术方法　多形性胶质母细胞瘤是胶质瘤中恶性程度最高、预后最差的肿瘤，国际上报道其中位生存期为7～8个月。但此类肿瘤患者在笔者所在科室经过手术再辅助放疗和化疗，其中位生存期已提高至1.5～2.0年。具体做法：①首先必须有一个完美的手术切除。手术方案即在MRI平扫加增强的引导下，手术过程中尽最大可能将肿瘤切除至正常脑组织边界。手术的原则就是尽最大可能切除肿瘤，尽最大可能保留神经系统功能。②在尽量切除肿瘤的前提下，尽量、尽早行肿瘤的放疗和化疗。化疗是主要的，替莫唑胺胶囊（蒂清或泰道）是最好的化疗药物。放疗以适形调强放射治疗为主，在MRI或CT引导下扩大至脑组织边界2～3cm范围放疗是有效的。③此类患者术后肿瘤复发，多在局部复发。要定期复查MRI平扫加增强，若有小的复发，要尽快行伽马刀治疗或再次手术治疗。④必须与家属沟通，告知患者病情的演变及可能的生存期，取得

家属的支持。

2.颅内大型胶质瘤的手术方法　颅内大型胶质瘤的定义为颅内胶质瘤最大径>5cm及累及多个脑叶的肿瘤，称为大型胶质瘤。该类胶质瘤大多为低级别胶质瘤，因其累及多个脑叶，患者术后脑功能障碍的概率增加。该类肿瘤多呈膨胀性生长，最后多与脑室周围结构有关，术后多有脑室穿通，易产生颅内局部积液及皮下积液。大型胶质瘤的生长方式：①膨胀性生长；②沿纤维束浸润性生长；③沿血管外膜浸润。因此，大型胶质瘤术前建议弄清楚肿瘤的立体方位、血管分布及正常纤维束的走向。

术中应注意的步骤：①确立皮质的切开部位；②应用超声吸引装置，尽量将肿瘤切至正常脑组织边界；③在超声吸引的前提下，尽量保留较粗大的血管，尽管有可能是肿瘤血管；④肿瘤周围有功能的正常脑组织，应尽量保留，术后患者可能有功能障碍，但也有可能恢复。

最困难的手术莫过于岛叶胶质瘤扩展至额叶、背侧丘脑及颞叶。肿瘤切除的范围不仅要精确，而且对正常脑血管的保护非常重要，特别是侧裂区大脑中动脉的穿通支，应最大限度地予以保护。

颅内大型胶质瘤患者在尽最大可能切除肿瘤组织后行化疗是有效的，应依据肿瘤切除多少决定术后是以放疗还是以化疗为主。一般而言，对于肿瘤切除较彻底的患者，可以考虑既要化疗，又要放疗；而对于肿瘤切除不彻底，患者肿瘤主要沿纤维束浸润的患者，手术彻底切除会影响到患者的神经功能，这样的患者无疑手术不彻底，术后放疗不仅会增加水肿的机会，加重脑损害，同时亦有肿瘤变性升级的风险，对于此类患者，应以化疗为主，不主张放疗。

颅内大型胶质瘤由于手术切除的不彻底性，术后极易复发，但复发后即使行第二次手术治疗，其难度也比第1次手术相对容易些。最困难的步骤在于血管的保护，而纤维束的推挤不是很严重，因第1次手术已将大部分肿瘤切除，为复发肿瘤的切除腾出了空间。

3.脑回胶质瘤的手术方法　脑回胶质瘤是指胶质瘤发展的早期，肿瘤尚未沿纤维束及血管外膜侵及相邻脑回的胶质瘤。该类肿瘤的发现，多是因为肿瘤本身的致癫痫作用而引起，因而其首发症状多是癫痫，由此行头部MRI检查而发现。由于该类肿瘤多位于肿瘤发生发展的早期，一般而言肿瘤都较小，且级别不高。对于此类肿瘤而言，一般采用颅内小病灶的精确定位，而将其发生肿瘤的脑回一并切除，多可治愈。术后不必行放疗和化疗，只定期观察即可。

该类胶质瘤患者没有必要等待观察，宜尽早施行手术，其原因：①该类肿瘤多较局限，尚未沿纤维束及血管外膜浸润，切除后不易复发；②该类肿瘤多数级别不高，易取得好的疗效；③若等待的过程中，其侵及相邻脑回或沿纤维束蔓延，则手术切除后将加重神经功能障碍，且易复发。

4.复发胶质瘤的手术方法 复发胶质瘤再次手术，已是大势所趋，但第二次手术常面临的一个难题是以保护神经功能为主还是以切除肿瘤为主。此类患者常提出要求，既要切除肿瘤，又要保护神经功能，而在医疗上这种要求常达不到，医生会提出以功能换取生命的延长，若是患者不同意，这常要求姑息性手术，术后加以放疗和化疗。因此，复发胶质瘤患者多要制订个性化的治疗方案，以求得功能与生命的统一。

5.低级别胶质瘤的手术方法 对于低级别胶质瘤，会更激进地切除肿瘤，而高级别胶质瘤的切除则比较保守。与高级别胶质瘤相比，显微全切低级别胶质瘤所带来的好处会更多，生存期也会更长一些。有些1级胶质瘤可以通过全切而治愈。低级别胶质瘤肿瘤组织本身亦与高级别胶质瘤不同，其颜色通常比周围脑组织稍白一些，可以略有弹性，而切除时出血也不多。此外，它不包含坏死组织，但肿瘤自身可能是囊性的。

手术入路及开颅方式的选择以良好显露肿瘤为目的。对于接近皮质的肿瘤，必须充分显露整个肿瘤及其边界。而对于深部的肿瘤，开颅必须保证能够到达整个肿瘤，因为手术的目的是尽量全切肿瘤。当然，胶质瘤都是浸润性生长，这就不可避免地会有一些肿瘤细胞残余。如果肿瘤位于一个相对安全的部位，如额叶前部及颞极，可以切除肿瘤边界之外数厘米的脑组织。当然，如果肿瘤位于功能区，还是应该紧邻肿瘤边界切除。

硬脑膜剪开后应首先释放脑脊液，待脑组织塌陷后便于操作，在大型肿瘤切除时尤应如此。脑组织的塌陷不仅有助于更好地显露肿瘤，也有助于进入大的脑池而进一步释放脑脊液。清楚了解肿瘤的边界、范围和周围的解剖结构后才能开始切除肿瘤，切除肿瘤时应尽量沿着脑沟、脑回等自然的解剖界面进行，并保留过路血管。双极电凝并切断皮质的血管，结合吸引器逐渐进入脑沟，沿着肿瘤边界边电凝边吸除肿瘤组织。超声吸引刀可能有助于低级别胶质瘤的切除，因为低级别胶质瘤血供并不丰富。但是，在使用超声吸引刀时应避免损伤大的动脉和静脉。有时候，为了更好地达到肿瘤的边界需先行瘤内减压。当肿瘤的主体部分被整块或分块切除后，再行肿瘤边界部分的切除，此后应进一步严格检查瘤腔，尽量避免残留，最终使瘤腔壁看起来和正常脑组织差不多。肿瘤切除后，严格止血，瘤腔壁上以速即纱覆盖，最后行常规关颅。

6.高级别胶质瘤的手术方法　对于高级别胶质瘤，手术治疗只是整个治疗过程的一部分。目前的治疗原则是术中尽可能切除强化的病灶，术后行放疗或化疗。每个病例都将被神经肿瘤学组进行讨论，神经肿瘤学组由神经外科医师、神经放射学专家、神经病学专家、神经病理学专家和神经肿瘤学专家共同组成。手术本身的目的是切除肿瘤，但同时需要减少神经系统并发症的发生，因为术后神经功能障碍可能缩短患者的生存期。目前，在许多医疗中心，对于高级别胶质瘤的手术治疗多以适度的内减压为目的，而笔者所在医院，如果决定手术治疗，将尝试所有的技术。在保留肿瘤周围结构的同时尽最大可能提高强化灶的切除率，但对于肿瘤深在的老年患者，只能做立体定向活检，之后进行放疗和化疗。

手术入路的选择以能最充分显露肿瘤为原则。高级别胶质瘤通常比低级别胶质瘤的血供丰富，这在制订手术方案的时候应该注意。术中可以通过释放脑脊液、肿瘤内减压或释放肿瘤内部的囊液而获得更大的操作空间。刚切开肿瘤时的出血，多由肿瘤外围的病理性血管引起，肿瘤中心部位通常无血供，而多为坏死和囊变。血供丰富的肿瘤组织常比周围脑组织色泽更暗或偏红，而坏死的部分则多为黄色并可能含有静脉血栓。恶性胶质瘤血供丰富而有明显的出血倾向，这就限制了术中超声吸引刀的应用。为此，我们在切除肿瘤的时候通常用右手持钝头双极连续电凝肿瘤，而左手持吸引器反复轻轻吸除肿瘤，利用这种技术可以达到更好的止血效果。

对于浅表的高级别胶质瘤，切除的方式与动静脉畸形相似，应该沿着肿瘤边界连续电凝止血，如非减压所需则应尽量避免进入肿瘤的中心部位，这样就能保证较少的出血。然而，对于位于功能区或皮质下的肿瘤，则采用不同的切除方式，直接进入肿瘤，并由内向外切除肿瘤，并尽可能少地牵拉周围功能区组织。连续使用双极电凝可以保证较少的出血，而始终在肿瘤组织内部操作则不易造成新的神经功能缺损，靠近肿瘤边缘的操作是比较棘手的，因为和低级别胶质瘤一样，胶质瘤的浸润性生长方式必然导致肿瘤组织的残留。但一旦肿瘤的强化部分被切除后，创面多不再出血，此时周围组织便类似于正常白质了。现在，有条件的医疗单位用5-ALA结合合适的显微镜成像系统的应用有助于确认肿瘤强化灶的边界。与低级别胶质瘤的手术原则一样，所有的过路血管都应保留。尽最大所能将肿瘤切除后，严格止血，肿瘤壁上以速即纱覆盖。常规逐层关颅。对于接受二次手术并接受过放疗的患者，因为头皮萎缩变薄，术后皮下积液和脑脊液伤口渗漏的发生概率很高，为此，皮下组织和皮肤的缝合要更为仔细。通常，我们会推迟拆线时间，甚至要等数周待伤口愈合后才能拆线。

二、室管膜瘤

室管膜瘤是神经胶质瘤中相对少见的一种，来源于脑室与脊髓中央管的室管膜细胞或脑内白质室管膜细胞巢的中枢神经系统肿瘤，多位于脑室系统。肿瘤容易堵塞脑脊液循环通路而导致脑积水，一经发现，手术治疗是首选方案。目前手术入路的选择取决于肿瘤的大小、位置及是否位于优势半球等多种因素。本部分内容重点阐述侧脑室和第四脑室内肿瘤的手术治疗方法。

（一）经前纵裂胼胝体入路

1.手术适应证

（1）临床症状明显且经影像学检查确诊为侧脑室肿瘤。

（2）肿瘤位于侧脑室前角和体部。

2.手术禁忌证　患者患有严重全身系统性疾病。

3.术前准备　除一般手术的常规准备外，术前还应进行下述准备。

（1）完善术前影像学检查（CT/CTA、MRI/MRA、DSA等），了解肿瘤的大小、位置、起源、供血情况、室间孔与肿瘤的关系、脑室扩大程度等，必要时行介入血管栓塞治疗术。

（2）术前科室讨论患者病情及制订手术方案。

（3）完善手术同意书、重大报批单及知情同意书等医疗文书的签字。

（4）术前立体定向引导或术中神经导航可用于确定手术入路的选择及手术路径。

（5）麻醉。气管插管下全身麻醉。

（6）监护。心电监护、脉搏血氧饱和度等。

4.手术要点、难点及对策

（1）体位及切口：患者取仰卧位，头抬高20°～30°，头架固定，于左侧或右侧额部做冠状或马蹄形切口。

（2）骨瓣形成：以冠状缝为中心做右额部游离骨瓣，其内缘过中线。

（3）由胼胝体进入侧脑室：U形剪开硬脑膜并翻向中线，游离右侧额叶与上矢状窦及大脑镰，注意保护进入上矢状窦的回流静脉，必要时可用双极电凝离断1～2分支。分开左右两侧扣带回，显露胼胝体及两侧大脑前动脉。在胼胝体上方两侧胼周动脉间切开胼胝体2～3cm进入，向前达到胼胝体膝部，并顺利到达侧脑室前部。通常情况下先打开病变侧进行手术操作，必要时打开透明隔进入对侧侧脑室。当牵拉侧脑室壁时，应当注意脑压板的力度，防止切入内囊及丘脑等危险区域。

（4）肿瘤切除：进入侧脑室后，若室间孔通畅，则先用棉片将孔堵住，防止血性液体流入脑室系统。双极电凝处理肿瘤表面的血管，若肿瘤较小可活动，则可电灼切断肿瘤基底部，将肿瘤完整切除；若肿瘤较大，基底宽，可先行瘤内切除，肿瘤体积变小后再沿着肿瘤周边分离，分块切除或超声外科吸引系统（CUSA）吸除，交替进行至肿瘤全切。肿瘤血供主要来自脉络丛和脑室旁组织，切除过程中逐一电凝切断，注意肿瘤的回流静脉，多向内侧至大脑内静脉，小心电凝离断。

（5）关颅：妥善止血后，反复冲水未见渗血。脑室内放置引流管，分层缝合硬脑膜、肌肉、皮下组织及皮肤。

（二）经额中回皮质入路

1.手术适应证

（1）临床症状明显且经影像学检查确诊为侧脑室肿瘤。

（2）肿瘤位于侧脑室前角向外侧或上外侧生长的肿瘤。

2.手术禁忌证　患者患有严重的全身系统性疾病。

3.术前准备　同经前纵裂胼胝体入路。

4.手术要点、难点及对策

（1）体位：患者取仰卧位，头架固定，头稍偏向健侧。

（2）骨瓣形成：骨窗位于额叶中部。

（3）由额中回进入侧脑室：弧形剪开硬脑膜，定位额中回皮质部，双极电凝烧灼皮质后用脑穿针穿入侧脑室，释放少量脑脊液，再由此孔向两侧沿脑回方向切开额中回3cm进入侧脑室。若位于优势半球，切口应止于额下回表达性语言中枢及中央前回前方。

（4）肿瘤切除：操作同经前纵裂胼胝体入路。

（5）关颅：妥善止血后，反复冲水未见渗血。脑室内放置引流管，分层缝合硬脑膜、肌肉、皮下组织及皮肤。

（三）经顶叶皮质入路

1.手术适应证

（1）临床症状明显且经影像学检查确诊为侧脑室肿瘤。

（2）肿瘤位于侧脑室体后部及三角区内。

2.手术禁忌证　患者患有严重的全身系统性疾病。

3.术前准备　同经前纵裂胼胝体入路。

4.手术要点、难点及对策

（1）体位：患者取仰卧位，头架固定，头稍偏向健侧。

（2）骨瓣形成：骨窗位于顶上小叶中部，中央后回后方。

（3）由顶上小叶进入侧脑室：弧形剪开硬脑膜，翻向中线侧，避开可能的大脑上静脉。在顶间沟内做3cm的矢状皮质切口，逐渐向深层分离可显露脉络丛并可见三角区内外侧静脉

（4）肿瘤切除：该区肿瘤的血供来自脉络膜后外动脉，手术操作同经前纵裂胼胝体入路。

（5）关颅：妥善止血后，反复冲水未见渗血。脑室内放置引流管，分层缝合硬脑膜、肌肉、皮下组织及皮肤。

（四）经后纵裂胼胝体入路

1.手术适应证

（1）临床症状明显且经影像学检查确诊为侧脑室肿瘤。

（2）肿瘤位于侧脑室枕角及三角区内。

2.手术禁忌证　患者患有严重的全身系统性疾病。

3.术前准备　同经前纵裂胼胝体入路。

4.手术要点、难点及对策

（1）体位：仰卧位，头架固定，头向前上抬高30°。

（2）骨瓣形成：骨窗位于顶枕部，过上矢状窦，前缘在中央后回后方。

（3）由胼胝体进入侧脑室：弧形剪开硬脑膜，翻向中线侧，避开可能的回流静脉，但要离断位于中央沟静脉后进入上矢状窦的桥静脉。分离大脑半球与大脑镰，解离胼胝体上方的蛛网膜，显露大脑前动脉远端分支，为达到侧脑室三角区，必须在胼胝体后上部的扣带回上做一斜向前方的切口，经胼胝体压部外侧，正巧在胼胝体上方进入侧脑室三角区。本入路应保持在大脑内静脉和大脑大静脉结合点的外侧，以免术中损伤导致较严重的神经功能障碍。

（4）肿瘤切除：手术操作同经前纵裂胼胝体入路。

（5）关颅：妥善止血后，反复冲水未见渗血。脑室内放置引流管，分层缝合硬脑膜、肌肉、皮下组织及皮肤。

（五）经颞中回皮质入路

1.手术适应证

（1）临床症状明显且经影像学检查确诊为侧脑室肿瘤。

（2）肿瘤位于侧脑室颞角和侧脑室三角区肿瘤向颞角发展者。

2.手术禁忌证　患者患有严重的全身系统性疾病。

3.术前准备　同经前纵裂胼胝体入路。

4.手术要点、难点及对策

（1）体位：患者取仰卧位，垫高患侧肩部，头向健侧偏转60°左右。

（2）骨瓣形成：外耳道上方6cm左右，骨窗必须低，小心乳突气房，向前向后分别到耳前3cm左右和耳后星点区。

（3）由侧颞中回皮质进入脑室：弧形剪开硬脑膜，翻向上侧，于视放射前部的颞中回皮质切开，显露颞角。皮质切开时应避免伤及桥静脉，尤其是Labbé静脉。打开颞角将显露脉络丛、脉络膜前动脉及后外动脉进入脉络丛的分支。沿伞状打开脉络膜体，不要损伤穿过脉络膜的血管，将它们与脉络丛一起向上牵开，这样可以在适度牵拉颞叶的情况下显露脉络膜前、后动脉、基底静脉。

（4）肿瘤切除：手术操作同经前纵裂胼胝体入路。

（5）关颅：妥善止血后，反复冲水未见渗血。脑室内放置引流管，分层缝合硬脑膜、肌肉、皮下组织及皮肤。

（六）经枕下正中入路

1.手术适应证

（1）临床症状明显且经影像学检查确诊为第四脑室肿瘤，

（2）梗阻性脑积水症状严重伴（无）意识障碍。

（3）小脑受压致共济失调。

（4）脑干受压表现。

（5）后组脑神经麻痹。

2.手术禁忌证　患者患有严重的全身系统性疾病。

3.术前准备　同经前纵裂胼胝体入路。

4.手术要点、难点及对策

（1）体位及切口：患者取坐位或侧卧位，头架固定。自枕外粗隆至第2颈椎沿正中直切口切开头皮。

（2）骨瓣形成：切开皮肤，用单极电凝刀小心分离肌肉附着点，用牵开器牵开肌肉，在寰椎两旁有椎动脉，注意予以保护。在枕骨鳞部钻孔一枚，铣下骨瓣后，咬除寰椎后弓，减压更加充分。

（3）由小脑下蚓部进入第四脑室：Y形剪开硬脑膜，翻向两侧及上方。用脑压板向两旁牵开小脑扁桃体，电凝后切开小脑下蚓部，进入第四脑室。

（4）肿瘤切除：应用CUSA将肿瘤囊内切除，待肿瘤体积缩小后，便可很好地显示第四脑室底部，辨认中脑水管的尾部开口，应用双极电凝将肿瘤自上髓帆的起始处分离，最后清除残余肿瘤。因室管膜瘤通常起源于第四脑室底部，其腹侧面与脑室底部粘连紧密，可允许部分残留。

（5）关颅：妥善止血后，反复冲水未见渗血。脑室内放置引流管，分层缝合硬脑膜、肌肉、皮下组织及皮肤。

三、脉络丛乳头状瘤

脉络丛乳头状瘤（PCP）源于脑室脉络丛上皮细胞，与室管膜瘤具有相同的胚胎起源。可发生于脉络丛上皮或脑室壁胶质细胞，多具有分泌脑脊液的特性，一般生长缓慢，极少发生恶变。肿瘤容易堵塞脑脊液循环通路而导致脑积水，一经发现，手术全切是首选方案。目前手术入路的选择取决于肿瘤的大小、位置，以及是否位于优势半球等多种因素。本部分内容重点阐述第三脑室内肿瘤的手术治疗方法。

（一）经额叶皮质入路

1.手术适应证

（1）肿瘤位于第三脑室前部。

（2）肿瘤阻塞室间孔伴有脑积水者。

2.手术禁忌证

（1）肿瘤经室间孔突入双侧侧脑室。

（2）第三脑室后部肿瘤。

3.术前准备　除一般手术的常规准备外，术前还应进行下述准备。

（1）完善术前影像学检查（CT/CTA、MRI/MRA、DSA等），了解肿瘤的大小、位置、起源、供血情况、室间孔与肿瘤的关系、脑室扩大程度等，必要时行介入血管栓塞治疗术。

（2）术前科室讨论患者病情及制订手术方案。

（3）完善手术同意书、重大报批单及知情同意书等医疗文书的签字。

（4）术前立体定向引导或术中神经导航可用于确定手术入路的选择及手术路径。

（5）麻醉。气管插管下全身麻醉。

（6）监护。心电监护、脉搏血氧饱和度等。

4.手术要点、难点及对策

（1）体位与切口：患者取仰卧位，头向对侧倾斜15°，取起自发际内沿中线向后至冠状缝后3cm再向外前的马蹄形切口。一般取非优势半球，皮瓣翻向面侧。

（2）骨瓣形成：后内侧孔位于冠状缝后1～2cm，内前孔向前8cm，外侧孔距中线8cm，可取游离骨瓣。

（3）进入脑室：弧形剪开硬脑膜，翻向中线，勿损伤引流入矢状窦的桥静脉，于中央前沟前2～3cm切开额上沟的蛛网膜，长3～4cm，沿脑沟向深部分离，亦可电凝切开额中回，纵行分离进入，若是优势半球，额下回后部的语言中枢，切口处的脑皮质用湿的脑棉片保护。皮质下的白质可用脑压板自持牵开，进入额角可见丘纹静脉、隔静脉及脉络丛集合于室间孔。第三脑室肿瘤多伴有室间孔扩大，如果室间孔不大，可在室间孔前上缘电凝切开一侧穹窿柱，切口扩大到透明隔即可进入第三脑室。

（4）肿瘤切除：进入第三脑室后首先可了解肿瘤的质地、血肿。若质地稍韧，先电凝肿瘤表面的包膜，瘤内分块切除肿瘤组织，肿瘤体积缩小后再仔细分离肿瘤壁，分块完全切除肿瘤。体积较大的肿瘤在未充分减压的情况下，切勿用力牵拉肿瘤壁，急于显露肿瘤基底，以免肿瘤深部血管撕裂，引起难以控制的大出血。肿瘤不能全切的应尽量打通脑脊液的循环通路，必要时可切开透明隔形成1cm左右的瘘口。

（5）关颅：妥善止血后，反复冲水未见渗血。脑室内放置引流管，分层缝合硬脑膜、肌肉、皮下组织及皮肤。

（二）经顶叶皮质经侧脑室三角区入路（Van Wagenen 入路）

1.手术适应证

（1）肿瘤位于第三脑室后部肿瘤。

（2）肿瘤阻塞室间孔伴有脑积水者。

（3）复发的第三脑室后部肿瘤。

2.手术禁忌证

（1）肿瘤向颅后窝延伸。

（2）第三脑室前部肿瘤。

3.术前准备　除一般手术的常规准备外，术前还应进行下述准备。

（1）完善术前影像学检查（CT/CTA、MRI/MRA，DSA等），了解肿瘤的大小、位置、起源、供血情况、室间孔与肿瘤的关系、脑室扩大程度等，必要时行介入血管栓塞治疗术。

（2）术前科室讨论患者病情及制订手术方案。

（3）完善手术同意书、重大报批单及知情同意书等医疗文书的签字。

（4）术前立体定向引导或术中神经导航可用于确定手术入路的选择及手术路径。

（5）麻醉。气管插管下全身麻醉。

（6）监护。心电监护、脉搏血氧饱和度等。

4.手术要点、难点及对策

（1）体位与切口：患者取左侧卧位，头稍俯屈，取右侧顶部皮瓣切口，向前至中央后沟，沿中线向后至枕叶前部，皮瓣翻向外侧。

（2）骨瓣形成：内侧骨孔靠近矢状窦，外侧孔距中线6～7cm，钻4孔，铣下骨瓣。

（3）进入脑室：弧形剪开硬脑膜，翻向矢状窦，分离切开右侧顶枕沟的蛛网膜，前缘至中央后沟后方1～2cm，切开长4～5cm，沿中央沟向深部分离至扩大的侧脑室。

（4）显露肿瘤：到达侧脑室后部和三角区，认清脉络丛球和侧脑室下角的后部，用湿棉片将下角后部和体部填塞好，防止术中血液流入侧脑室系统其他部位，增加术后脑膜刺激征反应。于三角区将脉络丛球电凝后予以切除，然后将三角区内侧壁切开探查，此区相当于松果体旁的扣带回，肿瘤体积较大时，可见内侧壁被肿瘤压迫而膨隆，用吸引器吸除脑组织后可见肿瘤组织。

（5）切除肿瘤：用脑棉片保护好周围的脑组织，防止手术操作时损伤周围的结构，同时防止血液流入脑室系统。先电凝肿瘤表面的包膜，瘤内分块切除肿瘤组织，或使用CUSA将瘤内组织吸除，待肿瘤体积缩小后再仔细分离肿瘤壁，分块完全切除肿瘤，肿瘤不能全切的应尽量打通脑脊液的循环通路。

（6）关颅：妥善止血后，反复冲水未见渗血。脑室内放置引流管，分层缝合硬脑膜、肌肉、皮下组织及皮肤。

（三）枕下经小脑幕入路（Poppen入路）

1.手术适应证

（1）位于第三脑室后部的肿瘤。

（2）肿瘤阻塞室间孔伴有脑积水者。

（3）复发的第三脑室后部肿瘤。

2.手术禁忌证

（1）肿瘤向颅后窝延伸。

（2）第三脑室前部肿瘤。

3.术前准备 除一般手术的常规准备外，术前还应进行下述准备。

（1）完善术前影像学检查（CT/CTA、MRI/MRA、DSA等），了解肿瘤的大小、位置、起源、供血情况，以及室间孔与肿瘤的关系、脑室扩大程度等，必要时行介入血管栓塞治疗术。

（2）术前科室讨论患者病情及制订手术方案。

（3）完善手术同意书、重大报批单及知情同意书等医疗文书的签字。

（4）术前立体定向引导或术中神经导航可用于确定手术入路的选择及手术路径。

（5）麻醉。气管插管下全身麻醉。

（6）监护。心电监护、脉搏血氧饱和度等。

4.手术要点、难点及对策

（1）体位与切口：患者取俯卧位，头正中。取右侧枕部皮瓣切口，起于枕外隆凸沿中线向上7~8cm，转向外侧再向下终止于乳突，皮瓣翻尚下。

（2）骨瓣形成：骨窗下缘接近窦汇及横窦，中线接近矢状窦，必要时可咬除矢状窦表面的骨质，充分显露矢状窦和横窦的上缘。

（3）以矢状窦及横窦为基底做成2个三角形硬脑膜瓣，翻向矢状窦及横窦，向上外牵开枕叶，直至显露小脑幕游离缘。然后沿直窦右侧1cm，切开小脑幕，用神经钩抬起小脑幕游离缘，以免剪开小脑幕时伤及前方的滑车神经。向后切至窦汇处，用缝线牵开小脑幕，必要时可楔形剪开一片小脑幕，切开小脑幕前最好先电凝表面血管，切开或撕破蛛网膜显露四叠体池、环池及大脑大静脉。

（4）显露肿瘤：肿瘤位于大脑大静脉的前方，分离蛛网膜时要注意保护汇入此静脉的基底静脉、枕内静脉、两侧大脑内静脉及小脑前静脉。

（5）肿瘤切除：认真分离蛛网膜与大脑静脉，显露好肿瘤后先电凝肿瘤表面的包膜，瘤内分块切除肿瘤组织，或使用CUSA将瘤内组织吸除，待肿瘤体积缩小后再仔细分离肿瘤壁，分块完全切除肿瘤。肿瘤不能全切的应尽量打通脑脊液的循环通路。

（6）关颅：妥善止血后，反复冲水未见渗血。小脑幕缝合，分层缝合硬脑膜、肌肉、皮下组织及皮肤。硬脑膜外放置引流管。

四、特殊部位胶质瘤：视交叉部胶质瘤

视交叉部胶质瘤是单纯发生于颅内的视神经胶质瘤，发生率为1/10万，占颅内肿瘤的2%～5%，多来源于视神经星形细胞、极形胶质细胞，恶性程度高，可发生于任何年龄，以小儿多见。

（一）手术适应证

1.肿瘤致使一侧或双侧视力下降或丧失。
2.影像学检查证实，肿瘤位于视交叉部。

（二）手术禁忌证

患者患严重全身系统性疾病。

（三）术前准备

术前准备除一般手术的常规准备外，还应行下述准备。

（1）完善术前影像学检查（CT/CTA、MRI/MRA等），了解肿瘤的大小、位置、起源及大脑前动脉等。

（2）术前科室讨论患者病情及制订手术方案。

（3）完善手术同意书、重大报批单及知情同意书等医疗文书的签字。

（4）麻醉。气管插管下全身麻醉。

（5）监护。心电监护、脉搏血氧饱和度等。

（四）手术要点、难点及对策

1.翼点入路

（1）体位：患者取仰卧位，病侧肩部抬高15°，头部向健侧转15°～20°，后仰10°～15°，使额骨颧突处于手术中心的最高点，术者视线能直视鞍旁。用Mayfield-Kess头架固定头部。

（2）皮肤切口：于颧弓上耳屏前1cm切开皮肤，切口向上达颞线，再呈弧形转向前，并于发际内约1cm继续切口至中线。颞部切口注意颞部浅筋膜分两层，浅、深层之间含少量脂肪组织，保护颞浅动脉主干。皮肤切口和皮瓣设计可

以视情况修改，将皮肤和帽状腱膜全层翻向前。

（3）颞肌的处理：沿额骨颧突切开颞肌附着处，向远心端分离3~4cm，沿颞肌附着外缘（0.5cm）切开骨膜，另外沿皮瓣基部1cm左右平行切开骨膜，额部骨膜两切口相交，呈三角形，逐渐分离至眶缘。

（4）骨瓣及硬脑膜瓣：第1孔在额骨颧额缝之上，颧突之后；第2孔在眶上缘中点，此两孔应尽量接近颅底；第3孔在颞线内冠状缝之后；第4孔在颞骨鳞部，尽量靠颅中窝底，锯开颅骨，取下骨瓣。分离蝶骨嵴硬脑膜，咬除蝶骨嵴，达前床突处，视情况决定是否切除前床突。骨缘钻4~6孔，细线悬吊硬脑膜。切开硬脑膜翻向蝶骨嵴方向。

（5）解剖蛛网膜池：抬起额叶，解剖外侧裂池，打开颈内动脉池、终板池、视交叉池、脚间池等颅底蛛网膜池，释放脑脊液，逐步显露病变。

（6）肿瘤切除：对于一侧视力丧失者，术中要仔细分离肿瘤与正常视神经，保护对侧视力，同时注意保护大脑前交通动脉。若肿瘤与正常脑组织（如下丘脑等）或神经粘连紧密，不可强硬分离，以免造成严重损伤。

（7）关颅：妥善止血后，反复冲水未见渗血。分层缝合肌肉、皮下组织及皮肤。

2.额下入路

（1）体位及切口：患者取侧卧位，床头抬高10°左右，颈部过伸15°左右，使眶板从垂直位向后倾斜约45°，使头部高于心脏位置，以利于静脉回流，头架固定。取患侧冠状切口，切口位于发际内1~2cm。

（2）骨瓣形成：皮瓣向前翻转至眉弓上缘，钻孔时骨瓣前缘应低至颅前窝底。若额窦开放，用骨蜡将其封堵完全，以防颅内感染。

（3）由额叶底部达到视交叉：弧形剪开硬脑膜，将其翻向中线，悬吊硬脑膜于骨窗周围软组织上，注意保护流向矢状窦的引流静脉。脑压板轻轻抬起额叶，不可用力牵拉，防止拉断嗅神经。显露外侧裂，用蛛网膜钩打开蛛网膜池，释放脑脊液。使脑组织自然回缩，待空间合适时，沿侧裂向中线探查，找到视神经，使用脑自持牵开器固定脑组织，不可过深，脑棉片垫于脑压板下方保护额叶底部组织避免损伤。

（4）肿瘤切除：对于一侧视力丧失者，术中要仔细分离肿瘤与正常视神经，保护对侧视力，同时注意保护大脑前交通动脉。若肿瘤与正常脑组织（如下丘脑等）或神经粘连紧密，不可强硬分离，以免造成严重损伤。

（5）关颅：妥善止血后，反复冲水未见渗血。分层缝合肌肉、皮下组织及皮肤。

第二节　脑　膜　瘤

脑膜瘤是常见的中枢神经系统良性肿瘤，其发病率占全部中枢神经系统肿瘤的第二位，约为20%。国人发病率约为6/10万，发病年龄以中、老年人居多，女性发病率高于男性。脑膜瘤起源于蛛网膜帽细胞，肿瘤多呈圆形或类圆形，呈膨胀性生长，与周围组织分界清，多数肿瘤以宽基底与硬脑膜相连。脑膜瘤几乎可发生于硬脑膜的任何位置，常见的发生部位包括大脑镰和（或）矢状窦旁、大脑凸面、颅前窝底、岩斜区、小脑幕、脑室内等。脑膜瘤常见的病理类型包括内皮型、成纤维型、血管型、砂粒型、混合型等。脑膜瘤的治疗主要为手术切除，其他治疗方式如立体定向放射治疗可单独用于治疗部分类型脑膜瘤，或作为手术后的一种有效的辅助治疗方式。除不典型脑膜瘤（WHO Ⅱ级）和间变性脑膜瘤（WHO Ⅲ级）外，绝大多数脑膜瘤预后良好，不易复发，有文献报道其复发率为5%～15%。

一、临床表现

（一）颅内压升高

绝大多数脑膜瘤生长缓慢，患者可长期无症状。初期症状可能仅为轻微头痛，当患者出现明显的颅内压升高症状时，肿瘤常已很大。典型的颅内压升高症状为头痛、呕吐、视盘水肿。压迫静脉窦的脑膜瘤，因脑水肿出现更早且严重，颅内压升高症状可更明显。长期视盘水肿可导致视神经萎缩，引起视力下降。

（二）癫痫发作

有文献报道，脑膜瘤引起的最常见症状为癫痫。对于部分患者而言，癫痫可能是唯一的症状。脑膜瘤致癫痫发作的类型包括大发作、局灶性发作、精神运动性发作等。对于某些类型的癫痫如失神发作，诊断常存在一定困难。易引起癫痫发作的脑膜瘤多位于额顶部，压迫大脑皮质。患者脑电图检查可呈现不同程度的异常或边缘状态脑电图。

（三）局灶性神经功能损害

肿瘤压迫运动功能区可导致偏侧肢体肌力下降；位于优势半球的肿瘤可能引起语言功能障碍；颅前窝底脑膜瘤压迫额叶可能导致精神异常；鞍结节脑膜瘤压迫视交叉可导致视力下降和视野缺损；脑桥小脑角区脑膜瘤可压迫第Ⅴ～Ⅸ脑神经引起面部麻木、面瘫、听力下降、声音嘶哑、饮水呛咳等。

（四）梗阻性脑积水

巨大的脑室外肿瘤压迫脑室系统可导致脑积水，脑室内的脑膜瘤也可引起脑积水。脑积水可加重患者颅内压升高症状，患者出现持续且强烈的头痛，频繁呕吐，甚至可诱发脑疝形成。

（五）其他表现

部分脑膜瘤可侵犯颅骨。引起颅骨增厚，若肿瘤位于大脑凸面，有时可在头皮触及颅骨包块。

二、诊断与鉴别诊断

（一）影像学表现

脑膜瘤在CT扫描中常表现为圆形、类圆形等或稍高密度肿块，密度均匀，边界清晰，可伴有钙化，增强可见明显均匀强化，CT值一般上升50～100Hu。肿瘤以宽基底与硬脑膜相连，可见"脑膜尾"征。肿瘤相邻部位的颅骨可出现增厚、破坏或侵蚀。脑膜瘤在磁共振T_1加权像上呈等信号或稍低信号，T_2加权像上呈等信号或稍高信号，信号均匀，增强可见明显均匀强化。邻近脑组织受压移位，可见"脑回扣压"征。体积较大或生长较快的肿瘤可见瘤周指压状水肿。部分肿瘤可出现坏死、出血或囊变而导致信号不均匀。磁共振静脉造影（MRV）检查可显示邻近肿瘤的静脉窦是否有受压闭塞，数字减影血管造影（DSA）可用于分析脑膜瘤血供情况。

（二）鉴别诊断

脑膜瘤依据其典型的影像学表现，诊断多无困难。部分发生于特定区域的脑膜瘤须与相应部位的好发肿瘤相鉴别，如鞍结节脑膜瘤应与垂体瘤、颅咽管瘤相鉴别，脑桥小脑角区脑膜瘤应与听神经瘤、表皮样囊肿相鉴别。

三、手术治疗

（一）术前评估

术前应详细询问病史，了解患者有无高血压、哮喘、糖尿病、肾病等基础疾病。对高龄患者应重点评估心肺等重要脏器功能。术前常规检查包括血常规、血液生化、凝血功能、心电图、心胸部X线等检查。对于静脉窦附近的脑膜瘤，MRV检查很有必要，可明确有无静脉窦受压或闭塞，为手术方式提供依据。全脑DSA检查虽不作为常规检查，但对于了解肿瘤血供情况有重要帮助。对于癫痫发作的患者，脑电图检查可帮助了解病情。

（二）术前准备

患者术前应剃除手术区域头发。术前12小时禁食，4小时禁水。大多数脑膜瘤为富血供的肿瘤，因此术前备血应充分，必要时可做好自体血回输的准备。对于体积巨大，血供非常丰富的肿瘤，术前可用介入手段选择性栓塞肿瘤供血动脉，可以显著减少手术中出血，对于幕上肿瘤，无论患者术前有无癫痫发作，均应口服抗癫痫药物控制和预防术后癫痫。若患者术前有明显脑水肿或脑积水表现，可应用甘露醇等脱水药物降低颅内压，改善患者症状。术前呕吐频繁的患者，应改善营养状态，纠正水电解质紊乱，可酌情应用止吐药物。对于幕下肿瘤压迫第四脑室致脑积水的患者，术前应行侧脑室穿刺置管引流脑脊液，防止术中打开硬脑膜后幕下压力骤然减低引发小脑幕切迹疝。

（三）脑膜瘤手术切除的 Simpson 分级法

决定脑膜瘤术后复发率的最主要因素是手术切除程度。国际上多采用Simpson分级法来评价脑膜瘤的切除程度。Ⅰ级：肿瘤全切除并切除肿瘤累及的硬脑膜和颅骨。Ⅱ级：肿瘤全切除并用激光或电灼肿瘤附着硬脑膜。Ⅲ级：肿瘤全切除，肿瘤附着的硬脑膜没有任何处理。Ⅳ级：部分切除肿瘤。Ⅴ级：单纯肿瘤减压或活检。

在Simpson分级的基础上，有学者又提出了Simpson 0级切除，即切除肿瘤边缘2cm以内的硬脑膜，实践证实这种切除方式较SimpsonⅠ级切除有更低的肿瘤复发率。

四、手术要点、难点及对策

（一）大脑凸面脑膜瘤

大脑凸面脑膜瘤的手术相对比较容易，尤其对于体积较小或中等的肿瘤，应以争取Simpson 0级切除为目标。根据肿瘤所处的部位设计头皮切口，切口多为弧形或马蹄形，位于发际内骨窗大小应完全包括肿瘤所在范围，使肿瘤边缘位于骨窗内。对于体积较小的肿瘤，可沿瘤脑界面仔细分离肿瘤，注意保护瘤脑界面处的皮质组织，可边分离边以脑棉片分隔保护正常脑组织。待肿瘤与脑组织完全分离后，完整切除与肿瘤相连的硬脑膜，并可适当切除肿瘤边缘1~2cm以内的硬脑膜，减少肿瘤复发。切除后的硬脑膜缺损以人工硬膜一期修复。若肿瘤体积较大，则上述方式操作困难，且可能加重脑组织损伤，此时应先从肿瘤基底部入手，将硬脑膜上与肿瘤相连的血管逐步电凝封闭，并将瘤体与硬脑膜逐步分离。瘤体与硬脑膜彻底分离后，则肿瘤的大部分血供均已断绝，此时分块切除肿瘤，可明显减少出血量。对于受肿瘤侵犯的颅骨应一并予以切除，切除后的颅骨缺损以颅骨修补材料予以修复。

（二）大脑镰及矢状窦旁脑膜瘤

大脑镰及矢状窦旁脑膜瘤是所有部位的脑膜瘤中最常见者。大脑镰及矢状窦旁脑膜瘤虽起源有所差异，而手术入路设计及手术技巧有相似之处。控制术中出血、肿瘤分块切除、保护脑功能是完成肿瘤全切必须遵循的3个基本原则。将其手术要点概述如下。

1.手术入路　多采用经纵裂入路。皮瓣及骨瓣应超出肿瘤各边界2cm，骨瓣内侧缘应超出矢状窦外侧缘。若肿瘤跨侧生长，则切口应相应扩大以利于从对侧协同切除肿瘤。

2.肿瘤切除方式　显露肿瘤时应尽量避免矢状窦出血。若蛛网膜颗粒出血，可用明胶海绵贴附止血；若矢状窦破裂，可用缝线快速修补破口，并以蛋白海绵加少量肌肉组织贴附，加压片刻便可止血。对于较小的肿瘤，可从肿瘤与大脑镰相连处分离，电凝基底部硬脑膜，再分离瘤脑界面。对于较大的肿瘤，以分块切除为主，分块切除应尽量在肿瘤包膜内进行避免损伤正常脑组织和血管，最后沿蛛网膜界面切除瘤壁。分块切除时，应逐步电凝止血的同时切除肿瘤，避免出血过多。对于跨侧肿瘤，先切除较大一侧的肿瘤。若对侧肿瘤体积小，可切开大脑镰，通过大脑镰的缺口切除对侧肿瘤；若对侧肿瘤体积较大。应牵开对侧脑组织显露纵裂，切除肿瘤。切除肿瘤时应注意保护可能位于肿瘤深面的胼周动脉。对于受累的大脑镰，应予以切除。若肿瘤基底与矢状窦相连，则切除肿瘤后电凝矢状窦壁。对于向矢状窦内部生长的肿瘤，有学者提倡切除肿瘤及受侵犯的矢状窦壁并行矢状窦重建，但可能导致难以控制的大出血或术后静脉窦栓塞。

3.矢状窦及重要静脉的保护　术前行MRV检查明确矢状窦及主要引流静脉的情况十分必要。若矢状窦已经闭塞，则术中在闭塞部位结扎矢状窦并切除肿瘤是有可能实现的；若矢状窦未完全闭塞，则须仔细保护矢状窦，避免矢状窦破裂出血或术后血栓形成。术前应结合DSA及MRV仔细辨认肿瘤的血供及与肿瘤伴行的正常血管，不可贸然损伤辨认不清的血管。术中对于脑组织的牵拉不可过度，否则可能损伤皮质引流静脉，引起术后严重的脑组织水肿；若肿瘤巨大难以充分显露，可考虑切除部分脑组织以利于显露，这比离断皮质引流静脉更加合理，对患者损害也更小。位于非功能区的皮质静脉若明显阻碍手术操作，可予以阻断。对于中央沟静脉的保护须非常仔细，中央沟静脉一旦损伤，则患者常出现明显的对侧肢体偏瘫。术前应通过MRV明确中央沟静脉的走行，以及与肿瘤的关系，若肿瘤包绕中央沟静脉，则应在中央沟静脉的前后方分别切除肿瘤。保持术野处于最高位，有利于静脉回流及减少出血。

（三）颅前窝底脑膜瘤

1.**手术入路** 颅前窝底脑膜瘤的手术入路比较多样，应根据肿瘤的大小、具体部位、与周围神经血管的关系等因素综合决定。原则是应尽可能接近颅前窝底，尽可能显露肿瘤基底部及肿瘤各面，易于分辨和保护重要的神经血管结构，对脑组织牵拉较小。可选择的手术入路包括下述几种：

（1）经前纵裂入路：适用于肿瘤位于中线区域者，但单纯的前纵裂入路对于肿瘤基底部显露不佳，因此多联合额下入路或翼点入路。

（2）单侧额下入路：适用于偏向一侧的嗅沟区脑膜瘤或向颅前窝底发展的鞍结节脑膜瘤，其优点为操作简单，只牵拉单侧额叶，对侧额叶和嗅神经可免受损伤。

（3）冠状切口双侧额下入路：适用于体积较大的嗅沟区脑膜瘤，肿瘤向两侧均有发展，此入路的优点为显露范围较广，有较充分的操作空间。

（4）翼点入路：适用于局限于鞍区的鞍结节脑膜瘤，此入路的优点为可解剖侧裂池释放脑脊液，降低颅内压，以利于肿瘤显露，还可较清晰地分辨肿瘤与视神经、颈内动脉、动眼神经的关系，并且不易损伤嗅神经。

（5）额下-翼点联合入路：对于肿瘤广泛侵及颅前窝底的情况，可选用此入路。

（6）扩大经鼻内镜入路：适用于前床突、鞍结节、鞍旁、蝶骨平台等鞍区肿瘤的切除，其创伤小，且可直接处理肿瘤基底部。

2.**肿瘤切除方式** 肿瘤的显露对于肿瘤切除程度而言至关重要。有学者将鞍区脑膜瘤的手术显露程度进行分级：Ⅰ级，肿瘤自然显露，基本无须牵拉脑组织便将肿瘤切除；Ⅱ级，对脑组织间断性略加牵拉，去除牵拉后，局部组织外观与未牵拉部位无异；Ⅲ级，牵拉处脑组织有伤痕；Ⅳ级，脑损伤较明显或呈不同程度肿胀。良好的肿瘤显露应达到Ⅰ级或Ⅱ级标准。切除肿瘤时应尽可能先处理肿瘤基底部，切断肿瘤的血供。处理体积较大的肿瘤时，可先行瘤内切除，待肿瘤部分减压体积缩小后，再分离切除残余瘤壁，分离肿瘤与周围神经血管时须格外小心，避免损伤。颅前窝底肿瘤常伴有颅底硬脑膜和颅骨的侵蚀及破坏，原则上应尽可能切除受侵犯的硬脑膜和颅骨，并行颅底重建，若肿瘤基底巨大，侵犯范围较广，则可酌情保留基底部薄层肿瘤组织，避免颅底重建困难而导致脑脊液漏、继发颅内感染或脑组织疝出。

3.神经及血管的保护　嗅沟区脑膜瘤主要侵犯嗅神经对于偏向一侧的嗅沟脑膜瘤，可采用单侧额下入路，并且尽可能辨认并保护嗅神经，尤其是保护对侧嗅神经免于受损。采用翼点入路切除肿瘤时，牵拉额叶不应过度，脑压板前端距离中线1～2cm，可避免嗅神经损伤。鞍区血管及神经集中，此部位肿瘤可能推挤或包绕视神经、颈内动脉及分支等，肿瘤包膜上也可有视神经、下丘脑的穿支血管分布，因此手术须非常谨慎。处理肿瘤包膜时，严格沿肿瘤与蛛网膜之间的间隙分离，肿瘤包膜上的血管，若穿入肿瘤则为肿瘤的滋养血管，可电凝离断，若沿肿瘤表面绕行，则勿轻易损伤。对于包绕在肿瘤内部的血管，若肿瘤质地较软，可用超声吸引器吸除血管周围肿瘤组织，若肿瘤质地坚硬，则宁可残留少量肿瘤组织于血管表面，切勿损伤血管造成大出血或血管闭塞。在邻近血管神经的部位操作时，双极电凝器功率应适当调低，且电凝过程中需要不断滴入生理盐水降低局部温度。防止热传导造成神经损伤和血管痉挛。对于侵入海绵窦的肿瘤，若肿瘤只是附着于海绵窦的外侧壁、上壁，力争全切除肿瘤，切开过程中注意保护脑神经。若肿瘤长入窦腔内，则常与脑神经粘连紧密，强行切除肿瘤容易损伤脑神经，因此只姑息性切除部分肿瘤。

4.颅底重建　肿瘤完全切除后，探查颅前窝底。若鼻窦开放，则以浸透庆大霉素和活力碘的明胶海绵填塞，以骨蜡封闭瘘口。对于较小的骨质缺损，不须修复骨质，只需将硬脑膜严密缝合即可。对于较大的骨质缺损，应以钛合金板修复缺损，恢复颅底正常结构，并取颞肌筋膜或骨膜修补硬脑膜缺损。颅底重建应达到下列标准：消除死腔，在颅腔与鼻腔、鼻旁窦、口咽部间建立永久性屏障，以促使伤口愈合，防止颅内积气和颅内容物疝出；选择合适的材料严密修复硬脑膜，必要时修复颅底骨缺损，以防止发生脑脊液漏和颅内感染；手术入路应尽量有利于病灶切除，并获得较满意的整容、美容效果；不影响术后复查有无肿瘤复发。

（四）岩斜区脑膜瘤

1.手术入路

（1）颞下经岩骨前入路（Kawase入路）：在颞下入路的基础上磨除岩锥前部。其要点是以颧弓根部为中心，磨除颧弓上缘，咬除颞鳞至平颅中窝底水平，磨除岩锥前部，切开小脑幕。此入路可显露鞍旁、海绵窦、同侧环池、脚间池、鞍上池、中斜坡、脑桥小脑角区等部位，其优点是显露岩斜区充分，操作空间大，对颞叶牵拉轻微，Labbé静脉损伤概率低，对动眼神经和脑干的显露较好，对于同时向鞍区、颅中窝底和脑桥小脑角区发展的巨大岩斜区肿瘤，可联合切除颧弓，以获得更好的肿瘤显露效果。

（2）乙状窦前入路：有学者认为，此入路是处理岩斜区肿瘤的适宜入路，其优势在于对小脑、颞叶的牵拉轻微，容易处理肿瘤基底、阻断肿瘤血供，到达斜坡距离较其他入路最短，可多角度直视脑干腹侧面，乙状窦、Labbé静脉不受影响；但其缺点也同样明显，手术耗时长、创伤大，破坏迷路会导致同侧听力丧失，开放乳突气房容易导致颅内感染和脑脊液漏等。

（3）枕下乙状窦后入路：对于斜坡型的岩斜区肿瘤有良好的显露效果，该入路通过脑桥小脑角池，显露中上岩斜区，岩斜区外侧部视野显露较满意。然而，深部区域及幕上视野显露不佳，在此入路的基础上联合磨除内听道上结节并切开小脑幕，可增加对幕上岩斜区及颅中窝的显露，但对脑干腹侧及深部斜坡的显露仍不佳，Samii将此入路称为经乙状窦后内听道上入路，有学者认为，经乙状窦后内听道上入路可以将乙状窦后入路的手术野扩大显露到颅中窝的中线部、上斜坡侧方，并可显露Meckel腔内三叉神经，是切除主体位于颅后窝，同时累及颅中窝的岩斜区肿瘤的良好途径。

（4）联合入路：乙状窦前和乙状窦后入路的联合适用于累及全斜坡的肿瘤，通过前者可鉴别外侧的脑神经，应用后者鉴别内侧靠近脑干的脑神经。乙状窦前入路联合经岩骨前方入路可切除扩展到颅中窝、颅后窝的病变。联合颞下耳前入路、颞下窝入路，提供了舌咽神经、迷走神经和颈静脉球的显露。与远外侧入路联合并磨除枕髁的外1/3，向下延伸显露枕下三角和寰椎后弓，可切除枕骨大孔处的病变。

2.手术操作要点　由于岩斜区的解剖关系复杂，重要的神经血管密集，因此这一部位脑膜瘤手术有一定难度与风险。有国外文献报道，岩斜区脑膜瘤的手术全切率仅为30%～40%，而脑神经功能障碍的发生率可达20%以上。因此，有学者认为，岩斜区脑膜瘤手术治疗的首要目标是脑干减压及尽可能恢复神经功能，而并非追求肿瘤全切。岩斜区脑膜瘤的手术处理除了保护好神经血管以外，同其他脑膜瘤的处理原则是一样的，即首先离断其供血，而后分块切除。大型肿瘤则采用边离断肿瘤基底边分块切除的方法。对于与神经、血管和脑干粘连紧密的肿瘤，可先尝试分离，难以分离者不必勉强全切肿瘤。手术操作应尽可能轻柔，避免过度牵拉脑组织。沿蛛网膜界面分离可减少神经血管的损伤。若脑组织压力过高影响手术操作，术中可静脉滴注甘露醇或过度换气以使颅内压下降，也可穿刺侧脑室释放脑脊液。

（五）小脑幕脑膜瘤

1.手术入路　根据肿瘤的生长部位不同，可选择不同的手术入路。

（1）幕上脑膜瘤：幕上前部脑膜瘤可选择扩大翼点入路，幕上侧方脑膜瘤可选择颞下入路，幕上后方脑膜瘤可选择枕叶下幕上入路。

（2）幕下脑膜瘤：肿瘤位于小脑后方可选择幕下小脑上入路（Krause入路），位于幕下侧方可选择枕下乙状窦后入路。

（3）哑铃型脑膜瘤：可选用幕上、下联合入路。

2.手术操作技巧　术中充分打开脑池释放脑脊液可使脑组织塌陷，有利于显露。若颅内压仍较高，术中可行腰椎穿刺引流脑脊液降低颅内压。术中应尽可能早地切开小脑幕（在肿瘤边缘环行切开小脑幕或大脑镰，以保留部分与肿瘤伴行的静脉或静脉窦），尽早阻断肿瘤血供，减少出血，根据需要切开一侧或双侧小脑幕。但是如果直窦闭塞，小脑幕静脉扩张明显，尽量不要切开小脑幕，以免引起静脉回流障碍。术中充分显露肿瘤与周围结构的关系，尽量采用锐性分离，避免盲目电凝，可有效减少神经血管的损伤。

3.静脉窦保护　术前应行MRV及DSA了解静脉窦受压及闭塞情况。若肿瘤贴附于静脉窦壁生长而未侵入窦腔内，可将肿瘤仔细分离并予以全切除；若肿瘤已致静脉窦完全闭塞，则可结扎静脉窦并切除肿瘤；若肿瘤侵入静脉窦内而未完全闭塞静脉窦，则需权衡手术风险：若受累的横窦为较粗的优势侧，则不可使其闭塞，可选择放弃全切肿瘤保证静脉窦的完整性，或切除后行静脉窦重建；若受累的横窦较细，则多数情况下可选择结扎后切除肿瘤。

（六）脑室内脑膜瘤

1.手术入路　脑室内脑膜瘤多数位于侧脑室三角区，其手术入路可选择下述3种。

（1）颞中回入路：于颞中回的中1/3处起始，横向后1/3处切开皮质4～5cm，经扩大的颞角进入侧脑室三角区。颞中回入路的优点是不易致视放射损伤，能避免损伤角回和缘上回，但有可能损伤感觉性语言中枢。

（2）顶枕入路：在大脑纵裂旁开3～4cm，中央沟后方1cm至顶枕沟纵向切开顶叶4～5cm，直达侧脑室三角区。该入路在感觉区后方、角回和缘上回上方操作，避免损伤角回和缘上回，正对肿瘤表面，对脑组织的破坏小。缺点是不利于优先处理肿瘤基底部血供。

（3）额中回入路：起源于室间孔附近的肿瘤可选用此入路。

2.手术操作技巧　牵开皮质的动作要轻柔，不可过度牵拉，否则易损伤背侧丘脑和内囊膝部。显露肿瘤的同时要保护好脑室及脑室旁静脉系统，防止深静脉血栓形成而引起的术后神经功能缺损。对于体积较小、在脑室内活动度较大的肿瘤，可先显露和处理肿瘤基底部，然后完整切除肿瘤；对于体积较大的肿瘤，可先行瘤内减压，分块切除肿瘤，再逐步剥离瘤壁；若肿瘤包绕重要血管或与脑室壁粘连紧密，则不必勉强追求完全切除。切除过程中，可用脑棉片填塞于室间孔，防止出血流向对侧脑室和第三、四脑室。彻底止血后用大量生理盐水冲洗脑室腔，脑室内不放置明胶海绵，避免术后脑积水形成。侧脑室脉络丛可部分电凝，以减少术后脑脊液的分泌。

第三节　垂体腺瘤

垂体腺瘤是一种常见的颅内肿瘤，其年发病率女性为7/10万人，男性为2.8/10万人。据国外文献报道，尸检和影像学检查提示垂体腺瘤的人群发病率为17%～23%。在颅内肿瘤中，垂体腺瘤的发病率仅次于脑胶质细胞瘤，居第二位，约占颅内肿瘤的20%。垂体腺瘤为良性肿瘤，起源于腺垂体（垂体前叶）。通常生长缓慢，主要症状表现为头痛、视功能障碍、内分泌功能紊乱及并发糖尿病、高血压、心脏病、骨质疏松等症状，严重者可以导致劳动力丧失，甚至死亡。近年来垂体腺瘤的诊治手段及疗效不断提高，但是其发病机制尚不明确。

一、手术适应证

（一）经蝶窦入路

1.垂体泌乳素腺瘤

（1）药物治疗效果欠佳。

（2）不能耐受药物治疗。

（3）拒绝服用药物治疗。

（4）肿瘤巨大伴明显视力视野障碍。

2.垂体ACTH腺瘤　明确诊断后，手术治疗是首选方法。

3.肢端肥大症　外科手术是首选治疗方法。

4.垂体无功能微腺瘤　可以随诊观察。

5.垂体大腺瘤

（1）垂体泌乳素腺瘤：伴垂体卒中或囊性变，药物治疗效果不佳者。

（2）有视神经视交叉受压者，即使没有内分泌异常或视野缺损，但视觉结构可能会受到损伤，也需要手未治疗。

6.急性和迅速的视力或其他神经功能恶化　可能意味着视交叉缺血、出血或肿瘤梗死（垂体卒中），失明通常需要急诊手术减压。

7.诊断不明确的患者　手术治疗可以获得病变组织用于病理诊断。

（二）经颅入路

大多数垂体腺瘤可以采用经蝶窦入路手术，但在某些情况下应该考虑开颅手术，具体为下述两种情况。

1.蝶鞍扩大不明显，肿瘤主要位于鞍上，尤其是肿瘤被鞍膈孔束紧，肿瘤呈"哑铃"形。

2.向前、中颅底生长，且大于鞍内部分的肿瘤。

二、手术禁忌证

1.患者全身状况不能耐受手术。

2.活动性颅内或者鼻腔、蝶窦感染。

三、术前准备

1.明确诊断。有关内分泌学检查、视力、视野和眼底检查，常规摄蝶鞍正侧位相，以了解蝶鞍形态，蝶窦气化情况；常规增强CT或MRI，了解肿瘤大小、密度或信号、形态、伸展方向。

2.经蝶窦入路者应检查鼻腔，术前应用抗生素液滴鼻，清洁口腔，术前一天剪鼻毛，开颅者手术当天剃发。

四、手术要点、难点及对策

（一）经颅入路

1.经额底入路　适用于肿瘤大部分位于鞍上，未侵及第三脑室前部者，但视交叉前置者显露困难。

（1）手术操作：①患者予以气管插管下全身麻醉。患者取仰卧位，上半身抬高20°，头部后仰15°～30°，于双侧额部发际内做冠状头皮切口或单侧额部切口。②颅骨钻孔、游离骨瓣、切开硬脑膜、悬吊硬脑膜并固定。③开放相关脑池、释放脑脊液，使脑组织回缩，抬起额底，直至鞍结节，辨认视神经和视交叉。④从视交叉间隙、视神经与颈动脉间隙切除肿瘤，鞍内部分切除后鞍上扩展的部分可降至鞍内，相继切除；分块切除视交叉后下方肿瘤，最后切除上方残留肿瘤。⑤肿瘤切除后，反复冲洗术野，双极电凝及止血材料止血。严密缝合硬脑膜，骨瓣复位固定，依次缝合头皮各层，无菌敷料覆盖，术毕。

（2）注意事项：①摆放体位时床头高足低，头部后仰15°～30°，额部钻孔尽量靠近颅前窝底，使额叶在术中受到的牵拉最小。②额窦开放时用剥离子将额窦黏膜尽量去除，以混有抗生素粉剂的骨蜡封闭额窦。③在显露鞍区肿瘤前，可以通过解剖周围脑池或术前放置腰部蛛网膜下隙引流管缓慢释放脑脊液，以减低颅内压。④在抬起额叶时，可以将额底外侧部分抬起；勿损伤嗅结节及前穿质附近额叶脑组织，避免患者术后出现意识障碍。⑤如视交叉前置，可采用经额颞入路或经颈内动脉–视神经间隙切除肿瘤。⑥肿瘤本身并不形成瘤壁，术中所见的瘤壁实际上是肿瘤周围的正常结构及周围的蛛网膜，特别是垂体受肿瘤推移积压而成。⑦切除蝶鞍后上方、入路同侧、前方的肿瘤时，可以用神经内镜帮助观察并切除肿瘤。

2.经纵裂入路　适用于肿瘤大部分位于第三脑室前部，充满鞍上池，未侵入第三脑室者。

3.经胼胝体入路　适用于肿瘤侵入第三脑室和（或）侧脑室，脑积水明显，以及视交叉下方和鞍内部分肿瘤显露不佳者。

4.经侧脑室入路　适用于肿瘤侵入侧脑室，室间孔明显梗阻，对鞍内显露不好者。

5.经翼点入路　适用于肿瘤向鞍旁、颅中窝底生长，并向鞍后发展者。

（1）手术操作：经翼点入路垂体腺瘤切除术是近年采用较多的手术入路，优点是通过打开侧裂池，利用额颞叶之间的间隙进入鞍区，对脑组织的机械性牵拉较轻，不易损伤嗅神经。①患者取仰卧位，头部偏向手术对侧。②于额颞部做弧形切口，依次切开头皮各层，剪开颞浅筋膜，分离颞肌，骨膜下分离肌皮瓣并翻向面侧固定。③颅骨钻孔，关键孔位于额骨颧突处，以铣刀铣开骨瓣，磨钻磨除蝶骨嵴外侧。④以蝶骨嵴为中心弧形剪开硬脑膜。⑤解剖外侧裂，放出脑脊液，显露大脑中动脉及分支，显露出颈内动脉床突上段及大脑前动脉、大脑中动脉分叉处。打开颈内动脉池及周围脑池，释放脑脊液，使颅内压进一步降低。⑥观察鞍区肿瘤及肿瘤毗邻关系。选择视交叉前间隙、视神经颈内动脉间隙、颈内动脉动眼神经间隙及动眼神经外侧间隙中较大者开始进行手术操作，按顺序先行鞍内后行鞍上肿瘤瘤内切除。⑦肿瘤切除完毕后，以大量生理盐水冲洗术野，可以用双极电凝电灼及止血材料贴敷压迫止血后，缝合硬脑膜及头皮各层，术毕。

（2）注意事项：①在摆放体位时，使头部向对侧偏斜并轻度后仰，以使额叶在重力作用下自然下垂；同时额骨颧突钻孔必须贴近颅底，减少脑压板牵拉。②解剖侧裂时应遵循自额叶由外向内解剖，将大脑中动脉及其分支牵向颞侧；入侧裂的静脉如果妨碍分离可以电灼后切断，以利于显露术野。

（二）经蝶窦入路

经蝶窦入路常为首选入路，适用于各种类型的垂体微腺瘤、垂体大腺瘤；各种类型的垂体巨大腺瘤并向鞍上或鞍后上生长，轻度向鞍上前方及鞍旁两侧者；视交叉前置者；肿瘤向蝶窦生长、向后生长侵入鞍背、斜坡者；出现脑脊液鼻漏者；巨大肿瘤侵入海绵窦甚至累及海绵窦入颅中窝者既可以行扩大经蝶窦入路手术，也可以一期行经蝶窦部分或大部切除肿瘤，以改善视力，为二期开颅手术做准备。

1.手术步骤

（1）术前准备：①患者取仰卧位，上半身轻度抬高，颈部轻度过伸。②气管插管于口腔左侧固定；消毒铺巾，双侧角膜以红霉素眼药膏保护后再用无菌贴膜封闭保护。③面部、口唇、下颌、颈部消毒，铺巾包头。④长纱填塞口咽。⑤鼻腔以黏膜消毒剂如络合碘等进行消毒。

（2）手术过程：①术者一般位于患者右侧。②肾上腺素棉片收缩鼻甲扩大术野，收缩黏膜减少出血。③以剥离子沿鼻中隔及中鼻甲之间进入，确定蝶窦开口位置，然后置入牵开器。④切开鼻中隔右侧根部黏膜，黏膜下分离，将鼻中隔左侧黏膜向左侧推开，置入牵开器。⑤确认蝶窦前壁，向两侧扩大蝶窦侧壁；确认鞍底位置，去除蝶窦黏膜，以骨凿和（或）磨钻去除鞍底骨质。⑥以钩刀或11号刀片垂直切开硬脑膜。⑦用不同角度和长度的垂体腺瘤显微刮匙、取瘤钳和吸引器切除鞍内肿瘤；使鞍上肿瘤逐步下降至鞍内，直至鞍膈下降满意为止。⑧瘤腔内以生理盐水或温盐水冲洗；瘤腔内和（或）蝶窦内可以填塞明胶海绵，鞍底硬脑膜切缘处可以用人工硬脑膜贴敷。⑨在撤出牵开器后，将已切开及进行黏膜下分离的右侧鼻中隔右侧蝶窦开口附近的鼻黏膜推回原位，然后进行鼻腔内油纱填塞。

2.注意事项

（1）合理进行鼻腔黏膜收缩，使术野显露清晰。注意对于高血压患者进行鼻腔黏膜收缩时可能使血压升高。

（2）切开鼻中隔根部黏膜后，在鼻中隔根部及蝶窦开口附近分离黏膜时要尽量保持黏膜完整，减少渗血，才会有清晰手术野和顺畅入路。

（3）严格保持正中入路，勿偏移，以免损伤鞍旁重要血管神经。

（4）必要时，使用C形臂或神经导航确认蝶鞍定位，防止误损伤颅前窝、额叶、斜坡和脑干等颅内重要组织。

（5）鞍底开骨窗选位和硬脑膜切开时大小要适度，动作要轻巧，以防损伤鞍膈、海绵窦和颈内动脉。

（6）注意鞍内组织结构变异情况，如观察不清，切勿盲目钳夹及动用刀剪；如发现颈内动突入鞍内，一定要设法避开，以免损伤大动脉引起大出血；遇海绵间窦出血要及时止血。

（7）在鞍内刮、吸、切除肿瘤，动作要轻柔，切勿损伤海绵窦、鞍膈、鞍上重要脑组织、神经和血管组织。

（8）鞍内止血要彻底，渗血多者应放置引流。

（9）鞍内、蝶窦内填塞脂肪组织要适度，过多脂肪易滑向鞍上，形成新的压迫；而过少要脂肪滑向蝶窦腔内使防脑脊液漏、止血等无效。

第四节　颅咽管瘤

颅咽管瘤是一类位于颅内蝶鞍区或鞍旁的中枢神经系统良性肿瘤。颅咽管瘤起源自胚胎时期颅咽管的残存上皮组织或Rathke囊（釉质型），或由胚胎时期口凹的残存鳞状上皮细胞化生而来（鳞状乳头型）。通常隐匿起病，大多数患者就诊时有神经系统症状（头痛、视力视野损害）和内分泌紊乱。每年新诊断出的颅咽管瘤发生率为（0.13～2）/10万人。性别和种族对于颅咽管瘤发病率无影响。颅咽管瘤患者的年龄分布呈双峰趋势，5-14岁儿童与65-74岁老年人发病率最高。在儿童群体中，颅咽管瘤占所有肿瘤的5%，占鞍区或鞍旁肿瘤的50%。

一、临床表现

颅咽管瘤大多生长缓慢，症状常隐匿发生，从症状出现到确诊通常需1～2年时间。常见的症状如下述几项。

（一）颅内压升高

头痛、恶心和呕吐多由于肿瘤本身的占位效应或继发的脑积水引起。脑积水多由于室间孔、第三脑室或中脑水管阻塞引起。

（二）内分泌紊乱

内分泌功能通常受抑制，如甲状腺功能减退、直立性低血压、侏儒症、尿崩、阳痿和闭经。但同样可能有内分泌功能亢进的表现，如儿童性早熟，或者发生于成人均肥胖症。

（三）视力视野损害

最常见的视野损害是由于视交叉受压导致的双眼颞侧偏盲，但部分患者可有同向偏盲、视盲点扩大及视神经萎缩和视盘水肿。

（四）其他的临床表现

包括化学性脑膜炎（囊液破入到蛛网膜下隙导致）、癫痫、尿崩症、智力发育缓慢、情绪不稳及淡漠。

二、诊断与鉴别诊断

（一）诊断

1.影像学　典型的颅咽管瘤影像学表现是位于鞍区或鞍旁的囊实性占位，伴有钙化。肿瘤可位于鞍上（75%）、鞍内（5%）或同时侵犯鞍上及鞍内（20%）。鞍上型颅咽管瘤又可依据肿瘤与第三脑室及视交叉的关系而分为不同的亚型。肿瘤钙化在CT图像上显示最明确，而MRI则能够更精确地勾画出肿瘤轮廓，并反映肿瘤和下丘脑的关系，因此MRI常被用作手术规划的依据。磁共振血管造影（MRA）不仅能够显现出包绕肿瘤的血管，更能够为肿瘤与血管畸形的鉴别提供依据。

2.内分泌学检查　包括生长激素、甲状腺激素、黄体生成素和卵泡刺激素的检查，这些检查应与血皮质醇水平检查共同进行，同时还应测定尿比重。另外，骨龄测定及针对年轻女性的卵巢超声检查也同样有帮助。最理想的状态是在术前即纠正患者的所有内分泌功能紊乱，至少应纠正低皮质醇血症及尿崩症。

3.眼科学检查　视力和视野检查对判断病情是必要的，此外还可以进行眼底检查，以发现视盘水肿或视神经萎缩。

4.组织学检查　颅咽管瘤细胞较小，呈上皮样结构，镜下可见大量微囊腔，其他表现包括透明样变及钙化结构、角化物胶原、异物性巨细胞及偶尔可见胆固醇结晶。

（二）鉴别诊断

颅咽管瘤的诊断主要依据患者的临床表现（神经系统和内分泌系统症状）和影像学表现（蝶鞍区钙化的囊实性占位），确诊需要依靠组织学检查。

鉴别诊断主要包括以下几个方面。

1.先天性畸形　蛛网膜囊肿和Rathke囊肿。

2.其他肿瘤　垂体腺瘤、转移瘤、脑膜瘤，表皮样和皮样囊肿、下丘脑-视神经胶质瘤，下丘脑错构瘤、畸胎瘤等。

3.感染性或炎性包块　嗜酸肉芽肿、淋巴细胞性垂体炎、肉样瘤病、梅毒及结核。

4.血管畸形　颈内动脉动脉瘤或前交通动脉瘤、动静脉畸形等。

三、手术适应证

无禁忌证的患者均应手术。

四、手术禁忌证

年老体弱、有严重的重要器官疾病、出凝血功能障碍、感染性疾病未能控制。

五、术前准备

（一）一般准备

1.入院行血常规及血生化检查、血垂体激素检查、心电图和胸部X线片检查。另外，上述的辅助检查是必做项目。

2.术前口服抗癫痫药和糖皮质激素。

3.针对术前检查出的症状和体征行对症处理，如视力下降给予神经营养药，尿崩症给予去氨加压素，电解质紊乱予以纠正等。

（二）术前评估

1.病情　术前是否有尿崩症、电解质紊乱、癫痫、垂体激素水平很低、视力极度受损，以及是否合并有其他器官疾病或糖尿病等。

2.影像学

（1）瘤组织含钙化较多、实体肿瘤为主者手术困难。肿瘤起源于第三脑室底部者较其他部位困难。

（2）按肿瘤对下丘脑侵犯的程度，分为0～2级，0级表示肿瘤没有侵犯下丘脑；1级表示下丘脑受压上抬，但下丘脑仍可见；而2级表示下丘脑受压严重以至于难以从影像学上分辨。术前分级越高，则术后致残的可能性越高，两者显著相关。因此有学者建议，对于0级或1级的肿瘤，可以尝试全切除，而对于2级的肿瘤，可以行肿瘤部分切除，与下丘脑关系密切的肿瘤组织不必强行切除。

（3）按肿瘤起源分型

鞍内型颅咽管瘤MRI：蝶鞍显著扩大，鞍内有钙化；矢状位的薄层扫描显示，视交叉位于肿瘤上方；大型肿瘤可显示第三脑室底部轮廓因肿瘤挤压而变形，向后上移位，显示肿瘤在脑室外。

鞍上型颅咽管瘤MRI：鞍上肿瘤，蝶鞍不扩大；矢状位的薄层扫描显示视交叉位于肿瘤上方；大型肿瘤可显示第三脑室底部轮廓受肿瘤挤压而变形，向后上移位，显示肿瘤在脑室外；肿瘤与垂体柄伴行。

室下型颅咽管瘤MRI：鞍上肿瘤，蝶鞍不扩大；矢状位或轴位的薄层扫描显示视交叉显著前移，位于肿瘤前方；肿瘤在视交叉的后方，可占据脚间窝。

室前型颅咽管瘤MRI：肿瘤位于第三脑室，早期体积不大已有显著脑积水；冠状位的室间孔层面，见肿瘤占据全部第三脑室，并有"向侧脑室内膨隆"的特征。

肿瘤按起源分型有利于判断肿瘤对患者的生命和神经功能影响，例如：①视觉障碍以鞍上型颅咽管瘤较为突出，视交叉或视神经不但受到来自下方肿瘤的压迫，还要受到上方的大脑前动脉的紧勒。②鞍内型颅咽管瘤常引起内分泌障碍导致儿童发育停滞，鞍上型颅咽管瘤常致早期尿崩症。③室下型和室前型颅咽管瘤的视觉和内分泌障碍都相对较轻，与肿瘤大小不成比例。室前型颅咽管瘤由于室间孔的较早堵塞，脑积水导致颅内压增高的表现常是首发症状。室下型颅咽管瘤的脑积水出现较迟，颅内压增高症状相对较轻。

六、手术要点、难点及对策

颅咽管瘤手术可分为经颅和经蝶两种手术入路，分述如下。

（一）经颅手术

1.翼点入路　是颅咽管瘤最为经典和最常用的入路，可以通过视交叉间隙、视神经颈内动脉间隙、颈内动脉动眼神经间隙、终板、视束大脑中动脉间隙等对肿瘤进行分离切除。这一入路适合于鞍内型、鞍上型和室下型的颅咽管瘤。

（1）头位：根据肿瘤起源和占据的位置在标准翼点入路头位的基础上调整，鞍内型用标准翼点入路即可，鞍上型头多后仰10°，室下型头多后仰15°～25°。

（2）解剖：按顺序依次解剖外侧裂池（要求见到游离的大脑中动脉）、颈内动脉池、视交叉池和对侧相应池，需打开终板时，外侧裂需解剖得更长一些。

对较小的肿瘤，可一次游离和摘除肿瘤；对较大肿瘤先行囊内切除（特别是实体和钙化组织），然后断离肿瘤起源处，最后游离肿瘤包膜，将肿瘤取出。肿瘤起源一般均在下丘脑-垂体轴上，要尽可能保护该区的正常组织以维护患者术后的正常内分泌功能。在分离包膜时，因包膜周围有增生的胶质易于与正常组织分离，所以要沿着包膜分离，有时部分肿瘤不在视野内，可通过牵拉分离包膜的技术将整个肿瘤取出对鞍内型的肿瘤，因肿瘤上壁与鞍膈紧密粘连，故宜将覆盖肿瘤的鞍膈一并切除。方法是先经视交叉间隙从前床突鞍膈前缘切开，向左至海绵窦，然后沿后床突、鞍背切开，再从右侧视神经颈内动脉间隙切开鞍膈近海绵窦处，并在视神经下与前后鞍膈切口汇合，形成鞍膈的环形切开，达到切除下方肿瘤的目的，在可能的情况下，应将鞍内肿瘤顺肿瘤包膜切除。有时，肿瘤侵及视神经鞘内，这时还需打开视神经管，彻底清除肿瘤。

在视交叉前置的情况下，视交叉很容易被误认为肿瘤而受到损害。在正常情况下，两侧视神经以反"\ /"字呈现在手术者眼前，如呈现在手术者眼前的是一个正"\ /"字形的双侧视神经景象，要警醒这不是视神经而是视束，它们的前端正是视交叉。因此，在没有明确视神经、视交叉、颈内动脉等重要结构前，不要贸然尝试切除肿瘤。

（3）切除肿瘤时，电凝和器械容易误伤以下重要结构。

视神经、视交叉和视束：除了上述视交叉被误伤的情况，视神经特别是入路侧的视神经更易受伤，如在分离视神经与肿瘤粘连时，在视神经与颈内动脉间隙，器械进出对视神经的牵拉和机械摩擦、电凝的直接损伤、电凝蒸汽的灼伤均可造成术后视力下降和失明应对措施是使用最低电凝强度，减少电凝频度，短促电凝，尽量减少对视神经的牵拉，器械进出时避免接触视神经，以薄的脑棉片铺在视神经表面。在需要切开终板时，应从入路侧平行视束做切口，锐性沿视交叉和对侧视束切开终板，在分离和切除肿瘤时，始终注意对侧视束完整，并注意不对其产生牵拉作用。切开终板后的操作，应尽量不用电凝，被迫使用时，用低电凝强度、短时和电凝后及时冲水。

颈内动脉：颈内动脉的牵拉、摩擦、必要和不必要的电凝均易引起动脉壁损伤而造成动脉瘤样突起，引起术中或术后出血，特别在肿瘤复发行再次手术时，导致致死性出血，对应措施是在颈内动脉侧壁垫上薄的脑棉片，减少对颈内动脉的触碰，避免不必要的电凝，选用尖的、裸露短的电凝镊。

大脑前动脉和前交通动脉：在切除肿瘤过程中，除可能造成动脉瘤样突起外，如肿瘤较大或较硬，在强行拖出分离好的肿瘤时，易发生视神经的损伤，更严重的是引起上述血管的撕裂大出血和术后严重的脑梗死。为避免上述情况的发生，应分块取出大的钙化组织，在拖出肿瘤遇到阻力时，不要强行拉出，而应做进一步游离后再试行拉出，若仍不能拉出肿瘤，则分块切除取出肿瘤。脑压板的不当牵拉也是血管损伤的重要原因，特别在需要切开终板时更是如此，除了用脑棉片保护上述血管外，手术全程均要注意血管受牵拉的程度。

下丘脑：在肿瘤为鞍上型和室下型时，通过翼点入路有时不能直视到肿瘤与下丘脑的分界，因此，部分操作是凭手感和经验，所谓的"盲区操作"，应先用神经剥离子沿肿瘤包膜向前推肿瘤，然后边牵拉包膜边用吸引器或神经剥离子挡住下丘脑，直至肿瘤完全从合适的间隙取出。

垂体柄：因其为下丘脑垂体轴的重要连接结构，保护其结构和功能完整成为手术的目标之一，也是术后患者内分泌功能是否正常的关键所在。但颅咽管瘤起源多与垂体柄相关，因此，垂体柄均会有不同程度的肿瘤浸润，只有少数情况下可看到完整无损的垂体柄，大多数情况下垂体柄总是被肿瘤大部取代，此时手术者通常要权衡是留下携带有少量肿瘤组织的垂体柄去冒复发的风险，还是切除受侵的垂体柄而让患者忍受术后尿崩症、垂体功能低下的并发症。这主要依据手术者的经验和术中肿瘤和垂体柄的具体情况作出不同处理。

（4）在打开终板，分离肿瘤后部时应垫入脑棉片将肿瘤及手术区与第三脑室隔开以防肿瘤残渣、血液，囊液流进第三脑室。

2.经额下入路　常用的是发际内冠状切口，依据肿瘤偏向选择右侧或左侧骨瓣开窗，骨窗下缘平眉弓，内侧近中线。手术要点是切开硬脑膜后不要试图向上牵拉额叶，而是应先打开侧裂池释放脑脊液，待脑松弛后，再向上牵拉额叶，显露视交叉区，切除肿瘤技术见前述。如肿瘤侵入蝶窦内，尚可在鞍结节处做硬脑膜瓣，钻骨进入蝶窦清除肿瘤，术后以自体脂肪和筋膜填入，缝合硬脑膜瓣。

此入路适合于鞍内型和鞍上型肿瘤，但不适合于室前型和室下型肿瘤，对巨大颅咽管瘤也不便选此入路。

当肿瘤较小时，可通过额下锁孔入路切除肿瘤。在眉弓处做横行切口，并做直径2.0～2.5cm骨瓣，利用锁孔器械打开侧裂池、视交叉池，切除肿瘤技术同上述。

3.经额纵裂入路　适用于鞍内型、鞍上型及室下型颅咽管瘤。患者取仰卧位，头皮切口同额下入路。切开硬脑膜后，开放外侧裂池，脑组织松弛后，沿纵裂分离两侧额叶，显露视神经、视交叉，肿瘤常将视交叉和大脑前动脉及前交通动脉顶向后上方，在纵裂向后分离到胼胝体膝，注意勿伤及此处的双侧胼周动脉。大多数鞍上颅咽管瘤的表面覆盖的是蛛网膜，因此与周围神经和血管粘连不紧，易于游离开，对较小的肿瘤可分离其与下丘脑和垂体柄的粘连后整体取出，并且保护垂体柄完整的概率很高。如肿瘤位于第三脑室前部，通过此入路打开终板，可在直视下分离肿瘤后界，切除肿瘤的技术和要重点保护的结构如前所述。

4.经胼胝体入路　适用于室前型颅咽管瘤，即肿瘤主体位于第三脑室内，该入路能在直视下分离和切除肿瘤。患者取仰卧位，在头皮中线发际内5cm处做马蹄形或钩形切口，皮瓣翻向额侧，可做三角形或矩形骨瓣开颅。因此型颅咽管瘤多有较明显的脑积水的表现，剪开硬脑膜后，如颅内压高，则不可强行用脑压板牵拉脑组织而造成不必要的脑损伤，可先穿刺脑室，放出脑脊液，使脑组织易于牵开。从回流静脉少的地方，用脑压板从纵裂把额叶牵开，初学者有时会把胼缘动脉误认为胼周动脉。在纵裂底部，双侧胼周动脉位于白色的胼胝体上方，从两侧胼周动脉之间切开胼胝体2.0～2.5cm，可经扩大的侧脑室室间孔看到肿瘤（经胼胝体侧室室间孔入路），也可进入透明隔间隙向下分离到穹窿，再分开两侧穹窿进入第三脑室（经胼胝体穹窿间入路）。在分离肿瘤后壁时，宜垫入脑棉片以防止肿瘤残渣和血块向后堵塞第三脑室导水管。在放出囊液和囊内肿瘤切除后，沿肿瘤壁分离肿瘤，并予以切除。肿瘤有时与第三脑室前方的神经和血管结构粘连紧密，应细心分离，估计不能分离的不必强求。与经胼胝体侧脑室室间孔入路和经胼胝体穹窿间入路相比，经皮质侧脑室入路的手术视野更大，对较大肿瘤更合适，但术后癫痫的发生概率高于前两者。

此入路要重点避免损伤的神经、血管组织结构：在纵裂牵拉脑组织时，因颅内压高可能损伤旁中央小叶和胼缘动脉，导致患者术后出现小便功能障碍、偏瘫；在分开两侧胼周动脉，切开胼胝体、脑压板深入牵开的过程中，有可能损伤胼周动脉致患者偏瘫和意识障碍。胼胝体切口过长、穹窿损伤会引起记忆缺失等；室间孔周围丘纹静脉的损伤可致背侧丘脑水肿；下丘脑和背侧丘脑的神经核团损伤可致体温、内分泌、水和电解质紊乱、癫痫、上消化道出血和昏迷。当肿瘤与ACA、ACoA粘连紧密时，血管的损伤可引起严重后果。牢记这些要点，掌握肿瘤切除技术，应能取得良好疗效。

5.经胼胝体-翼点联合入路 当肿瘤较大，特别是从鞍内到第三脑室均为肿瘤占据时，需要选择联合入路，因为翼点入路和胼胝体入路基本覆盖了颅咽管瘤最常生长的部位，两种切口相邻，两种入路可以一次手术完成。当判断哪种入路有可能一次切除肿瘤时，就应先做这一入路。

（二）经口、鼻蝶入路

1.经口鼻蝶入路 此入路随着经鼻蝶入路的普及和技术改进，已渐少用。对鞍内型特别是侵入蝶窦内的颅咽管瘤适用。在唇下两尖牙间牙龈上方近黏膜处做横切口，分别沿两侧鼻腔骨内侧和底面分离骨膜和鼻黏膜。沿鼻中隔软骨和梨状骨分离骨膜和黏膜直达蝶窦前壁。将Hardy扩张器沿鼻中隔插入分离后的鼻腔达蝶窦前壁撑开，在显微镜下去除鼻中隔，找到蝶窦开口。用高速金刚钻磨开蝶窦前壁，剥离蝶窦黏膜，磨除蝶窦内骨隔，显露鞍底，若鞍底位置不能确定，需用X线机定位。金刚钻磨开鞍底，形成至少1cm直径骨窗，"十"字形切开硬脑膜，再切开肿瘤包膜，分块切除肿瘤，如能牵拉分离肿瘤包膜容易，可将整个肿瘤拖出；如不能完整分离肿瘤取出，可用刮匙做包膜内肿瘤刮除，尽量将肿瘤更多清除。若肿瘤未能全部切除，又无脑脊液漏可不修补颅底，使残瘤分泌物引流出；若有脑脊液漏，需用脂肪及筋膜填塞蝶窦和蝶鞍并封以生物胶；若术后仍有脑脊液漏，可行腰大池持续引流，如3～4周仍不能停止脑脊液漏，需行修补术。

2.经鼻蝶入路 因显微镜下和神经内镜下的鼻蝶入路基本相似，这里以神经内镜下的入路阐述，特别提倡双人四手的双鼻孔入路。患者取仰卧位，头后仰

15°，鼻腔消毒后，沿中鼻甲和鼻中隔间插入浸有副肾上腺素的脑棉片，以增加手术通道的空间。蝶窦开口是术中重要的解剖标志，也是第一个要找到的标志，它一般位于蝶窦隐窝内，在鼻中隔和上、中鼻甲根部之间、从蝶窦开口内侧至鼻中隔弧形切开鼻黏膜，显露鼻中隔骨性部分并去除，显露整个蝶窦前壁。用高速磨钻由蝶窦开口向周围磨除蝶窦前壁，清理出蝶窦黏膜，磨除窦内骨性分隔。此时大多可见到弧形的鞍底，在磨鞍底前应估计视神经、颈内动脉、海绵窦的位置及与肿瘤的关系。鞍底骨窗应有1.5~2.5cm，"十"字形切开硬脑膜，再切开肿瘤包膜，分块切除肿瘤，如能牵拉分离肿瘤包膜容易、可将整个肿瘤拖出；如不能完整分离肿瘤取出，可用刮匙做包膜内肿瘤刮除，尽量将肿瘤更多清除。

若扩大入路，将鞍结节和蝶骨平台打开，尚可用于鞍上型颅咽管瘤的切除，但术中和术后都要重视脑脊液漏的可能，给予积极有效的处理。

若肿瘤未能全部切除，又无脑脊液漏，可不修补颅底，使残瘤分泌物引流出；若有脑脊液漏，需用脂肪及筋膜填塞蝶窦和蝶鞍并封以生物胶；若术后仍有脑脊液漏，可行腰大池持续引流，如3~4周仍不能停止脑脊液漏，需行修补术。

第五章　高血压脑出血

第一节　高血压脑出血的诊断与鉴别诊断

一、高血压脑出血的诊断

高血压脑出血（HICH）的诊断并不困难。目前，其规范化诊断步骤为：①有高血压病史；②发病突然，迅速出现临床症状与体征，如意识及肢体功能障碍，且血压明显升高；③CT检查可以确诊，特别是对急性期患者的诊断率几近100％。这个诊断标准，仅仅解决了患者有无高血压脑出血的诊断问题，却不能充分反映高血压脑出血患者的病情轻重程度。病情程度的准确诊断，对高血压脑出血的治疗有重要指导意义。目前，高血压脑出血的治疗之所以迟迟不能规范，与人们不能准确诊断高血压脑出血的病情程度有很大关系。虽然，在这方面做了大量工作，仍然没有一个对病情程度进行准确衡量的统一标准。

（一）意识状态的分级

1981年，中华医学会脑血管专题会议关于高血压脑出血的意识状态的分级如下。

Ⅰ级：神志清楚至昏迷，不完全偏瘫。

Ⅱ级：浅昏迷至中度昏迷，完全性偏瘫。

Ⅲ级：中度昏迷，完全性偏瘫，病灶侧瞳孔散大。

Ⅳ级：深昏迷，完全昏迷或去皮质强直，双侧瞳孔散大，有明显生命体征紊乱。

人民卫生出版社《外科学》教材第7版将高血压脑出血病情程度分为3级。

Ⅰ级：轻型，患者意识尚清或浅昏迷，轻偏瘫。

Ⅱ级：中型，完全昏迷及完全偏瘫，双瞳孔等大或轻度不等大。

Ⅲ级：重型，深昏迷，完全性偏瘫及去皮质强直，双瞳孔散大，生命体征紊乱。

《王忠诚神经外科学》第2版，将高血压脑出血病情程度分为5级。

Ⅰ级：清醒或嗜睡，伴不同程度的偏瘫和（或）失语。

Ⅱ级：嗜睡或朦胧，伴不同程度的偏瘫和（或）失语。

Ⅲ级：浅昏迷，偏瘫，瞳孔等大。

Ⅳ级：昏迷，偏瘫，瞳孔等大或不等大。

Ⅴ级：深昏迷，去皮质强直或四肢软单或双侧瞳孔散大。

同时与格拉斯哥昏迷评分（GCS）进行比较，Ⅰ级为14～15分，Ⅱ级为13分，Ⅲ级为10～12分，Ⅳ级为6～9分，Ⅴ级为3～5分。

（二）血肿的位置

1.常常根据高血压脑出血的位置将其分为3种类型。

（1）外侧型：位于内囊外侧，包括大脑皮质、皮质下及壳核。

（2）内侧型：位于内囊内侧，包括背侧丘脑、中脑及脑桥。

（3）小脑型：即小脑各部位的血肿。高血压脑出血以幕上基底核区多见，对这个位置的出血探讨较多。

2.Scheinker将基底核脑出血简要分为3种类型。

（1）外侧型：壳核和外囊出血。

（2）内侧型：背侧丘脑、背侧丘脑下部和内囊出血。

（3）混合型：内侧、外侧都有血肿。这种分型由于简单准确，对临床治疗有指导意义，应用较为普遍。

（三）血肿的形态

高血压脑出血死亡率高的一个重要的独立原因是脑出血后血肿继续扩大，一般认为血肿扩大是由于同一破裂血管的持续出血或再次出血。但也有学者认为血肿扩大为不同血管或多个血管出血造成。脑出血后血肿形成血凝块使血浆中的凝血酶、纤维蛋白降解产物、纤溶酶增多，这些产物渗入血肿周围组织导致炎症，使血脑屏障通透性增加，加上血肿周围局部缺血，可能导致小动静脉再次出血。由于血肿扩大的具体病理生理过程仍不清楚，上述变化与血肿扩大的关系也仅仅是推测。探讨较多的是临床相关因素与血肿扩大的关系。其中不规则的血肿形态是脑出血血肿扩大的独立预测因子，是其他因素在血肿形态学上的间接表现。

关于血肿形态的分类方法，临床上有不同的命名，如稳定型和不稳定型、稳定型和进展性、规则形和不规则形等。各自在概念上的界定大同小异。我们在临床上常常采用规则形和不规则形来界定血肿的形态。

（四）血肿的大小

血肿的大小对脑出血临床表现及预后有密切关系。脑出血量可直接反映损害的严重程度，而导致临床表现不同，一般出血量越大，症状也越重，伴发病也越多，病死率随脑出血增大而增加。多数学者从幕上、小脑、脑干3个不同位置来界定出血量。幕上以<10mL、10~30mL、>30mL，小脑以<10mL或>10mL，脑干以<4mL或>4mL来判断病情的轻重程度和作为治疗方法选择的标准。一般认为出血量大小直接影响预后，血肿越大，病死率越高。Nilsson等发现，血肿体积60mL者的死亡风险是30mL者的3.6倍。有研究结果表明，血肿量的大小与预后正相关，说明血肿量可作为幕上HICH结局的一个独立的预测指标。但是，在幕下HICH，血肿量不是一个独立的结局预测指标，这是因为脑干或小脑少量的出血即可导致灾难性的后果，因此，幕下出血更多与出血的部位有关，而不是出血量。

（五）是否破入脑室

有学者认为，高血压脑出血是否破入脑室，和高血压脑出血预后无明显相关性，但与从什么位置破入脑室有明显相关性。这间接说明，高血压脑出血的病情程度，与是否破入脑室相关性不大，而是决定于原发出血的位置。但是，高血压脑出血是否破入脑室对治疗方法的选择，有重要意义。常用的辅助检查如下。

1.CT检查　这是临床疑诊脑出血的首选检查。ICH发病后CT立即显示出圆形或卵圆形均匀高密度区，边界清楚；还可明确血肿部位、大小、形态、是否破入脑室或脑组织移位、脑水肿程度及梗阻性脑积水等，有助于确诊及指导治疗。如遇病情进展应进行CT动态观察。脑室大量积血呈高密度铸型和脑室扩大。1周后血肿周围有环形增强，血肿吸收后呈低密度或囊性变。严重贫血患者出血灶可呈等密度或稍低密度改变。

2.MRI检查　对脑干出血的诊断优于CT，但急性期对幕上及小脑出血的诊断价值不如CT；病程4～5周后CT不能辨认脑出血时，MRI仍可明确分辨，故可区别陈旧性脑出血和脑梗死。MRI较CT更易发现脑血管畸形、血管瘤及肿瘤等出血原因。

3.数字减影脑血管造影　怀疑脑血管畸形、Moyamoya病、血管炎等应行脑血管造影检查以明确诊断或行介入治疗。

4.脑脊液检查　因有诱发脑疝的危险，故少用。脑脊液多呈洗肉水样均匀血性；疑诊脑出血但有明显颅内压增高表现、瞳孔改变或怀疑小脑出血时禁行腰椎穿刺检查。

5.其他检查　血、尿、粪便常规及肝功能、肾功能、凝血功能、心电图检查均属必要。外周血白细胞、血糖、尿素氮水平等可短暂升高；凝血活酶时间和活化部分凝血活酶时间异常提示凝血功能障碍。

（六）发病至首次 CT 时间

多因素分析显示发病至首次CT<6小时的患者出现血肿扩大风险要比>6小时的患者高数倍，说明发病至首次CT时间是血肿扩大的独立相关因素。因此认为活动性出血或再出血发生在出血后早期，且持续时间可能不会太长。几个小样本的回顾性研究也证实活动性出血发生在发病后的最初数小时内。在发病早期复查CT时发现血肿扩大的概率就较高。但是，发病至首次CT的时间，不是HICH患者出现血肿扩大的危险因素；只是血肿扩大的一个较强的预测因子。所以，医生在诊断高血压脑出血病情程度、预测预后时，必须关注发病至首次CT时间。发病早期入院的患者应注意复查CT，特别是患者病情加重时。

总之，临床上在诊断了有无高血压脑出血的基础上，要根据患者意识状态分级、血肿位置、大小、形态综合判断患者的病情程度；根据血肿形态、发病至首次CT时间预测血肿是否继续扩大，病情是否继续加重的危险程度；综合分析，再根据有无破入脑室决定治疗方案。

二、高血压脑出血的鉴别诊断

与高血压脑出血相鉴别的脑出血病因很多，应根据患者的年龄、既往史及影像学检查进行鉴别（表5-1，表5-2）。年轻的患者多为脑血管畸形出血，有高血压的病史支持高血压性出血，长期服用抗凝血药物或在心肌梗死抗凝治疗过程中，也可偶尔发生脑出血，出血的部位也很重要。典型的壳核或背侧丘脑出血基本可以确定为高血压脑出血；脑叶皮质下出血多提示血管畸形；明显的蛛网膜下腔出血提示动脉瘤可能性大。脑转移瘤特别是黑色素瘤、绒毛膜上皮癌、肾上腺癌、乳腺癌、肺癌的脑转移灶及原发性脑肿瘤中的胶质母细胞瘤等也易出现自发性出血。其他引起出血的原因还有脑静脉血栓形成、脑梗死后出血、血液病、动脉炎等。

表5-1　脑出血与蛛网膜下腔出血的鉴别要点

鉴别要点	蛛网膜下腔出血	脑出血
发病年龄	10~60岁	50~65岁
常见病因	粟粒样动脉瘤、动静脉畸形	高血压，脑动脉粥样硬化
起病速度	急，数分钟症状达高峰	数十分钟或数小时达高峰
血压	正常或增高	通常显著增高
头痛	极常见，剧烈	常见，较剧烈
昏迷	常为一过性昏迷	重症患者持续性昏迷
局灶体征	颈强等脑膜刺激征，常无局灶体征	偏瘫，失语等局灶性体征
眼底	可见玻璃体下片状出血	眼底动脉硬化，可见视网膜出血
头部CT	脑池、脑室及蛛网膜下腔高密度出血征	脑实质内高密度病灶
脑脊液	均匀一致血性	洗肉水样

表5-2　脑出血与脑梗死的鉴别要点

鉴别要点	脑梗死	脑出血
发病年龄	多60岁以上	50~65岁多见
起病状态	安静或睡眠中动态起病	活动中或情绪激动时
起病速度	十余小时或1~2天症状达到高峰	数十分钟或数小时达高峰
全脑症状	轻或无头痛、呕吐、嗜睡等高颅压症状	多见且较重
神经体征	多为非均等性偏瘫（大脑中动脉主干或皮质支）	多为均等性偏瘫（基底核区）

（续表）

鉴别要点	脑梗死	脑出血
CT检查	低密度病灶	高密度病灶
脑脊液	无色透明	洗肉水样

第二节　高血压脑出血的影像学检查

高血压脑出血，是由于高血压病导致脑血管病变而发生的脑内出血。一般发生于40~70岁的患者，多发于高血压和动脉硬化。高血压时，发育完善的脑动脉壁内膜也发生玻璃样变和纤维性坏死，在血流冲击下使脑小动脉形成微动脉瘤或粟粒样动脉瘤，血压骤升时，微小动脉瘤破裂或动脉壁坏死渗血。而引起高血压脑出血。高血压脑出血最常发生在基底核的壳，其次是背侧丘脑、脑桥、小脑等。这与豆纹动脉的外侧支和丘脑膝状体动脉易破裂有关。

一、脑出血的分期

（一）超急性期

出血后6小时内。

（二）急性期

出血后7~72小时。

（三）亚急性期

出血后3天至2周。

1.亚急性早期　出血后3~6天。

2.亚急性中期　出血后7~10天。

3.亚急性晚期　出血后10天至2周。

（四）慢性期

出血2周后。
1.慢性期早期　出血后2周至30天。
2.慢性期晚期　出血后超过30天。

二、脑出血的 CT 影像学表现

血液自血管溢出后，最初血肿呈液性或半凝固状态（＜4小时），血肿呈略高密度影，密度可均匀一致，CT值达55～60Hu。此后随血凝块的形成和收缩，血肿的密度随之增高，一般于出血后3～4小时后逐渐达到高峰，CT值可高达90Hu。血肿的形态和占位效应主要与出血的量和部位有关。位于脑实质内的血肿，出血量较少时，常呈圆形或卵圆形，占位效应亦比较轻；出血量多时，常呈较大类圆形或不规则片状，占位效应亦比较重，甚至可引起脑疝，并可破入脑室或蛛网膜下腔。血肿周围可出现低密度环影，这与血肿内血凝块收缩、血清被挤出，以及血肿压迫周围脑组织造成缺血、坏死、水肿有关。

（一）急性期脑出血 CT 影像学表现

血肿呈高密度，CT值可高达80～90Hu。这与血凝块继续收缩，血肿内血细胞比容明显增高有关，此期可高达0.9（血正常血细胞比容为0.4～0.5），使X线吸收系数明显增加。因此急性期脑出血呈典型的高密度血肿，在此期内水肿一般不太明显，这与外渗血液对邻近脑组织具有切割作用有关。

（二）亚急性期脑出血 CT 影像学表现

血肿随红细胞溶解、吸收，随着血红蛋白的分解，密度逐渐减低。这一吸收过程首先从血肿的边缘开始，逐渐向中心发展。血肿的密度以每天1.4～1.5Hu的速度减低，以每天0.65mm的速度缩小，尤以小血肿CT值的降低更为明显。一般直径≤2cm的血肿，在14天左右或更早就可变成等密度，大的血肿在第3～5周变为等密度至低密度。但CT扫描所见血肿的吸收和缩小，仅是根据血肿由高密度逐渐变为等密度或低密度来判断的，而实际上此时血凝块的大小变化不大，所以占位效应并没有明显减轻。此期内血肿周围的水肿在早期逐渐达到高峰，范围最大，占位效应较重，以后开始吸收减退并消失，水肿及占位效应逐渐减轻。当血肿呈等密度时，CT平扫仅能依靠占位表现做出诊断。

（三）慢性期脑出血 CT 影像学表现

坏死组织被清除，血肿逐渐变成低密度灶，若此期内发生在出血时则表现为低密度区中出现高密度灶，偶可呈密度高低不等的液–液平面。最后血肿演变成囊型或裂隙状、边界清楚的低密度软化灶，约10%可见有钙化，病灶周围常有萎缩性改变。约20%的小出血灶可逐渐吸收消失，CT复查可无异常发现。

CT检查快速、方便、准确、安全，一经CT检查确诊，无须再做其他检查，为患者争取时间及时治疗；CT检查直接显示脑内血肿大小、数目及准确部位，并可计算出血肿体积和出血量；CT除了可准确发现血肿的位置、大小及范围，并可观察其动态变化，根据血肿不同时期的大小、形态及密度变化判断血肿分期。为临床治疗提供科学依据，使治疗方案的制订更为合理。

三、脑出血的 MR 影像学表现

脑内血肿出血量常用以下公式计算：

$$前后径（cm）×左（cm）×上下径（cm）×\pi/6$$

（一）超急性期脑出血 MR 影像学表现

血肿主要由完整红细胞内的氧合血红蛋白组成，氧合血红蛋白基本上属非顺磁性物质，对磁共振信号无影响，血肿的信号主要取决于质子密度。中高场强机器T_1、T_2加权像血肿均表现为等信号或略高信号，而低场强血肿表现为高信号；本期中后阶段血肿周围出现轻、中度脑水肿，表现为环状长T_1、长T_2信号。

（二）急性期脑出血 MR 影像学表现

血肿已凝为血块，红细胞内主要为去氧血红蛋白，后者为顺磁性物质，造成T_2弛豫时间明显缩短，中高场强机器T_1加权像血肿仍呈等信号，低场强机器为高信号，T_2加权像表现为低信号，血肿周围水肿带表现较前明显。

（三）亚急性期脑出血MR影像学表现

1.亚急性早期　一般为出血后第3天至第6天。该期红细胞的细胞膜仍保持完整，细胞内开始出现正铁血红蛋白，因此该期也被称为正铁血红蛋白细胞内期，细胞内正铁血红蛋白的出现一般从血肿周边向中心逐渐发展。由于细胞内正铁血红蛋白具有较强的顺磁性，使血肿的T_1值缩短，因此在T_1WI上血肿从周边向中央逐渐出现高信号。该期血肿在T_2WI上不表现为高信号，一般仍为低信号。

2.亚急性中期　一般为出血后第6天至第10天。该期红细胞的细胞膜开始破裂，正铁血红蛋白溢出到细胞外，因此该期也称为正铁血红蛋白细胞外期。红细胞的破裂一般也是从血肿周边逐渐向中心发展。该期血肿在T_1WI上仍表现为高信号，在T_2WI上表现为从血肿周边向中心逐渐蔓延的高信号。

3.亚急性晚期　一般为出血后10天至2周，该期红细胞完全崩解，血肿内主要以正铁血红蛋白为主，但血肿的周边的巨噬细胞吞噬了血红蛋白并形成含铁血黄素。细胞内的含铁血黄素具有明显顺磁性，将造成局部磁场的不均匀。因此该期血肿在T_1WI和T_2WI上均为高信号，但在T_2WI上血肿周边出现低信号环。

4.慢性期脑出血MR影像表现　一般为出血2周乃至数月以后。血肿逐渐吸收或液化，病灶周边的巨噬细胞内有明显的含铁血黄素沉积。因此该期血肿逐渐演变为软化灶，在T_1WI上为低信号，在T_2WI上为高信号；周围的含铁血黄素在T_2WI上表现为低信号环，在T_1WI上为等信号或略高信号。

四、蛛网膜下腔出血

蛛网膜下腔出血（SAH）是由于颅内血管破裂，血液进入蛛网膜下腔所致。有外伤性和自发性。自发性中颅内动脉瘤（51%）、高血压动脉硬化（15%）和动静脉畸形最多见。可发生于任何年龄，成人多发，其中30~50岁年龄组发病率最高。

（一）蛛网膜下腔出血CT影像学表现

SAH的直接征象表现为脑沟、脑池密度增高，出血量大时呈铸型。大脑前动脉破裂，血液多积聚于视交叉、侧裂前部；大脑中动脉破裂，血液积聚于外侧裂附近；颈内动脉破裂以后，出血也以大脑外侧裂为多；椎-基底动脉破裂血液主要积于脚间池和环池。CT可发现90％的24小时内SAH，约1周后出血吸收。

（二）蛛网膜下腔出血MRI影像学表现

24小时内的急性SAH在T_1WI和PDWI上可呈比脑脊液稍高的信号影，T_2WI呈比脑脊液稍低的信号影，敏感性不如CT，但FLAIR像显示SAH较好，呈高信号。亚急性期呈短T_1信号影。慢性期在T_2WI上出现含铁血黄素沉积形成的低信号影，较具特征性。MRA有助于查找出血原因，显示AVM、动脉瘤等。

（三）脑室系统出血影像学表现

CT平扫表现为脑室系统内高密度影，出血量少时积血沉积于侧脑室后角，可出现低、高混合密度的液–液平面；出血量大时积血充填整个侧脑室，甚至累及第三脑室及第四脑室，形成脑室内铸型。MRI上IVH在T_1WI呈等信号，T_2WI呈高信号，积血沉积于侧脑室后角，在T_2WI上可形成高–低信号的液–液平面。

第三节 壳核区出血的外科治疗显微手术

一、小骨窗直切口中侧裂入路壳核区血肿清除术

（一）手术流程

1.麻醉 全身静脉复合麻醉。

2.体位 头向对侧偏60°～70°，后仰20°，头位高于胸部水平。

3.切口 翼点后方1cm，以侧裂为中心，行长6～7cm的略弧形切口。

4.全层切开头皮，分离皮下组织和肌肉 自动或者乳突牵开器牵开皮下组织和肌肉，分离肌肉可用低功率电刀进行，减少出血，尽量避免损伤颞浅动脉及其分支。

5.骨窗 骨窗后缘钻孔一枚，铣刀游离形成圆形骨窗，骨窗大小3cm×3cm，

如果术前影像学检查显示：侧裂形态复杂，可适当扩大骨窗。

6.硬膜切开　如骨窗边缘有渗血，悬吊1~2针。硬膜表面通常都会有脑膜中动脉前支通过，轻微烧灼后十字切开硬膜，用丝线牵拉固定。

7.分离侧裂池　分离侧裂的位置位于侧裂前升支后方，沿额叶的岛盖部切开侧裂池表层蛛网膜，可见脑脊液流出，逐步扩大蛛网膜分离范围，显微剪刀配合显微镊分离深部蛛网膜，直到暴露岛叶表面大脑中动脉M₂段，此时可见肿胀的岛叶组织。

8.岛叶切开及血肿清除　先穿刺岛叶，深度一般0.5~1cm即可见到血肿，沿穿刺道进入，岛叶切口一般0.5~1cm，不需要刻意扩大岛叶切口，暴露血肿腔即可，通过调整手术显微镜、患者体位和吸引器的方位，并配合脑压板的使用可以完全满足扩大手术操作空间和完全清除血肿的需要。血肿清除完毕后，可见血肿与正常脑组织交界区白色的水肿脑组织。

9.止血　沿着血肿–正常脑组织界面，按一定顺序沿血肿腔四壁探查并清除残留血肿，粘连紧密的血块通常血肿壁会伴有少量渗血，一般不需要电凝止血，可用棉片压迫止血，观察无活动性出血后，将血压缓慢升高到120~140mmHg，再观察5分钟，如无活动性出血，血肿腔贴覆薄层明胶海绵或者Surgical防止血肿壁渗血。一般术腔不需要放置引流管，如血肿破入脑室，术中开放脑室，可放置引流管引流脑脊液。如发现小动脉活动性出血，必须妥善止血后，方能关颅。

10.缝合硬膜　如术中操作轻柔，对脑组织保护良好，术后可严密缝合硬膜，如硬膜张力较高，可取人工硬膜或者自体筋膜、肌肉修补。

11.复位骨瓣。

12.缝合肌肉、皮下组织和皮肤肌肉严密缝合，分1层缝合。

13.包扎、固定妥当。

（二）手术要点

1.开颅阶段

（1）切开头皮时，如切口通过颞浅动脉或其分支，可将其游离后，牵向皮缘一侧，尽量避免损伤颞浅动脉。

（2）使用电刀分离肌肉，可减少出血，同时可有效增加暴露范围，但功率应小，减少对肌肉的机械性损伤。

（3）年龄大的患者通常都存在颅骨与硬膜粘连，钻孔后用神经剥离子充分剥离硬膜再用铣刀游离骨窗；翻开骨瓣时硬膜表面脑膜中动脉通常会一并被带起，切勿强行翻起，以免脑膜中动脉破裂造成出血量增加，烧灼剪断脑膜中动脉后，再完全翻开骨瓣。

（4）侧裂静脉通常纵向通过骨窗中央，因此打开硬膜应从两侧向中央进行。

（5）硬膜出血尽量减少烧灼以免硬膜收缩后关颅时缝合困难，可压迫止血；硬膜表面一定要贴覆脑棉，以防硬膜变干皱缩。

2.侧裂池分离阶段

（1）通过头颅CT观察对侧侧裂池的大小，这可用于初步判断血肿侧侧裂池打开的难易程度。

（2）通过CT薄层扫描，了解侧裂池路径和形态。侧裂池由浅入深分为4种情况，第一种，侧裂池宽敞，路线较直；第二种，侧裂池宽敞，额叶或者颞叶嵌入对侧；第三种，侧裂池狭窄，额叶或者颞叶嵌入对侧；第四种，侧裂池狭窄，额叶和颞叶同时相互嵌入。侧裂解剖难易程度依侧裂池的形态不同而逐渐递增。第三种和第四种情况骨窗应扩大，并扩大侧裂池暴露范围，在充分打开侧裂池的情况下解剖和分离侧裂血管，以免造成对脑组织的过度牵拉。

（3）观察侧裂血管形态，决定打开侧裂的位置，多数情况下额眶静脉额顶静脉和额前静脉引流到一支主干Sylvian静脉，从侧裂的额侧打开侧裂；一部分患者额眶静脉额顶静脉和额前静脉引流到两支Sylvian静脉，从两根静脉之间打开侧裂。

（4）侧裂蛛网膜打开难易程度分级。Ⅰ级，蛛网膜薄而透明，与脑组织无明显粘连；Ⅱ级，蛛网膜薄而透明，与脑组织有所粘连；Ⅲ级，蛛网膜厚而坚韧，与脑组织无明显粘连；Ⅳ级，蛛网膜厚而坚韧，与脑组织和血管粘连紧密；随级别增加分离难易程度增加。Ⅳ级不适于侧裂入路，须考虑从皮质进入。有时可采用向蛛网膜下腔注入生理盐水的方法使粘连的蛛网膜飘起，便于分离。

（5）分离蛛网膜的方法。分离侧裂池采用"由内到外"的分离技术，即先打开部分侧裂池表层蛛网膜，释放部分脑脊液待脑压下降后，进一步分离部分深部蛛网膜。通常，深部蛛网膜较为坚韧且存在于血管之间，可用显微镊或者双极电凝配合显微剪刀轻柔地分离深部蛛网膜；直到深入暴露大脑中动脉M_2或者M_3

段后，此时可以更清楚地看到表层侧裂区动静脉的结构和形态，可进一步更为从容地扩大表层蛛网膜的暴露范围，然后再扩大深部蛛网膜分离的范围，如此交替进行，可以顺利打开蛛网膜。

（6）外侧裂一定要沿蛛网膜间隙进行分离，在手术过程中经常会遇到一些横向的细小血管挡住去路，可沿着这些血管的走行继续分离一段，大部分情况下可获得侧裂的显露间隙。如果这个界面并非那么清晰，就可切断少部分横向走行的细小分支血管，便于分离。分离困难时可采用自动牵开器辅助。如果颅压较高，可在穿刺抽出部分血肿脑压下降后再进一步打开侧裂池。

（7）侧裂血管的保护：分离侧裂池时，用棉片保护侧裂血管，使用脑压板牵开侧裂血管时，动作轻柔，脑压板无张力牵拉为主。如果侧裂静脉破裂出血，用明胶海绵加薄层明胶海绵压迫止血，分离动作轻柔，锐性分离为主，减少对血管的骚扰，防止术后血管痉挛，禁忌烧灼止血。

3.清除血肿阶段

（1）清除血肿的基本原则：从血肿块中央开始清除血肿，清除部分血肿待脑组织压力下降后，血肿会因为压力差挤到视野中央，再按顺时针或者逆时针沿血肿周边清除血肿。清除血肿过程中，让助手不断地在术腔中注入温盐水。

（2）吸引器的使用：分离侧裂时采用小号吸引器，轻微吸力，以免吸破血管；在12小时内的血肿，尚未完全凝固，清除血肿时用中号吸引器即可，中等吸力，缓慢清除血肿，切忌强力吸引，导致血肿−水肿脑组织界面破坏，导致新的出血；吸引器旋转式清除血肿为主，如血肿较硬，可用取瘤钳夹碎后分块取出部分血肿后，获得手术空间，然后沿血肿周边分离与血肿周围脑组织的边界，分块取出。有条件者，可用低功率超声吸引器打碎后吸出。

（3）照明：在小切口情况之下，照明与血肿腔的显露和血肿清除程度直接相关。术中可随时调整患者体位和显微镜的位置，最大限度暴露血肿腔。有条件者，可在血肿清除完毕后，用神经内镜观察血肿腔是否有血肿残留。

（4）止血：出血棉片压迫为主，注意棉片大小合适，切勿强行填塞以免造成脑组织新的挫伤，此外，棉片压迫止血要不留死角且力度合适。对于血肿壁已粘连很紧的小血块不宜勉强吸除，防止造成周围脑组织的更大损伤，有时追求彻底清除血肿常常是得不偿失。术中要注意保护水肿层白质，要在直视下只吸除血块而不要同时吸除血肿周围的白质，特别是对于发病距手术时间超过24小时者；

越过这一薄层水肿带时，将遇到极难控制的出血，而造成手术后的再出血。

4.关颅阶段

（1）硬膜可用肌肉或者人工硬膜修复，严密不透水缝合。

（2）骨板尖锐部分要去除，防止脑组织复位后骨刺或者骨片插入脑组织中。

（3）一般不须放置引流，减少患者颅内感染的概率。

（4）肌肉严密缝合，可防止术后脑脊液漏。

二、小骨窗半弧形切口侧裂入路壳核区血肿清除术

（一）手术流程

1.手术体位　仰卧位，患侧肩部垫高，头部向健侧旋转30°，头位略高于胸部水平。此体位操作简单，对患者手术中呼吸循环功能影响小，手术中通过改变视角可以窥见血肿腔内视野，一般情况下责任血管就位于视野的正下方，可以轻松电凝止血。

2.手术切口及骨窗　采用发际内小弧形切口，切口设计以外侧裂为中心，保护好颞浅动脉（一旦需要低流量架桥时，颞浅动脉将是供血血管），切开头皮后止血，切开颞肌筋膜和颞肌，向鼻侧翻起，骨窗直径大小约为3.0cm，仍以外侧裂为中心，术中可以根据骨窗内颅骨有一由后上向前下走行的浅沟（外侧裂的骨表投影）来判断外侧裂的位置。其下方即为外侧裂。

3.硬膜切开　悬吊硬膜后，以蝶骨嵴为中心弧形剪开硬膜，然后平行于侧裂方向剪开后方硬膜。注意用棉片保护硬膜，防止变干。注意处理蝶骨嵴处的眶脑膜动脉和进入棘孔的大脑中动脉。

4.分离外侧裂池　先以脑棉保护好外侧裂以外区域，采用"水分离"技术开放外侧裂，首先以1mL注射器针头划开外侧裂表面蛛网膜，以留置针软管置入蛛网膜切口内，向外侧裂池内缓慢注入3～5mL生理盐水，然后以动脉瘤剥离子小心分离外侧裂蛛网膜，显微剪刀剪开，直至暴露岛叶，外侧裂打开宽度2.0～3.0cm。

5.暴露岛叶及大脑中动脉M_2段　此过程中如有管径小的静脉影响暴露可以电凝后切断，但小动脉血管不可电凝处理，否则会造成相应位置的脑梗死。肉眼术

中分辨管径小的动静脉血管要根据血管的颜色、张力、位置来判断，静脉血管颜色略深于动脉血管，血管张力小，容易压闭，静脉血管多走行于脑表面，而动脉血管则多由深到浅纵行分布；管径大的动、静脉血管则位置相对固定，形态特征明显。

6.清除血肿　切开岛叶皮质，在皮质下0.5cm进入血肿腔，吸除血肿，严格血肿内操作，避免损伤血肿壁组织，在血肿的内侧壁可以发现责任血管在活动出血，以电凝确切止血，此步骤是避免术后再出血的关键。

血肿清除后，温盐水冲洗血肿腔，仔细观察并确认无活动出血后，血肿壁覆盖湿明胶海绵后，结束镜下操作。

（二）手术要点

见"小骨窗直切口中侧裂入路壳核区血肿清除术"。

三、小骨窗侧裂入路壳核区血肿清除术技巧与总结

翼点经侧裂入路是神经外科最常用的手术入路之一，外侧裂是到达Willis环、眶、眶上裂、内侧蝶骨嵴、海绵窦、蝶鞍、鞍旁、额下区、岛叶及沟回的自然通道，因此分离外侧裂成为神经外科最重要的手术技术之一。在基底核区脑出血病例中，分离外侧裂经该通道显露岛叶皮质，岛叶皮质下即为基底核区血肿，通过小骨窗经外侧裂经岛叶清除血肿是微创治疗基底核区脑出血的重要方法之一。该入路对于局部血管神经解剖、显微操作和设备提出了较高要求，一般情况下，应采用手术显微镜进行该操作，但对于未配备手术微镜的基层医院，在熟练显微训练的基础上，应用2.5倍手术放大镜配合手术头灯也可完成该手术。

（一）麻醉与体位

1.麻醉　全身麻醉。

2.体位　平仰卧位，上半身稍抬高使头部高于心脏水平，利于静脉回流。如有条件，可应用三钉头架（如Mayfield头架）将头部固定于手术床上。与经皮质造瘘手术不同，经侧裂入路头向对侧偏转25°~30°，有利于视线沿血肿长轴投射，最小范围转动显微镜，最大限度显露血肿。

（二）头皮切开技术

根据切口大小，沿切口线注射1∶200 000的肾上腺素盐水10～20mL，可极大地减少头皮出血，减少电凝，达到快速、术野洁净的效果。但应用肾上腺素注射前需和麻醉医生沟通，在现代麻醉技术和药物的支持下，可减少肾上腺素升高血压的副作用。

（三）切口选择与侧裂进入部位的关系

经侧裂入路的切口设计原则是以外侧裂为中心充分暴露外侧裂，因此理论上只要不违反头部切口设计的基本原则且达到显露外侧裂的目的即可，没有固定的所谓标准切口，由于高血压脑出血再出血概率较高，切口的设计还要考虑到一旦术后再出血如何延长切口扩大开颅。常用的经外侧裂入路手术切口如下：

1.额颞切口　根据患者病情是否术中同时去除颅骨骨瓣减压，选择翼点入路切口或标准去大骨瓣减压切口，可充分显露外侧裂大部分或全程。

2.直切口　沿侧裂体表投影做长6cm直切口，显露侧裂点后的侧裂外侧段，此处外侧裂分离较困难。

3.改良翼点切口（小翼点切口）　耳前长6～8cm的小弧形切口，根据手术计划是"单纯清除血肿"还是"清除血肿＋探查前循环血管＋基底脑池开放"，切口位置可做前后或弧度大小的调整。切口向前可移动至发际或增大弧度，显露额骨颧突，暴露邻近外侧裂的额叶底面，以利抬起额底开放基底脑池。切口向前移动至发际的缺点是血肿相对切口偏后，导致经岛叶皮质寻找和清除血肿难度增加。

以上切口可根据患者病情及术者的经验加以选择。针对小切口而言，切口位置的2～3cm差异，可造成显露范围和操作难度的些许变化。

（四）小骨窗骨瓣形成

颅骨显露后，常规电钻、铣刀开颅形成直径2.5～3cm游离骨片。电钻钻孔1枚，钻孔位置可位于切口缘侧，然后向两侧分别弧形铣开至蝶骨嵴处，也可钻孔于蝶骨嵴上，然后铣刀一次骨瓣成型。如仅清除血肿，蝶骨嵴无须特殊处理，如果手术计划探查颈内动脉、大脑中动脉或开放基底脑池，则骨窗额侧尽量平前颅底，并咬除蝶骨嵴至眶上裂。

（五）外侧裂分离技术

目前并没有标准的外侧裂分离技术，外侧裂进入点的选择和分离的长度主要是由术者的经验决定。与处理颅底病变不同，针对基底核区脑出血外侧裂分离一般不需太靠近颅底侧。外侧裂表浅部分由一干三支组成，外侧裂主干至翼点对应处分为前水平支（AHR）、前升支（AAR）及后支，其中后支是主干的延续，三支汇合处即为"侧裂点"，该处外侧裂相对较宽，外侧裂初始分离的进入点以"侧裂点"为界可分为内、中、外个部分，内侧部靠近颅底，由此处进入缺点是显露岛叶后血肿位于岛叶皮质下约1cm，有时寻找血肿较困难；外侧部外侧裂狭窄，分离较困难。因此侧裂点处的中部是推荐的分离外侧裂的开始部位。

分离外侧裂的第一步是分离外侧裂表面的静脉，侧裂静脉的正常变异包括无侧裂静脉、单干型、双干型和复杂型。一般是从静脉的额侧分离蛛网膜，然后将静脉推向颞侧，大多数情况下，可将1根粗大的静脉从额叶侧推开牵向颞叶，但有时对于双干型从成对的2根静脉间分离进入较为简单。外侧裂表面的蛛网膜可以用尖刀或注射器针头的侧刃切开，然后以镊子或显微剪刀进行钝性或锐性分离。脑出血患者年龄较大，脑萎缩较明显，外侧裂多数容易开放，以下情况可致外侧裂分离困难。

1.因脑压高挤压致外侧裂狭窄　可先用脑穿针穿刺抽吸部分血肿减压后多可从容开放外侧裂。

2.年轻患者或外侧裂扭曲　可采用"inside out"的分离技术。

在分离外侧裂的过程中，有时会遇到来自额叶的皮质引流静脉，可予以电凝后切断。分开外侧裂后可见到M_2远段，将动脉周围蛛网膜松解后推开并以脑棉保护，即可见到膨隆的岛叶，外侧裂分离长度一般在2cm内。

（六）血肿清除及止血

应首先以吸引器清除较软部分，待显露范围逐渐扩大后，再以取瘤钳清除较硬的血凝块。然后按顺序清除血肿的外层部分，以免遗漏血肿。边清血肿边将明显的活动出血点电凝止血，而小的渗血可以脑棉压迫，多数情况下在血肿腔的内壁有一两处活动出血灶，此即为原发出血部位，需要电凝止血，而血肿腔的其他部分多不需电凝，压迫即可。血肿外层与脑相邻部颜色稍白，似有一层内膜覆于血肿块表面，易于辨认，这个特点用于当视野无法达到血肿边界时，判断是否还有血肿残余。如为血肿腔壁上的渗血，可不予以电凝，应用Surgical贴覆即可，反复检查无明显出血后，升高血压观察以确定止血牢靠。

理论上不要强行清除血肿腔壁上的小血块，否则易使已停止的出血出现再出血，徒增额外的电凝损伤。但有时在术中很难判断是否已经到达血肿边缘，尤其是血肿内侧原发出血灶附近，清除血块后可因动脉性活动出血被迫反复电凝，术后可出现梗死灶。

（七）血肿形状与手术的关系

如血肿形状较规则，术中清除会较彻底，术后不易再出血，如血肿形态非常不规则或呈多灶性，血肿清除较困难，术中不易止血，术后易再出血。

（八）引流管

不建议放置血肿腔内引流管，因无确切引流血肿效果。虽然留置引流管有引起感染风险，但因术中已开放脑池，放置硬膜下引流管，可引流脑脊液，引流管通畅每日可引流100～200mL脑脊液，明显减轻颅内高压，因此建议可放置硬膜下引流管24～48小时。

（九）术后再出血

由于高血压脑出血发病特点，无法杜绝术后再出血的可能。因此应尽可能从各个环节减少术后再出血，并做好应对术后再出血的准备。

1.减少术后再出血的措施

（1）术中直视下彻底止血，并升高血压观察止血效果。

（2）术后麻醉过渡应平稳，控制血压，以避免呛咳或血压过高引起再出血。

（3）术后密切监测血压，如血压波动较大，尤其是术后数小时内血压即明显升高的，要高度怀疑再出血的可能。

2.再出血处理　术后少量再出血治疗决策同初次出血，但因再次出血对于已脆弱的脑组织是二次打击，因此血肿量＞30mL或有明显脑水肿的病例，如患者一般情况允许，建议积极再次手术，并且行颞肌下减压或去除骨瓣减压。

切口和骨窗的尺寸没有原则错误，小切口和小骨窗对于医院设备、术者的定位和显微操作技术提出了更高的要求，按照微创神经外科的基本理念，所谓微创是指对脑组织的侵袭骚扰小，而非过度追求和强调小切口和小骨窗，当然小切口和小骨窗可以明显缩短麻醉和手术时间，减少脑组织暴露范围，减少术后肌肉萎缩和头皮软组织术后并发症机会，有利于患者的恢复和术后术区美容效果。因此，我们建议在从经皮质造瘘入路到经外侧裂入路的过渡阶段，采用骨瓣开颅，显露完整外侧裂，以熟悉外侧裂的形状、走行、局部解剖和分离操作的手法及从外侧裂不同部位进入和血肿的对应关系。一旦熟练掌握外侧裂分离技术，可根据手术计划、术者的经验和个人喜好缩小骨窗和切口。

四、侧裂入路壳核区血肿清除去骨瓣减压术

（一）手术流程

1.入院后处理　入院后迅速完成各项实验室检查，备血400mL，剃头备皮，青霉素皮试，阿托品0.5mg肌内注射，根据情况静脉应用甘露醇脱水。本例患者入院后在急诊科立即行脑室穿刺外引流术，缓解颅内高压和梗阻性脑积水，部分舌后坠或者呼吸状况不好的患者应急诊行气管插管术，保持呼吸道通畅非常重要，我们曾遇到谈话期间患者呼吸停止，抢救无效最终死亡的病例。此时要求争分夺秒，最好30分钟完成各项准备工作，包括术前谈话。特重患者我们也曾在病房先给予电钻碎吸针钻入血肿腔抽吸出部分血肿，暂时缓解颅内压后再送往手术室，以争取开颅手术机会。

2.麻醉　插管全身静脉复合麻醉。

3.体位　头向对侧偏约50°，肩部垫高，头位高于胸部水平。

4.切口设计　额颞扩大翼点入路，平颧弓，耳屏前1cm，大"？"或者反"？"切口，弧形向上后方，横跨过耳郭上，后缘在顶结节后，前至发际线（中线旁开约1cm）。经验：面积要足够大，约13cm×11cm，一般要超过入手的面积。

5.逐层切开头皮、皮下组织和肌肉　皮瓣和肌肉分层翻开，分离肌肉可用低功率电刀进行，减少出血，尽量避免损伤颞浅动脉及其分支。

6.骨窗 钻孔4枚，关键孔附近1枚，额部1枚，顶结节后1枚，颞底1枚，铣刀游离形成类圆形骨窗，骨窗大小约10cm×8cm。如无铣刀，骨孔相对要多打几个，以利线锯导板通过。以蝶骨嵴为中心，前方暴露额极部，侧方到颞极部，咬除颞骨至中颅底，颞部骨缘尽量低，平中颅凹最好，减压充分，咬除部分蝶骨嵴，无须像动脉瘤手术那样咬除彻底，出血用骨蜡涂抹骨缘，明胶海绵填塞骨窗边缘硬膜之间后悬吊硬膜，顶部3针，其余各边2针。有时颅压高硬膜被铣刀铣开，部分伤及脑组织，一般有活动性出血双极电凝轻轻电灼止血后覆以明胶海绵压迫，出血很快停止，此处一般不会形成血肿。铣开的硬膜由于靠近骨缘，缝合困难，待清除完颅内血肿后，脑组织塌陷，可以填入明胶海绵封住或应用耳脑胶。

7.血肿穿刺 此类患者一般颅压极高，剪开硬膜前应先穿刺。一般在颞中回部位穿刺，选取无血管区电凝硬膜，尖刀划一小口，脑穿针深入4cm左右，注射器轻轻抽吸，可吸出部分血块。待颅内压降低后，再彻底剪开硬膜，防止剪开硬膜时脑膨出。

8.硬膜切开 "工"形剪开硬膜。

9.分离侧裂 暴露侧裂表面，显微镜下由浅入深逐步分开侧裂蛛网膜间隙，粘连带用显微剪刀锐性分离，小的毛细血管电灼剪断，注意保护大脑中动脉分支。一般分开侧裂长度1～2cm即可，侧裂两侧覆以棉片保护。

10.岛叶切开及血肿清除 显微镜下分开侧裂后可见岛叶，取岛叶无血管处双极造瘘切开约1cm，即可见到血肿。应用吸引器及双极电凝小心吸出血肿。

术腔小的渗血压迫为主，有明显的活动性出血必须彻底电凝止血后，方可用棉片压迫止血，止血彻底后术腔贴覆止血纱。

11.缝合和修补硬膜 取人工硬膜或者自体筋膜修补扩大修补硬膜。

12.其他 去除骨瓣，硬膜外放置引流，缝合肌肉、皮下组织和皮肤。

（二）手术要点

1.手术病例的选择 对高血压脑出血已发展合并脑疝形成者，我们主张采用大骨瓣开颅血肿清除兼去骨瓣减压术。在脑疝存在的情况下，直接去除额颞大骨瓣可能更有效地抢救患者生命。我们的经验是越是年轻患者，去骨瓣的指征越要放宽，因为年轻患者脑组织饱满，代偿空间小，易发生严重脑水肿。而老年人因脑萎缩的存在，代偿空间大，反而去骨瓣的机会要小。

2.体位　清除血肿时额顶叶部分有时不易清除，原因在于显微镜工作角度有时难以调整，因此头位一定要向下倾斜，以利后续角度的调整。同时，如果血肿靠前，头要微收下颌，相反血肿靠后，头要抬下颌。我们一般不用头架，以便于节省时间和术中调整头部位置。

3.分离皮下组织和肌肉　切口离耳屏越近越不易损伤颞浅动脉主干，额支尽量不要断，断后有时可引起皮缘坏死。颞浅筋膜可备用修补硬膜，好处在于颞浅筋膜在修补时富于延展性，相容性较好。切肌肉时电刀通常用电凝挡位，切开的同时，大部分的血也就止住了。

4.骨窗形成　从切开头皮到打开骨瓣要求迅速，分秒必争，争取30～40分钟完成。此时小的出血可放在打开骨板后止血。皮缘出血迅速用头皮夹止血，不要求仔细止血，因是急诊，不像择期手术那样从容止血来保持创面的干净，而有可能是"浴血奋战"。打开骨窗后做到了颅内压力的部分释放缓解了病情，此时再止血，处理骨缘出血，悬吊硬膜。保证骨窗够大够低，既易使颞叶钩回疝自动复位，又可消除对外侧裂静脉及大脑凸面静脉的压迫，促进血流回流，减轻脑肿胀和脑膨出。大骨瓣开颅后，脑压得到充分缓解，手术暴露充分，对脑组织损伤小，甚至有时可切除颞极及部分非功能区脑组织做内减压，由于局部及整个脑压均有效降低，从而最大限度地保护了受累的脑组织。去除颅骨面积>12cm×10cm。

硬膜切开："工"形剪开硬膜在关颅行硬膜修补时较为方便。当应用颞浅筋膜修补时，因其有延展性可任意方式剪开硬膜。颅压高时多呈放射状剪开。

5.侧裂分离　分侧裂血管时可用5mL注射器针头在显微镜下划开侧裂血管区蛛网膜。如果大的静脉破裂出血，应用明胶海绵及棉片压迫止血。分开侧裂部位应根据出血部位选择，当血肿偏前时，在侧裂偏近端分，当血肿偏后时，在侧裂末端分。一般不用脑压板，而应用双极及吸引器来向两侧推脑组织。通过头颅CT观察血肿对侧侧裂池的大小来判断血肿侧侧裂的大小及打开的难易。

6.岛叶切开及血肿清除　将血肿从中心向周边缓慢吸除，并注意控制吸引器的吸力，不过分强调彻底清除血肿，与脑组织粘连紧密的小血凝块往往为出血所在部位，不必强行清除。部分不易看到的血肿，调整显微镜视野，用脑压板适度牵拉来清除血肿。注意不要超过水肿脑组织的边界。一般出血点多来自豆纹动脉，一般位于深面的颅底侧，很少位于顶侧，小心电凝止血。小的渗血可用棉片压迫一会可止住。血肿清除完毕，血肿壁一般覆以止血纱布。

7.硬膜处理　扩大减张缝合。这样既达到了减压目的，又有效地建立脑生理屏障，可以防止脑膨出，并保证了脑灌注压，也防止术后硬膜外渗血进入蛛网膜下腔，恢复其生理及解剖结构，防止脑细胞损害，有效地保护了脑功能，同时大大降低了脑脊液漏、感染、脑嵌顿、大脑皮质与皮下组织的粘连及癫痫等并发症的发生率，并为后期颅骨修补创造条件，为促进患者的恢复打下坚实的基础，降低了病死率及神经功能废损率。

8.关颅　缝合肌肉可防止肌肉萎缩影响颞部美观及影响咬肌功能。缝合帽状腱膜可减少手术切口并发症，如切口裂开，切口感染等。缝合帽状腱膜选择3-0可吸收缝线，减少术后线头的露出。

9.术后处理　术后要求保持血压在正常范围内，过高的血压已经证实是有害的。密切观察生命体征及骨窗压力情况、瞳孔变化、神经系统情况。加强护理，尤其是呼吸道的管理，估计短时间难以清醒患者及肺部有严重并发症者尽早做气管切开。注意水电解质的平衡，血糖情况。适当应用脱水药。一般术后24小时复查头颅CT了解颅内情况。

第四节　背侧丘脑出血的外科治疗显微手术

一、背侧丘脑出血的分型及手术原则

背侧丘脑出血占脑出血的15%，是自发性脑出血的常见类型之一，原发性出血原因包括高血压、淀粉样变性；继发性出血原因包括血管畸形、肿瘤、血管炎、酗酒等。由于背侧丘脑功能为交换和传递感觉和运动信号，调节意识、睡眠和清醒度，因此背侧丘脑出血导致丘脑不同部位损毁后可导致严重的意识、肢体运动、感觉、眼球运动等异常。

（一）背侧丘脑出血的分型

有关背侧丘脑出血分型的研究不多，并且用于研究的样本数量较少，根据背侧丘脑的供血区域将背侧丘脑出血分为前部型、后内侧型、后外侧型、背侧型及全丘脑型等五种类型，其中后外侧型是最常见类型，后内侧型和全背侧丘脑型死亡率和致残率高。

（二）背侧丘脑出血相关指南

2010年自发性脑内出血处理指南并不推荐积极手术清除背侧丘脑和脑桥血肿，但临床实践中部分患者经积极手术处理后恢复颇为理想；对于手术方式，指南指出微创手术（立体定向或内镜）抽吸血肿或辅以溶栓药的有效性仍未明了，需进一步研究。对于手术时机，指南指出尽管超早期手术清除幕上血肿理论上很诱人，但目前尚无明确证据支持超早期手术可改善功能预后和减少死亡率，反而因再出血风险高可能有害。因此，虽然指南提供了一些临床指导，但因未知因素太多，无法有效指导临床治疗。

（三）手术目的和方法

1.缓解脑积水　出血破入脑室系统导致的急性梗阻性脑积水需紧急行单侧或双侧侧脑室穿刺外引流（EVD）解除，减轻颅内高压并利于廓清脑室内血肿。

2.清除血肿（包括脑室内及脑实质内）　血肿可对背侧丘脑造成不可逆的破坏，而动态增大的血肿可使破坏范围扩大，如血肿持续存在，会导致局部机械性压迫、水肿、缺血、血细胞分解毒性产物及炎性反应等继发性损害，因此对于血肿量＞15mL的血肿应尽快采取手术方法清除，尽量缩小血肿破坏范围和减轻继发性损害程度。

3.清除血肿的方法

（1）内镜：经侧脑室或皮质置入专用外套管或消毒片，直视下清除血肿。

（2）经胼胝体入路：其优点为可直视下清除双侧侧脑室内血肿，并经侧脑室清除背侧丘脑内血肿；其缺点为创伤大，对解剖和显微操作要求高。

（3）小骨窗经皮质：发病6小时内动态CT提示血肿进行性增大的病例可采用该术式。其优点为直视下清除血肿并止血。其缺点为位置深在，寻找和显露血肿困难，止血难度较大，对显微操作要求高，破坏内囊后肢，预后差。

（4）小骨窗经侧裂：发病6小时内动态CT提示血肿进行性增大的病例可采用该术式。其优点为直视下经自然组织间隙清除血肿并止血，不会破坏内囊结构，癫痫发生率低，神经功能废损概率较皮质入路明显减少。其缺点为显微技术要求高，需要较为丰富的手术经验，位置深在。

（5）穿刺置管抽吸：适用于发病6小时以上，血肿稳定无明显进行性增大的病例。对定位和穿刺方向要求较高，可应用无框架立体定向或体表贴覆Mark后CT定位。

4.溶栓药的使用　应用溶栓剂目的是溶解血块、加速血肿的清除，常用的溶栓药包括尿激酶、重组组织型纤溶酶原激活物（rt-PA）等，脑室内注入rt-PA的临床试验（CLEAR-IVH）结果已于2008年发表，虽然该项治疗并发症很少，但其有效性和安全性仍不明晰，另一项应用微创手术方法＋rt-PA清除脑内血肿的多中心临床试验（MISTIE-10）已于今年启动，预计招募500名患者。目前国内应用最多的溶栓药是尿激酶，但应用指征、剂量、间隔时间没有统一标准，效果和并发症发生率也没有规范化研究结论。

综上，背侧丘脑出血临床常见，但需手术干预的多数预后不良，治疗结果令人沮丧，需手术者首先行EVD缓解颅内高压，并排出脑室内积血，早期手术清除背侧丘脑区脑内血肿，可能增加存活概率，功能预后主要与血肿破坏的部位有关。因血肿位置深在，手术难度和创伤大，值得进一步深入研究。

二、小骨窗侧裂入路丘脑外侧型血肿清除术

（一）手术分型

依据背侧丘脑外侧血肿延伸方向不同，可把血肿分为前外侧型和后外侧型，我们分别采用中侧裂和后侧裂入路来清除血肿。中侧裂手术采用头偏30°~45°，后侧裂手术采用头偏75°~90°。中侧裂手术切口位于翼点后方1cm，以侧裂体表投影为中心，长5~6cm。后侧裂入路手术切口位于顶结节前2cm，切口垂直于颧弓，以侧裂体表投影为中心，呈略S形切口，切口长6.5~7.0cm。

（二）手术流程

1.中侧裂入路　背侧丘脑血肿向前外侧方向延伸，通常考虑采用经中侧裂入路清除血肿。

（1）病例资料：患者王某，男，73岁，因突发神志障碍伴小便失禁4小时。患者既往有高血压病史9年，未按医嘱不定时服用"卡托普利硝苯地平控释片"等药物，血压控制不佳。入院查体：血压180/110mmHg，呼吸26/min，中度昏迷，GCS评分$E_2V_2M_3=7$分，双瞳等大等圆，直径3mm，对光反射迟钝，角膜反射存在，鼾式呼吸，颈软，双肺啰音明显，四肢肌力无法查，四肢肌张力不高，右侧巴宾斯基征阳性。检查资料：头颅CT示左侧丘脑出血并破入脑室，左侧脑室受压，中线结构向右侧移位，环池受压明显。出血量经多田公式计算量约106mL。

入院诊断：①左侧背侧丘脑出血并脑疝形成；②吸入性肺炎；③高血压病3级，极高危组；④糖尿病。

（2）手术过程：本例患者出血量巨大，但因脑萎缩明显，术前并未出现脑疝，故选用经前侧裂小骨窗手术入路。

（3）手术前后影像学资料。

（4）手术要点：同"壳核区侧裂入路血肿清除术"。

2.后侧裂入路　背侧丘脑血肿向前外侧方向延伸，通常考虑采用经前侧裂入路清除血肿。

（1）手术流程：①麻醉。全身静脉复合麻醉。②体位。头偏对侧75°～80°，后仰20°，头位高于胸部水平，患者肩膀下垫肩垫。③切口。耳屏前1.5cm，以侧裂为中心，行长6～7cm的略弧形切口，位于顶结节前方1cm。如果患者伴有脑疝或者中线移位超过1cm，应实施去骨瓣减压术。④全层切开头皮，分离皮下组织和肌肉。自动或者乳突牵开器牵开皮下组织和肌肉，分离肌肉可用低功率电刀进行，减少出血，尽量避免损伤颞浅动脉及其分支，此处颞肌较薄，可根据肌纤维走行，向前翻起；骨膜用骨膜剥离器完整剥离。⑤骨窗。骨窗后缘钻孔1枚，铣刀游离形成圆形骨窗，骨窗大小3.5cm×4cm（因后侧裂位置较深，因此需要依方法切口），如果术前影像学检查显示：侧裂形态复杂，可适当扩大骨窗。⑥硬膜切开。如骨窗边缘有渗血，悬吊1～2针。硬膜一般不用烧灼止血，如有明显出血轻微烧灼，防止硬膜皱缩。十字法切开硬膜，用丝线牵拉固定。⑦分离后侧裂。后侧裂点位于缘上回的前方，侧裂的后1/3，侧裂后方空间狭小，分离时注意保护侧裂静脉，且脑组织表面至血肿位置较深，分离时应有耐心，小心操作，避免过度牵拉脑组织。⑧清除血肿方法和关颅同中侧裂入路血肿清除术。

（2）手术技巧：①一般手术技巧同壳核区血肿清除术。②特别注意：背侧丘脑出血通常波及内囊后肢，但以血肿压迫为主，切忌人为造成内囊后肢破坏从而导致神经功能废损，清除血肿要更加小心，严格在血肿腔的界限进行，不要超出边界。后外侧型血肿常常破入脑室，术中均可见到侧脑室三角区的脉络丛，注意尽量减少对脉络丛的烧灼，注意保护丘纹静脉，切忌过度牵拉血肿导致丘纹静脉破裂出血。如果术前出现梗阻性脑积水，应该术前即刻行脑室外引流术。

（3）侧裂入路的优缺点：关于侧裂入路优缺点此处不再赘述，对于背侧丘脑出血后外侧裂入路最大的好处在于手术入路避开内囊后肢，可大大减少术后的神经功能废损。

三、小骨窗经纵裂 – 胼胝体入路清除背侧丘脑内侧型血肿

（一）手术流程

1.麻醉　全身静脉复合麻醉。

2.体位　患者取仰卧位，头部抬高20°，前屈15°～30°，向先行背侧丘脑出血对侧侧脑室脑室外引流，用以降低颅内压和术后早期引流。然后头部向对侧旋转30°。

3.切口　首先以鼻根后13cm处确定冠状缝中点，出血侧钩形皮瓣切口，切口后缘至矢状线上冠状缝中点后2.5cm，前缘达冠状缝前4.5cm，外侧至颞上线。

4.分离皮下组织和骨膜　全层切开皮肤和骨膜，翻开固定妥当，并在骨瓣表面确定矢状缝和冠状缝的位置。

5.骨窗　钻孔3枚，后方骨孔位于冠状缝与矢状缝交界处，不跨中线游离骨瓣，大小6cm×4cm，三孔骨瓣成形，骨瓣内缘尽量靠近中线，必要时咬除部分颅骨，显露矢状窦外侧缘。

6.硬膜切开　弧形瓣切开硬膜，翻向中线，四周棉片保护脑组织。通常情况

下冠状缝前4cm，冠状缝后2cm，共6cm区域内桥静脉分布较少，可在此区域剪开硬膜，如果桥静脉与硬膜粘连紧密，必要时可电凝处理1~2支桥静脉剪开硬膜（尽量避免）。

7.分离纵裂和切开胼胝体　以冠状缝中点至同侧外耳孔假想连线牵开同侧额叶内侧缘，分离沿大脑镰深入，分开扣带回，见白色的胼胝体，暴露双侧的胼缘动脉，在2支动脉之间略靠血肿侧切开1.5~2cm胼胝体。

8.清除脑室和丘脑血肿　打开透明隔，进入同侧侧脑室，探查同侧侧脑室内血肿、室间孔方位、背侧丘脑出血破入脑室的部位。如果术前CT扫描对侧侧脑室内有血，切开透明隔，探查对侧脑室。首先清除同侧侧脑室内积血，显露室间孔，然后沿背侧丘脑出血破溃处清除丘脑内血肿。若第三脑室有积血，沿室间孔清除第三脑室积血，尽量打通脑脊液循环通路。最后通过透明隔清除对侧脑室内的积血。

9.妥善止血后　根据创面渗血情况，可留置血肿侧引流管。

（二）手术要点

1.因为骨窗需要暴露上矢状窦，因此钻孔时要小心，直接在上矢状窦钻孔较为安全，因为可以暴露整个窦的宽度。钻孔完成后，使用细小的Kerrison咬骨钳将钻孔适当扩大，可以更为充分地分离窦。注意铣刀使用时应从中线向外侧游离，动作轻柔而缓慢，边游离边用铣刀头轻轻推开窦，一般都较为安全地打开上矢状窦。

2.翻开硬膜时，皮质表面引流静脉经常会有粘连，应小心分离后翻开，尽量保护引流静脉；偶尔有上矢状窦的损伤，不能用双极电凝止血，因为电凝后硬脑膜组织收缩导致开孔扩大。用速即纱或者明胶海绵压迫止血即可。

3.用脑压板牵开额叶之前，应仔细从蛛网膜粘连处将表浅的桥静脉解剖出来，使额上回获得充分的移动度。应通过调整体位和充分利用重力作用获得最佳的暴露空间。

4.术中操作应轻柔，止血彻底，反复冲洗，尽量棉片压迫止血，不使用明胶海绵，以免遗留在脑室内。

5.保护好脑室壁、丘纹静脉、背侧丘脑下部或大脑内静脉等重要结构，脉络丛出血可电凝止血。复位骨瓣。

6.如果第三脑室残存部分积血，术后经脑室外引流管注入尿激酶2万～3万U＋生理盐水5mL夹管1～2小时后，开放引流，同时再次CT扫描，给予止血药物。

7.行胼胝体入路背侧丘脑出血破入脑室，术后处理十分重要，除注意术后出血、脑疝发生、颅内感染外，仍需注意水电解质酸碱平衡、应激性溃疡出血、尿崩、高热、加强营养和脑水肿的治疗。

第五节　脑干出血的外科治疗显微手术

一、治疗原则和目的

高血压脑干出血造成损伤的主要原因是血肿压迫脑干组织，因此尽早将血肿清除解除压迫，可有效避免脑干进一步损伤，有利于脑干功能的快速恢复。手术治疗应遵循微创神经外科技术的原则，即以最小的创伤达到最佳的手术减压效果。高血压性脑干出血的原发性损伤已无力改变，唯一能做的就是避免或减轻继发性脑损伤的发生。因此，治疗的原则是控制血压，防止血肿进一步扩大；微创清除血肿，减轻脑干出血后造成的继发性脑损伤；防治脑干出血后其他脏器出现的并发症，如应激性溃疡、神经源性肺水肿、肺部感染等。

手术的目的是清除大部分血肿，解决血肿的占位效应，消除或减轻脑干周围组织受压，阻断脑干出血后脑干功能继发性损害所致的恶性循环。使可逆的脑干损害不进一步演变成不可逆的脑干功能衰竭，从而提高生存率，改善预后。

二、手术时机

原发性高血压脑干出血起病急剧，从病理生理变化方面看，脑出血后6小时左右，血肿周围开始出现脑组织水肿及坏死，而且随时间延长而加重。早期手术清除血肿并解除占位效应对患者神经功能恢复非常有利。因此，早期清除血肿，及时消除或减轻对脑组织的压迫，能阻断脑干出血后诱发的一系列继发性恶性循环。高血压脑出血最初数小时内血肿呈急性膨大状态，血肿内压力增高，压迫周围正常脑组织，产生急性脑水肿。因此，越早实施血肿清除术效果越好，但6小时内实施手术再出血率较高。尽早地解除一系列病理环节的始因，病程发展可能出现逆转。但部分患者由于出血所致脑干功能严重受损，即使手术清除血肿也无力挽救生命，极少数患者已在6小时内已经死亡，因此，笔者建议显微手术治疗时机应在6～24小时以内。

三、手术指征

掌握正确的手术指征对手术成功非常重要。目前对于高血压性脑干出血的手术指征没有统一的标准，因为至今还缺乏令人信服的大宗数据说明外科治疗和内科治疗孰优孰劣。手术指征的选择应遵循微创理念，采用微创技术，选择最佳的手术入路，以最小的创伤获得最佳的手术疗效。具体手术指征如下。

1.诊断为原发性高血压，发病或入院时收缩压≥160mmHg和（或）舒张压≥95mmHg。

2.经颅脑CT检查证实为脑干出血，排除出血性疾病、抗凝治疗、外伤、肿瘤等疾病引起的继发性脑干出血。

3.患者有自主呼吸或发病后及时就诊无自主呼吸时间＜1小时者。

4.家属对治疗积极，对手术治疗目的理解，要求手术清除血肿的态度坚决，了解疾病预后、手术风险（治疗费用高、恢复时间长）。

5.无其他外科手术禁忌证。

6.符合重型脑干出血的诊断标准。

（1）出血量＞3～5mL。

（2）血肿横径≥2cm，或血肿最大层面直径超过脑干直径的50%，或脑干最大出血层面的面积超过脑干平面面积的1/3，且占位效应明显；对于出血量小（出血最大层面面积占该层面脑干面积≤50%）、意识状态较好的患者首选非手术治疗，但治疗中应密切监测血肿变化及脑积水情况，血肿扩大或血肿破入脑室形成脑积水应积极手术治疗。

（3）意识障碍，GCS≤8分；或意识障碍为嗜睡至神经朦胧，经非手术治疗效果不佳，神经障碍逐渐恶化。

（4）经治疗后脑干功能障碍仍进行性加重（呼吸心率变化、神志障碍加深、中枢性高热）。

（5）出血破入脑室，形成梗阻性脑积水。

7.高血压脑干出血患者术前血肿的大小和类型、GCS评分是影响患者预后的关键因素。原则上，下列情况不考虑手术。

（1）脑干出血量≤3mL，无明显脑室系统梗阻。

（2）患者意识等一般情况较好者，给予非手术治疗；发病12小时内病危的病例（瞳孔散大、呼吸循环衰竭）不建议手术；血量较大（＞15mL）、意识障碍为深昏迷，瞳孔散大、无自主呼吸者不建议手术；Haines等认为，对于进展恶化的脑干血肿手术治疗或许有益，而那些发病之始就意识丧失并且神经症状体征严重的患者，多不能存活。

（3）高龄（＞70岁）、伴有严重的糖尿病、重型阻塞性肺病、长期服用双药联合抗血小板治疗的患者原则上不建议手术。

（4）脑干受压时间较长（＞72小时），继发损伤已出现，多不建议手术治疗。

四、脑干出血的分型

依据脑干出血的解剖部位及血肿大小的扩展方向，分为以下类型：延脑型、脑桥型、中脑型。脑桥型又分为单纯脑桥型、脑桥小脑型、脑桥第四脑室型。中脑型分为单纯中脑型、中脑背侧丘脑型、中脑背侧丘脑基底核型及混合型。

五、手术入路选择原则

手术入路的选择是决定手术成功的关键，根据血肿类型选择不同的手术入路，其原则如下。

1.手术路径最短。

2.避开脑干重要传导束和核团，脑干损伤最小。

3.与血肿最大直径相吻合，容易彻底清除脑干内血肿。

4.容易清除脑干及其他部位（小脑、第四脑室）的血肿。

5.能同时兼顾解除脑积水及颅内高压。

依据上述原则，编者将手术入路分为Ⅰ级入路和Ⅱ级入路。Ⅰ级入路参照Brown二点法则，根据血肿不同部位确定最佳手术入路。即在血肿中心和血肿离脑干表面最表浅点之间的两点连线，向外延伸的方向就是最佳的手术入路（见后详述）。脑桥和延髓背侧脑干出血者，术中开放枕大孔，咬开寰椎后弓给予充分减压。经小脑延髓裂入路者，避免过多切除小脑蚓部或损伤小脑球状核、齿状核引起的术后缄默症。Ⅱ级入路即选择进入脑干的切口，须根据影像学特点和术中观察所见，在神经导航的辅助下选择最佳的脑干切口。

六、后正中入路脑干血肿清除术

（一）手术流程

1.麻醉　全身静脉复合麻醉。

2.体位　侧卧位，头部向对侧旋转30°，屈曲20°，头位高于胸部水平。

3.脑室外引流　全身麻醉成功后，平卧位行一侧脑室外引流置管，引流瓶液面高度保持在外耳门上20cm，之后侧卧位，头部向对侧旋转30°，屈曲20°，头位高于胸部水平。

4.切口　术野常规消毒铺巾，取枕后正中纵行直切口，分层做头皮及肌肉切口，切口上端在枕外隆突水平，切口下端达C_2棘突水平，长度约10cm。

5.分离皮下组织和肌肉　切开头皮后游离暴露深筋膜，沿后正中内线纵行切开颈后肌层，后正中白线是位于双侧颈肌之间自上而下、由浅至深的直线形白色结缔组织，是重要的解剖标志，此切口出血少，近枕外隆突处肌肉筋膜做Y形切开，更容易暴露枕鳞部，颈肌在枕骨附着处留0.5cm宽肌筋膜组织（肌袖），术毕颈肌与此缝合恢复解剖层次，减少术后皮下积液发生机会。分离时枕外嵴附近及乙状窦经常会有导血管引起出血，应该使用骨蜡严密止血。

6.骨窗　在枕外隆突和枕骨大孔之间枕骨后正中线钻上下相邻两骨孔，之后以咬骨钳向两侧咬开枕鳞部骨质，开枕鳞正中直径5cm骨窗，也可用铣刀直接骨瓣成形。咬开枕骨大孔后缘1.5～2.0cm，开枕骨大孔时可选用磨钻或小型椎板钳，先将结缔组织筋膜剥离推开，确认中线，向两侧磨除骨质，双侧椎动脉经C_1椎体椎动脉切迹上方由外向内走行，在枕骨大孔外3点和9点处进入硬膜下入颅，所以枕骨大孔后缘宽度不超过中线旁开1.0cm是安全的。

7.硬膜切开枕后正中脑膜由上而下有一纵行向内反折的条形结构，称作小脑镰，在小脑镰游离缘内有静脉血管1根称为枕窦，上连窦汇，下达枕骨大孔处环窦，在剪开小脑镰时先将小脑镰两侧硬膜纵行切开1.0cm，以湿润的明胶海绵置入以保护小脑组织，然后以蚊式血管钳钳夹小脑镰及枕窦，切断小脑镰及枕窦，之后电凝枕窦残端可有效止血，之后硬膜Y形剪开并悬吊，枕骨大孔处硬膜剪开时会切断环窦，电凝止血即可。

8.暴露血肿 打开枕大池蛛网膜，放出脑脊液降低颅内压力，以利颅后窝结构暴露，延髓表面以脑棉覆盖保护，解剖小脑延髓裂，保护好小脑后下动脉，轻微电凝小脑扁桃体使之体积缩小，抬起小脑扁桃体和小脑下蚓部，可见到下髓帆和蛛网膜，并可以看到第四脑室中央孔，打开脉络膜和下髓帆，显露仍有限者在小脑下蚓部和齿状核之间切开0.5～1.0cm，显露第四脑室底。观察第四脑室底结构，在第四脑室底蓝染的部位纵行切开脑组织，如有血肿已经破入第四脑室内，则吸除脑室内积血，直接在破裂处进入血肿腔，用最细的吸引器头吸除血肿，严格血肿内操作，避免吸引血肿壁，温生理盐水冲洗血肿腔，并以湿润的明胶海绵压迫止血，血肿腔内不留引流管，留置枕大池引流管，硬膜严密缝合，骨瓣未还纳，肌肉层枕骨面和浅部筋膜层分别严密缝合，枕肌枕外隆突止点严密缝合，术毕。

（二）手术要点

1.术前幕上置脑室外引流1根，解决梗阻性脑积水。

2.解剖小脑延髓裂，抬起小脑扁桃体时，要保护好小脑后下动脉及穿支动脉，否则可导致脑干及小脑下部梗死。

3.切开脑干时选择血肿表面最薄处，减少医源性损伤。

4.严格血肿内操作，避免吸引和电凝血肿壁。

5.止血方式以压迫止血为主。

6.此入路适合脑桥背侧和延髓出血的清除。

7.术终硬膜须仔细缝合，肌肉层枕骨面和浅部筋膜层分别以可吸收线严密缝合，枕肌枕外隆突止点严密缝合。硬膜不以贴敷式或黏合式修补，以及多层次严密的缝合有效地防止皮下积液和感染的发生。

9.留置枕大池引流管目的：观察和处理可能发生的再出血，同时引流脑脊液，减少了颅后窝手术后皮下积液和脑脊液漏的发生，术后3天复查CT后拔除。

七、颞下入路脑干血肿清除术

（一）适应证

适合于处理脑桥中上部及部分中脑出血，且血肿偏于一侧的病例。

（二）手术流程

1.麻醉　全身静脉复合麻醉。

2.术前导航　有条件者可行术前和术中镜下导航，便于准确定位，减少创伤。

3.体位　患者取仰卧位，同侧肩下垫一垫利于头偏向一侧。三钉的Mayfield头架固定头部，其中一钉位于额部，便于术中操作。首先，将头抬起高于胸部，便于静脉回流，并减轻颈部和气道的压力；然后将头旋转60°～100°至对侧。旋转的角度依病变位置而定。对位于上脑桥前方区域的血肿，颧弓应该处于几乎水平位置，旋转约90°；位于上脑桥小脑角的血肿，头应旋转约75°。之后头部应侧屈15°～20°，这个步骤能够补偿颅中窝的内侧部陡峭的上升角从而为术者提供高效的工作位置。此外，侧屈可使颞叶在重力作用下回缩，这可避免在机械作用下回缩颞叶而造成颞底挫伤。最后，头应向后弯曲约10°，以避免压迫气道、喉及主要的颈部血管。

4.手术步骤

（1）切口：常规切口为以外耳道为中心行马蹄形切口，切口前缘位于颧弓根部，后缘位于乳突上嵴，切口下缘位于侧颅底，耳郭上缘折向外耳道并固定。改良锁孔切口以外耳道正上方发际内0.5cm为切口中点切开4～6cm直切口，指向颧弓中点。

（2）分离皮下组织和肌肉：全层切开头皮，行锁孔手术入路时可不上头皮夹。颞肌筋膜Y字形切开，用骨膜剥离器从乳突上嵴和颞上线剥离颞肌，翻向外耳道方向，并用拉钩固定。

（3）骨窗：骨窗大小约为4cm×6cm，前方暴露颧弓根部，后方可见顶乳缝、乳突上嵴、后缘刚好位于顶乳缝和鳞状缝交点，即横窦和乙状窦移行处的前方。钻孔2枚，1枚位于颧弓根部上方，1枚位于顶乳缝和鳞状缝交点前方0.5cm。

（4）硬膜切开：骨窗四周悬吊硬膜；按半月形打开硬膜，将打开的硬膜翻向颧弓一侧并用两条缝线将硬膜固定。

（5）暴露小脑幕：显微镜下使用0.5cm脑压板缓慢抬起颞叶底部，边释放脑脊液边不断深入，逐步暴露岩上窦，沿岩上窦后方找到小脑幕缘。

（6）小脑幕切开：平行于岩上窦后缘切开小脑幕即可达到脑桥中上部侧方。

（7）暴露脑干：打开环池蛛网膜进一步释放脑脊液，扩大暴露范围，并充分显露脑干的侧方，用0.5mL针头穿刺脑干，确定血肿位置。

（8）清除血肿：一只手用尖头双极电凝辅助暴露血肿腔，另一只手用显微吸引器以适当的吸力在血肿腔内清除血肿，如果血块较硬，可用取瘤钳夹碎后吸除，清除完毕后，术腔可用少许止血纱止血。

（9）缝合硬膜：完成颅内操作后，使用温盐水填充硬膜下空间。硬膜切口不透水缝合：如果硬膜平面张力高，可能需要植入小片颞肌或人工材料。

（10）关颅：于硬膜外置入明胶海绵，使用钛片固定颅骨。最终止血后，间断缝合肌层和皮下组织，皮下放置引流。

（三）手术要点

1.开颅阶段

（1）切开时应特别注意耳前颞区的浅表神经血管，如颞浅动脉、耳颞神经、面神经颞支。

（2）切忌创伤性分离和拉开颞肌造成术后咀嚼问题和颞肌萎缩。

（3）铣刀游离骨瓣，注意避免损伤骨窗后缘的乙状窦和横窦。骨瓣成形后，注意用骨蜡密封颞骨岩部气房。

（4）乳突移除骨瓣后打磨骨缘内侧对于硬膜内的观察和操作非常重要，打磨时助手应用脑压板垫在硬膜上方，防止磨钻打滑造成脑组织损伤。

2.颅内操作阶段

（1）硬膜外止血彻底，以免渗血流入颅内。

（2）一定要充分引流脑脊液后，缓慢用脑压板逐步抬起颞叶，这可避免造成颞叶的挫伤；此外，适当的体位，最小的硬脑膜切口和仔细的手术分离也是避免颞叶挫伤的重要因素。

（3）切开小脑幕时注意保护滑车神经。

3.血肿清除阶段

（1）选择血肿破出脑干或者脑干下方发蓝的位置作为进入点；如果血肿位于脑干内，应选择对意识、运动重要的神经核团损伤最少的部位切开组织，切开应以纵行切开，应以小号吸引器吸出血肿，应尽可能在血肿腔内进行，不要超过血肿腔边缘而损伤周围组织，结合用水冲洗使其血块松动。

（2）尽可能在血肿腔内进行操作，避免损伤脑干组织引起出血，如遇明显出血，一般用棉片轻压或用止血纱布即可，尽量不用双极电凝止血，除非遇到活动性出血，可考虑吸引出血管后夹住血管后用双极电凝止血；双极电凝一般调至功率为5，避免电极热传导，并避开脑干组织。

4.关颅阶段　硬膜关闭要严密，特别是如果术中打开了乳突小房，可能造成脑脊液鼻漏。可以使用颞肌或人造植入材料进行水密性缝合硬脑膜。

不充分的软组织止血可能导致术后颅内或软组织血肿。

八、枕下乙状窦后锁孔入路脑干血肿清除术

（一）手术适应证

适合于处理脑桥中下部及脑桥为主部分累及延髓且血肿偏于一侧的病例。

（二）解剖标记和定位

为了术前定位，必须明确颞枕骨外侧的解剖标志如：颧弓、外耳道、乳突上嵴、乳突、乳突切迹、顶乳缝、枕乳缝、星点和枕外隆凸的确切定义。必须特别注意横窦和乙状窦转角。对横窦和乙状窦交界区精确定位的技巧是精确开颅的关键。我们强调根据颧弓、乳突上嵴、乳突、星点和枕外隆突等解剖标志开颅。此外，导静脉的出现、硬脑膜平面和质地的变化将有助于准确定位窦的位置。另外，术前MRV有助于判断静脉窦的位置和变化。

1.体位　仰卧头偏一侧或者侧俯卧位。

步骤1：头部高于胸部水平，可增加脑静脉引流，减少对喉、通气管和颈部主要血管的压迫。

步骤2：将头部小心地向对侧旋转75°，同时垫高同侧肩膀，确切的旋转程

度取决于病灶的精确定位。对于脑干，旋转75°是足够的。

步骤3：头部前屈约10°，外科医生可无同侧肩干扰，获得一个高效的工作位置。但是，特别应注意不要压迫通气管和喉。

步骤4：侧屈的程度取决于确切的手术目标。暴露脑桥干结构时，头部应固定在水平面上无侧屈。当暴露小脑幕下表面和桥小脑角的上神经血管结构时，通过开颅时上部的变化，头要轻微地下压，在手术过程中可获得最佳视觉效果。

2.切口设计　脑干血肿清除术一般以桥小脑角中央部分为靶区，开颅点应位于横窦下乙状窦内侧，开颅的直径的范围为10～20mm。

3.分离皮肤和皮下组织　皮肤和皮下组织向两侧撑开后，纵向直行切开胸锁乳突肌筋膜。然后分离胸锁乳突肌，暴露乳突后区。如果肌肉层过厚或者为了开颅的尾部延伸，头夹肌、头长肌和上斜肌应从颅骨附着处分离。

4.颅骨成形术　颅骨暴露后，在星点处前方0.5cm通常可看见一条小槽，其通常位于横窦下缘后从横窦过渡到乙状窦处。其他骨性结构如枕乳、颞骨鳞部、人字缝和乳突切迹也有助于确定乙状窦。确认以上重要骨性标志识别后，在星点处前方0.5cm进行颅骨钻孔。在明显的窦状结构附近，推荐使用高速磨钻磨开颅骨，暴露乙状窦的边缘，然后用椎板咬骨钳扩大骨窗直到窦缘。

5.硬膜切开　暴露硬膜后，骨缘用骨蜡止血，硬膜呈T字形切开，先向窦交会处切开硬膜，然后在这条切线中央垂直剪向对侧。剪开硬膜后用丝线悬吊好硬膜。

6.释放脑脊液　用棉片保护小脑，用吸引器顺着棉片轻轻牵开小脑（通常小脑张力较高），通常出血量大的脑干出血患者都存在不同程度的脑积水，牵开小脑后撕破蛛网膜会有大量脑脊液流出。

7.暴露血肿　进一步分离蛛网膜，并逐步暴露岩静脉、面听神经、小脑后上动脉和绒球等结构，冲洗蛛网膜下腔，清除蛛网膜下腔出血。可见脑干肿胀明显，面听神经下方脑干表面有血肿破溃出表面，顺着血肿通道用双极电凝暴露血肿腔。

8.清除血肿　清除血肿全程均在血肿腔内进行，不要触碰血肿壁。吸引器吸力要适中，可用显微神经剥离子分离血肿后吸除。注意清除血肿过程中心率、血压变化，并和麻醉医生紧密配合。清除血肿后，脑干波动恢复，压力降低，用小棉片以适度的压力压迫止血，术腔可贴覆少许止血纱。

（三）手术要点

1.开颅阶段

（1）枕下乙状窦后入路对于患者的体位要求是很有争议的。坐位，俯卧、仰卧位或侧俯卧位对于颅后窝外侧的暴露各有其优缺点。然而，患者的体位并不特别影响枕下乙状窦后入路的手术方案。我们的经验是大多数脑干血肿清除术所需时间并不长，绝大多数患者采用简单的仰卧位即可。在手术过程中，外科医生位于患者同侧肩侧，这为手术提供一个有效的工作位置。这种体位的优点是对医生和护士的技术要求简单，且患者较舒适。与俯卧或侧俯卧相比，静脉充血和脑脊液的阻塞也是最小的。释放脑脊液后，小脑通常随之自动塌陷，无须切除小脑半球。但是，对于颈部短比较肥胖的患者，这种体位有其局限性，过度的颈部扭曲，可能会导致颈部的主要血管扭结，此时侧俯卧位就显得十分必要。

（2）在进行肌肉组织分离时，在乳突前区应轻柔分离，而在后枕部则强力分离，以便开颅后获得最佳暴露。当枕动脉从枕骨动脉沟出现时，要特别注意观察。

（3）导静脉通常也暴露在乳突区，当导静脉出现时，表明已接近乙状窦及横窦。此外，星点的位置也有助于判断窦的位置，最好用磨钻磨除与窦相邻的骨质，剩余部分用铣刀开颅。

2.镜下操作阶段

（1）硬膜剪开时尽量靠近窦缘，这样可便于术中暴露，硬膜用丝线悬吊好也可适当增加显露范围。

（2）脑脊液释放要充分，以免脑压板挫伤小脑半球的邻近部分。

（3）显微手术过程中，注意保护岩静脉，特别注意保护颅后窝小脑与脑干之间大量敏感的神经和血管。

（4）寻找血肿的方法和脑干开口位置不再重复叙述，清除血肿方法如下：在穿刺入点头皮切口约0.5cm，手锥自切口顺模拟穿刺方向至颅骨建立穿刺通道，颅骨用锥颅形成穿刺定位点，同时以左手拇指、示指顺穿刺手锥按压头皮，避免拔除穿刺手锥后通道移位，再以5号丁字形手钻顺手锥建立的穿刺通道扩大颅骨钻孔，尖手锥顺穿刺通道刺破硬脑膜，12号引流管顺穿刺通道植入，指向血肿中心位置，预定深度后，5mL注射器缓慢抽吸，抽吸血肿量为术前计算的1/2左右。

3.关颅阶段

（1）术腔止血要彻底，以免术后手术部位再出血。

（2）硬脑膜彻底缝合，防止术后脑脊液漏。在大多数情况下，脑脊液耳漏常常是由于乳突气房开放。

（3）不彻底的硬膜外止血以致术后软组织血肿。

第六章　烟雾病

第一节　烟雾病和烟雾综合征

烟雾病以双侧颈内动脉（1CA）末端原发性慢性进行性狭窄为特点，这种特殊的脑血管疾病可在大脑基底部形成一些由侧支通路构成的异常网状血管，来代偿原发病导致的脑缺血，这些网状血管又称为"Moyamoya血管"（烟雾血管Moyamoya在日语里表示"一缕烟"的意思），用来描述这类患者的脑血管造影中侧支血管的形态。烟雾病的概念是在20世纪60年代确立的。脑血管造影可以展示本病独特的病程变化：从初期颈内动脉末端的轻微狭窄到末期双侧颈内动脉闭塞。在疾病终末期，整个大脑血供由颈外动脉系统和椎基底动脉系统代偿。

烟雾病另一个特点是其独特的临床表现。儿童患者多表现为脑缺血：从一过性脑缺血发作（TIA）到完全性卒中。儿童TIA和完全性卒中可由过度换气诱发，如吹凉热的食物和吹奏管乐器。而半数成人患者表现为颅内出血。许多患者还主诉有偏头痛样头痛。部分患儿可表现为类似于舞蹈症的不自主运动。

一、诊断标准

烟雾病是以其造影的特征表现定义的，尚无明确的实验室检查标准。1977年，由日本健康劳动和福利省支持的研究小组从基础和临床方面对烟雾病进行了研究。1995年，该研究小组发布了烟雾病诊断（表6-1）和治疗指南。

虽然脑血管造影在烟雾病的诊断中非常重要，但是MRA和MRI也能清晰显示颅内主要血管的病变，并成为烟雾病诊治的独立参考检查。基于磁共振技术的发展，从1994年开始，烟雾病的诊断指南把MRA和MRI作为确诊的检查之一。随着MRI技术的迅猛发展，MRA成为诊断烟雾病的一种具有高特异性和高敏感性的可靠检查手段，逐步替代传统的脑血管造影。

在典型的儿童病例中，仅通过MRI即可确立诊断。但是在老年患者中，即使高分辨率MRI也不能明确地区分烟雾病和动脉粥样硬化。这种情况下，诊断必须依靠传统的造影。

二、烟雾病发病时的不同表现

如前所述，烟雾病可以在从儿童到成人的任何年龄段发病。然而，有趣的是，其有两个发病年龄高峰：一个是10岁之前，另一个是中年。发病症状随年龄和烟雾病类型而异。在儿童中，常常表现为脑缺血，尤其是在过度换气后，如大哭、吹奏乐器、吃过热食物等。症状包括运动性瘫痪（四肢瘫、偏瘫、单瘫）、感觉异常、意识障碍、癫痫发作、头痛，多为间断性反复发作。对于多数患者，症状出现在身体的一侧，偶尔左右侧交替发病。部分患者表现为不自主运动，如舞蹈症和肢体震颤。在脑缺血反复发作的患者中，会出现严重的脑萎缩，从而导致智力或精神障碍，儿童患者还可能出现注意力下降或多动症。

烟雾病患者的大脑后动脉在进展期前通常是通畅的。部分后动脉受累的患者会出现视力或视野受损与成人患者不同，儿童，尤其5岁以下的患儿极少表现为脑出血。成人患者中，尤其是25岁或以上的患者常表现为突发性脑出血（脑室出血、蛛网膜下腔出血、脑实质出血），因脑出血的位置不同表现为意识丧失、头痛、无力、言语不清等。

组织学上，随着颈内动脉进行性狭窄，代偿性生成侧支血管或烟雾状血管，出血多是由于这些血管脆弱破裂。颅底血流动力学改变也会导致微小动脉瘤形成颅内出血多表现为脑室内少量出血，因此症状比较轻微。然而，严重出血也会导致多发性神经功能缺失或进展为严重情况，从而导致死亡。此外，患者再次出血的可能性大，约半数患者因出血死亡。

表6-1　烟雾病诊断标准

A.脑血管造影是诊断必不可少的检查，至少应该有以下表现
1.颈内动脉末端和（或）大脑前动脉和（或）大脑中动脉近端狭窄或闭塞
2.动脉期，狭窄或闭塞血管周围出现异常血管网
3.表现为双侧病变

（续表）

B.如果MRI和MRA有以下所有表现，可以不进行传统的脑血管造影
1.MRA表现为颈内动脉末端和大脑前动脉、大脑中动脉近端的狭窄或闭塞
2.MRA表现为基底核区异常血管网。MRI中一侧基底核区出现2个以上的血管流空信号时即可诊断为基底核区异常血管网
3.（1）和（2）为双侧病变
C.因为烟雾病病因不清，有以下基础病变的脑血管疾病患者需要排除
1.动脉硬化
2.自身免疫性疾病
3.脑膜炎
4.脑肿瘤
5.唐氏综合征
6.神经纤维瘤病
7.颅脑外伤
8.颅脑放射损伤
9.其他（如镰状细胞贫血、结节性硬化）
D.有诊断意义的病理学表现
1.颈内动脉末端及其周围的血管内膜增厚和继发的管腔狭窄或闭塞通常为双侧病变。在增厚的内膜中偶尔有脂质沉积
2.Willis环的组成部分，如大脑前动脉、大脑中动脉和后交通动脉常表现为不同程度的狭窄或闭塞，伴有血管内膜纤维细胞增厚、内弹性膜弯曲、中膜变薄
3.Willis环周围出现大量小血管（穿支和吻合支）
4.软脑膜中小血管呈密网状聚集
诊断：参考A~D，标准按以下划分（尸检时没有行脑血管造影的患者只参考D）
1.确诊病例：完全符合A或B和C。儿童病例一侧符合A-1和A-2（或B-1和B-2），且对侧颈内动脉末端明显狭窄
2.疑似病例：完全符合A-1和A-2（或B-1和B-2）和C（单侧病变）

三、烟雾综合征

烟雾综合征是指与基础疾病相关的颈内动脉末端或大脑前和（或）中动脉近端血管狭窄或闭塞伴有异常血管网形成。在单侧病变的病例中，如果有基础疾病，也为烟雾综合征。

烟雾综合征可影响所有种族的人群。儿童患者常常伴有先天性疾病；成人患者常常伴有获得性疾病。烟雾综合征可表现为癫痫或头痛，或无症状。如果合并基础疾病导致的智力缺陷或者其他类型的脑血管病，会使临床表现更加复杂。

烟雾综合征的治疗和烟雾病类似。有趣的是，伴有激素异常的烟雾综合征，如甲状腺功能亢进，或伴有自身免疫疾病的烟雾综合征，纠正激素水平治疗或免疫抑制药治疗是有效的。已证实血运重建术（直接和间接）对合并神经纤维瘤病、唐氏综合征、放射损伤的烟雾综合征是有效的基础疾病的自然病史会影响烟雾综合征患者的预后。

四、单侧烟雾病

单侧烟雾病也指可疑烟雾病，其表现为单侧颈内动脉末端狭窄或闭塞，伴有烟雾血管的形成。这种单侧病变可能合并基础疾病，如甲状腺功能亢进症、脑动静脉畸形、唐氏综合征、Apert综合征、神经纤维瘤病、放射性血管病、系统性红斑狼疮、干燥综合征。当和基础疾病并发时，仍然称为烟雾综合征。如果儿童患者一侧颈内动脉末端狭窄伴有烟雾血管形成，而对侧病变轻微，也可以确诊为烟雾病。这些改变只在烟雾病中可以见到，并且大多数患者最终进展为典型的双侧烟雾病。随着MRI的普及，无症状烟雾病的数量越来越多。因此，烟雾病真正的发病率要比目前报道的高。

有10%～39%的单侧烟雾病患者进展为双侧病变。有学者认为，发病年龄越小，进展速度越快。然而，也有成人患者从单侧进展为双侧。

第二节 烟雾病的全球流行病学

烟雾病又称为自发性Willis环闭塞症，是一种罕见的、不明原因的进行性脑血管病变。在日语中，"Moyamoya"的意思是朦胧的或模糊的，很好地描绘了在脑血管造影检查中出现的这些具有代表性的颅底异常血管网的特征。1961年，首例患者在该病最为流行的日本被报道，其发病年龄存在两个峰值。发病率较高的峰值为5岁，较低的峰值为30~49岁，根据这一特点，又将烟雾病分为儿童型和成人型。儿童型病理生理机制为Willis环由狭窄到闭塞的进行性过程导致的脑缺血，成人型则是因早前形成的侧支血管破裂而造成的颅内出血。家族性烟雾病占全命病例的10%~15%。

烟雾病的发病率在东亚国家较高，如日本、韩国1994年，日本的一项全国范围的调查显示，接受过烟雾病治疗的患者共有3900例，患病率及发病率分别为3.16/100 000和0.35/100 000。男女比例为1：1.8，其中有10%的患者存在家族史。更近的一项2003年的调查则显示，日本治疗的烟雾病患者数量急剧增加。由1994年报道的3900例预计增加至7700例，几乎翻了一番。男女比例仍为1：1.8，其中12.1%的患者存在烟雾病家族史。患病率为6.03/100 000，新发病例的发病率为0.54/10 000。此外，2008年在北海道（日本的主要岛屿之一，当时的人口为563万）进行的一项全面的流行病学调查分析所报道的患病率及发病率分别为10.5/100 000和0.94/100 000，都大大高于之前的调查结果。其中男女比例为1：2.18。发病年龄为双峰分布：发病率最高的年龄峰值为45-49岁，其次为5-9岁。15.4%的患者存在家族史。

虽然这些流行病学的调查结果相比之前的研究有着显著的差异，但可以从几个方面来解释。首先，调查方法与之前的研究不同。先前的研究都基于从大型医院所获取的数据，而北海道研究包含了该区域内诊断的所有烟雾病患者。其次，由于近几年磁共振成像检查的广泛使用，可能使得无症状患者的诊断比例升高。最后就是流行病学特征也在逐渐发生变化。尽管原因尚不清楚，但儿童烟雾病的发病率似乎开始下降。虽然如此，烟雾病仍是日本最常见的儿童脑血管疾病，其在儿童中的患病率为3/100 000。

迄今为止，只有日本及韩国进行过大规模的、全国范围内的烟雾病调查研究。从2000年开始的一项韩国的合作研究报道了在1995年之前明确诊断的334例烟雾病患者。该研究中，患者的流行病学及临床特点本质上与日本的人群相似。中国烟雾病患者的临床特点则与其他的亚洲国家有所不同。虽然中国患者的年龄分布与日本及韩国的患者类似，但中国患者中男性的比例要高过女性（1.16∶1），且成人发病率要高过儿童（3.5∶1）。2010年的一项在中国省会城市南京所做的研究调查了202例烟雾病患者结果显示，男性与女性的发病率持平，且成人的发病率要高于儿童。总的患病率估计为3.92/100 000，比日本的6.03/100 000要低，但与中国台湾的报道相似。

这种种族划分的模式暗示着其中可能存在遗传易感性。该研究中一个值得注意的现象是，出血患者的比例要高于缺血患者。在35—45岁这个年龄段，男性患者发生出血的比例高于女性患者。无症状患者在研究中的比例较低，尽管作者已承认这可能是因为经济原因阻碍了磁共振及DSA检查在此庞大人群中的广泛应用。此外，家族性烟雾病的发生率只有1.48%。这些结果都进一步支持了在烟雾病发病率的差异中可能存在遗传因素的作用。

原本认为主要影响亚洲人的烟雾病，如今已在全世界范围内有着众多种族背景的人群中观察到，包括美洲及欧洲。对1972—1989年期间所发表文献进行的一项调查发现，在日本之外被报道的烟雾病患者共1053例，包括亚洲625例、欧洲201例、北美及南美洲176例、非洲52例及大洋洲9例。可惜的是，这项研究不仅包含了烟雾病，还包括了那些"烟雾病现象"，并且烟雾病的诊断是否明确是不清楚的。

烟雾病在非亚洲人群中是罕见的。有关高加索患者的有限数据也显示其在临床表现及转归方面有着显著的差异。一项对全美国大型神经血管中心的调查研究显示，72%的中心在调查期间的12个月里收治了不到10例成人患者，且只有2个中心（6%）同期诊治了超过30例烟雾病患者。另一项在华盛顿州及加利福尼亚州进行的研究所报道的年发病率为0.086/100 000。在该研究中，特殊种族的发病率最高的是亚裔美国人（0.28/100 000），其次分别为非裔美国人（0.13/100 000）、高加索人（0.06/100 000）及西班牙裔（0.03/100 000）。这些结果显示，在移民至美国后，烟雾病发病率的种族差异似乎并没有变化。

美国与东亚国家的烟雾病患者之间的一些差异已得到关注。美国的病例有以下几个点：①成人患者中多数为缺血型，只有20.5%的成人患者表现为出血性卒中；②年龄分布缺少儿童期峰值；③女性患者比例高，男女比例为1∶2.7；④发病后的最初几年出现卒中再发的比例相当高，有症状一侧的大脑半球经治疗后，5年同侧卒中的再发率为65%。

欧洲的流行病学调查所估算的烟雾病发病率只有日本的1/10，与美国相似。2008年的一项对欧洲烟雾病患者人口统计学及临床数据的详细分析显示，其有以下几个突出特点：①发病年龄更大，中位数为34岁；②年龄分布缺少儿童期峰值；③出血性卒中少见，发生率为5%；④在首次发病之后发生反复性缺血性卒中的风险较高，1年内复发率为61.9%；⑤围术期卒中风险高，估计为27.3%。表6-3总结了全球范围内烟雾病分布的主要差异。

表6-3　全球范围烟雾病分布的主要差异

	日本	中国	西方国家
患病率	6~10/100000	4/100000	0.1/100000
男女比例	1∶1.8	1.6∶1	1∶2.7
年龄双峰分布	是	否	否
发病率	儿童较高	成人较高	成人较高
儿童临床表现	缺血性卒中	少见，缺血性卒中	罕见，缺血性卒中
成人临床表现	出血性卒中	出血性卒中概率高	缺血性卒中概率高；复发概率高
家族性病例	10%~15%	1.5%	6%

尽管有关烟雾病的发病原因及机制还不清楚，但根据其种族性及家族性的特点可以推测，遗传因素发挥着重要作用。在日本，一级亲属受累的家族型烟雾病占10%~15%，美国所报道的则是6%。已对其与3、6、8、17号染色体相关位点以及特定的人白细胞抗体单倍型之间的关系进行研究。在具有北欧血统的胸主动脉瘤及夹层合并烟雾病且存在这两种疾病家族史的患者中，都发现了肌动蛋白α（ACTA-2）在血管平滑肌细胞上的亚型的变异。

家族性烟雾病流行病学分析显示，其有着独有的特征：①男女比例为1∶5，这与散发病例的1∶1.6截然不同；②平均发病年龄更早，为11.8岁，而散发病例为 30 岁；③家族性烟雾病患者之间的预后有很强的相关性。一例报道显示，8 对亲子代组合全部为母亲 – 子代组合。亲代在 22–36 岁出现症状，而子代则在 5–11 岁发病。尽管这些证据都强烈暗示着烟雾病存在遗传学基础，但仍存在一些值得注意的问题。曾有报道同卵双胞胎只有其中一个患烟雾病的病例。这一事实可能说明，在具有遗传易感性的亲代中，环境也是促进疾病发生发展的重要因素。

第三节　烟雾病血管内治疗

烟雾病是一类累及颈内动脉末端、大脑中动脉和大脑前动脉，以逐渐进展的血管狭窄为主要特点的疾病。随着病情进展，烟雾病引起的血管狭窄会逐渐加重，进展为血管闭塞，常与动脉炎或动脉粥样硬化等其他颅内血管病变引起的血管狭窄相鉴别。烟雾病患者的血管病变在逐渐狭窄的进展同时伴随有过程中穿支血管的小动脉扩张和过度增生，血管造影上表现为明显的侧支血管网代偿，这与动脉炎或动脉粥样硬化引起的脑血管病变不同。烟雾病有两个发病高峰，第一个发病高峰是儿童期，第二个发病高峰是中青年。烟雾病发病可以表现为一系列脑缺血或者脑出血症状。缺血性症状在儿童和成人中都会出现，而出血症状多见于成人患者。

目前，尚没有药物能够改善或者延缓烟雾病所导致的血管狭窄。通过外科手术进行血流重建来增加缺血区脑组织的灌注是缺血型烟雾病患者的主要治疗方法。对烟雾病患者进行血管内治疗，包括血管成形术和（或）血管内支架以增加缺血区域的脑血流灌注，通过血管内栓塞治疗。在本章中，将对缺血性和出血性烟雾病患者的血管内治疗方法进行回顾。

一、动脉狭窄的血管内治疗

对于动脉粥样硬化引起的难治性、症状性颅内狭窄患者，血管成形术、血管内支架或两者联用是目前应用最广泛的血管内治疗方法，这种治疗方法的目的是提高脑血流灌注并减少症状性狭窄患者的脑缺血的风险。同时，EC-ICBypass研究和最近的CAOS研究两项临床试验的结果显示颅内外血管旁路术并不能使上述患者受益。与此不同，对于烟雾病患者，直接或间接的脑血流重建术均能使患者获益。

在此背景下，血管成形术和（或）血管内支架治疗烟雾病更具吸引力，因为与外科血管重建术相比，血管内治疗的创伤更小。然而，目前只有很少的研究对烟雾病患者的血管内治疗进行了评估，且这种进行性疾病的长期疗效也不确定。与动脉粥样硬化导致的颅内动脉狭窄患者相同，烟雾病患者也可以通过单独血管成形术治疗或者联用血管成形术和血管内支架进行血管内治疗。

Kornblihtt等报道了第一例进行血管内治疗的烟雾病患者。患者是1名18岁女性，表现为左侧大脑半球的TIA发作。术者在她的颈内动脉颅内段置入了一枚支架。在术后46个月的临床和造影随访时，患者支架完全通畅且无复发症状。Rodriguez等对1例37岁双侧病变的男性患者进行了血管内治疗，该患者症状因左侧大脑半球缺血所引起。术者应用球囊血管成形术，使患者左侧大脑半球的血流得到明显改善。术后随访2年，期间无症状再次发作，复查血管造影未再次形成狭窄。

Drazin等对1例40岁白种人女性烟雾病患者进行了血管内治疗。该患者为双胞胎中的1人。患者第1次发病表现为左侧大脑半球的急性卒中，她接受了急诊左侧大脑中动脉血管成形术，术中显示血管成形后左侧大脑半球血供良好。术后不到3个月，患者再次出现左侧大脑中动脉供血区卒中引起的运动性失语症状，血管造影显示上次血管成形处发生闭塞。22个月后，患者出现右侧大脑半球卒中，此次术者对颈内动脉床突上段进行球囊扩张成形后置入了1枚Wingspan支架。3个月时，发现再次狭窄。再次行血管成形术，无并发症发生。第二次血管成形术后患者继续随访15个月，临床随访2年无症状发作，血管造影未见明显改变。

El-Hakam等报道了接受血管内治疗的年龄最小的烟雾病患者。患儿女性，3岁，血管造影发现由双侧颈内动脉床突上段延展至大脑中动脉起始部的弥漫性狭窄。患儿因一过性左下肢无力入院。住院期间，患儿突发左侧偏瘫，发病6小时内患儿接受了急诊右侧颈内动脉床突上段血管成形术，术后患儿右侧半球灌注明显改善，肌力迅速恢复。2周后，患儿接受了右侧硬膜翻转血管重建手术。术后2年，脑血管造影显示右侧颈内动脉完全闭塞，经硬膜的血管侧支循环建立。作者认为血管成形术减轻了即将发生的颈内动脉闭塞所引起的缺血症状，为患儿行血管重建手术争取了时间。

Khan等对5例烟雾病患者进行了6次血管内治疗。其中2例患者的3根责任血管进行了颈内动脉血管成形术并植入Wingspan支架，1例患者接受了单纯血管成形术，另外2例患者进行了血管成形术并在大脑中动脉置入Wingspan支架。所有5例患者均出现复发性缺血症状伴TIA。术后平均4个月，3例因为再狭窄再次接受了血管内治疗。由于缺血症状，反复发作，所有5例患者最后均接受外科手术进行脑血流重建。对于这一组病例，作者指出其中可能存在选择性偏倚。本组患者均被转诊至一个烟雾病血流重建术数量很大的中心。该中心手术经验丰富，但血管内治疗经验不足，这有可能是5例患者血管内治疗失败的原因之一。

Santirso等则报道了1例存在双侧缺血症状的双侧烟雾病的女性患者。患者表现为突发右上肢轻瘫伴失语症，接受了血管成形术并在左侧大脑中动脉植入1枚Wingspan支架术后患者言语功能和右上肢肌力明显改善，但仍未完全恢复。术后随访13个月，血管造影结果显示支架内轻度再狭窄，但患者随访期间无缺血相关症状发作。

以上报道的所有病例截至目前均未出现严重并发症，然而血管再狭窄率和（或）症状复发率较高，同时血管内治疗的长期效果尚不清楚。在目前已经报道的10支血管（10例患者）治疗中，9支血管出现血管再狭窄和（或）术后症状复发。3支血管只接受了血管成形术，其中2支术后发生闭塞。9支血管接受了血管内支架置入术，其中7支血管出现术后血管再狭窄或术后症状复发。9例支架形成术中的8例置入的是Wingspan支架。考虑到动脉粥样硬化性脑血管病患者，尤其是年轻患者的血液循环（颈内动脉和大脑中动脉）病变中，支架成形术后再狭窄率同样偏高。一些学者据此推断，此类患者可能不同于单纯的动脉粥样硬化性改变，可能有炎性介质参与病变形成或烟雾病的影响。

二、烟雾病合并动脉瘤的治疗

研究认为烟雾病侧支血管在血流动力学应力作用下会发生破裂出血。病理学研究证实：侧支血管的血管壁较正常血管薄以及微动脉瘤形成是导致烟雾病患者出血的危险因素。再出血的概率增高导致患者的死亡率明显增高，临床结局较差。有研究认为血管重建手术能够通过改变血流动力学降低侧支血管所受的血流应力来减少脑出血的发生。在一些病例中，血流重建术后的血管造影结果显示外周动脉瘤消失。长期随访结果发现出血性烟雾病患者在脑血流重建术后再出血率降低，但仍有发生。除了通过旁路手术进行血流重建之外，直接手术治疗侧支血管动脉瘤也是一种治疗选择。手术治疗包括动脉瘤切除术和动脉瘤夹闭。由于此类手术病变位置通常较深，且患者本身的脑血流处于脆弱的平衡状态，而手术引起的血流动力学改变可能打破这种平衡，因此手术入路的选择十分关键。

有病例报道对豆纹动脉或脉络膜动脉动脉瘤进行血管内治疗干预导致烟雾病患者脑出血。有学者对8例曾发生脑出血或脑室内出血的烟雾病患者进行了血管内治疗。其中7例患者颅内动脉瘤成功栓塞，均无并发症发生。另外1例患者因为微导管无法进入脉络膜后动脉而治疗失败。8例患者均未发生再次出血。6例患者完全恢复。该研究中所有患者均使用NBCA栓塞治疗。

Harreld和Zomorodi报道了1例接受豆纹动脉栓塞的烟雾病患者。微导管超选进入为动脉瘤供血的豆纹动脉中，进行阿米妥钠试验后，患者出现左侧面瘫。术者将微导管缓慢向远端推送，并重复进行阿米妥钠试验显示无神经功能缺损，随即使用NBCA栓塞动脉瘤，术后患者无任何神经功能缺损症状。

第四节　烟雾病间接血运重建术

在过去的50年间，间接血运重建术在烟雾病治疗中的应用有了长足的发展，其术式的多样性是现代医学中外科手术灵巧性和先进性的具体体现。多种富血管的供体组织，如颞浅动脉（STA）、帽状腱膜、硬脑膜、颞肌和骨膜均可单独或联合运用，以增强颅内的血流。与直接吻合术相比，间接血运重建术避免了许多手术过程中潜在的风险，包括临时阻断导致的缺血、相对较长的麻醉时间及相对较细的颅外和颅内动脉造成的吻合困难。间接血运重建术后供血组织与脑组织会生长在一起，并形成许多侧支血管，这些血管可以增加脑血流灌注。晚期烟雾病成人患者和脑动脉扩张大到最大程度的烟雾病患者都适合行间接血运重建术，其原理是间接血运重建术可以避免直接吻合术后血流突然增加导致的高灌注症状。但行间接血运重建术的患者要等到新生血管生成，才能获得新的脑血流灌注，而血管的生长情况不能确定。

接受间接旁路术的患者和接受直接旁路术的患者在手术过程中有同样的麻醉风险，因此需同样关注抗血小板药物的应用，避免低血压，并维持正常二氧化碳浓度。

本节主要回顾最常见的间接血运重建术：脑–硬脑膜血管融合术（EDS）、脑–颞肌贴敷术（EMS）、脑–硬脑膜动脉血管贴敷术（EDAS）、脑–硬脑膜动脉颞肌血管贴敷术（EDAMS）、大网膜移位术和移植术、颅骨多点钻孔术、颅骨膜转移、帽状腱膜手术。我们主要分析使用动脉、肌肉、硬膜、颅骨膜和帽状腱膜作为供血组织的多种手术技术。同时回顾间接血运重建术联合或不联合直接旁路术的手术方法。

一、脑 – 硬脑膜血管融合术

1964年，EDS由Tsubokawa等首次报道，他们将一例栓塞性大脑缺血患者带血管的硬脑膜移植到大脑表面。此后该方法用于烟雾病的治疗。这种间接性吻合术的合理性在于硬膜本身有良好的血液供应，主要由其外侧小叶供血。将硬膜外侧面贴于大脑表面为颅外–颅内吻合术提供了机会，EDS目前较少单独应用于烟雾病手术治疗。

EDS的手术方法如下：患者取仰卧位，头偏向对侧，头架固定。沿STA走行做一曲线形或直线形头皮切口。保留STA及其分支。开颅手术中心位于大脑外侧裂。手术范围依据缺血脑组织范围而定。

在显微镜的引导下，在硬膜做十字形切口，保留较大的脑膜中动脉分支。将硬膜瓣翻转置于颅骨边缘以促进下方皮质新生血管形成。打开硬膜后，操作要十分谨慎，避免损伤脑膜中动脉。脑膜中动脉经常从打开的硬膜中间部位穿过。因此，硬膜须在脑膜中动脉周围打开。可将含大脑中动脉的硬膜组织翻转，用2条不可吸收缝线于颅骨小孔或折叠的硬膜瓣边缘缝合。将骨瓣放回并照常关闭切口。

二、脑 – 颞肌贴敷术

EMS是一个简单的手术过程。患者取仰卧位，头偏向对侧，头架固定。在颞肌边缘做线形或曲线形切口。将颞肌与其下的颅骨谨慎分离以保护血液供应。切口较大可以适应颞肌的形状。将硬膜广泛切开，避开脑膜中动脉，然后翻转。颞肌直接置于脑组织上方。通常用不可吸收缝线缝合肌肉与硬膜边缘。将骨瓣仔细放回，用钛合金缝合器固定。在骨瓣的颞侧横向去除一部以避免损伤颞肌的血流灌注。

EMS的主要缺点是颞肌移位造成畸形影响美观，同时会在颅内产生占位效应。而将颞肌分离后再进行贴敷可减轻畸形，同时减少硬膜外的肌肉组织。Tu等人使用额颞切口，将颞肌分离成内外两层，将内层颞肌贴敷于大脑表面，外层颞肌置于骨瓣之上。这种方法减轻了颅内的占位效应，有利于美观和咀嚼。所有可取的肌肉组织来源，包括背阔肌和前锯肌游离皮瓣，均可用于血运重建手术。使用上述肌肉组织可减轻外观上的畸形。但是，应用这些肌肉组织在技术上更具有挑战性，因为须吻合动脉和静脉以保证移植瓣的血流灌注。

三、脑－硬脑膜动脉血管连通术

这项技术已被很多外科医生采用，尤其是用于烟雾病儿童患者的治疗。

与直接血运重建术相似，沿最粗大的STA分支（通常是顶支）做一皮肤切口。然后仔细分离STA，将其从颞筋膜中游离出来。保留STA前支，因为它可能为下方的脑皮质提供侧支循环。资深学者（R.F.S.）建议将动脉分支全部附着的动脉外膜剔除，以免妨碍血管再生。2个钻孔位置：一个位于颅中窝底部，另一个位于颞浅线的正上方。孔径须足够大，以允许STA血管通过。如前所述，手术位置以大脑外侧裂为中心。

在硬膜上做一十字形切口以保护脑膜中动脉的分支。STA分支直接置于脑皮质的上方。1980年，Spetzler等首次描述了改良的EDAS手术方式，他们将皮质上方的蛛网膜打开，让STA供血支和皮层动脉直接接触。这种方法更常用于软脑膜血管连通术，用10-0号尼龙缝线将STA分支与切开的蛛网膜间断缝合数针，以使大脑皮质中沿STA分支分布的数支动脉与供血动脉相接近，完整保留STA分支以保证血流通畅，于颅骨之下翻转并折叠硬膜瓣，通常是4~6片。

一些外科医生主张紧密缝合硬膜与附着于STA分支的帽状腱膜瓣，在我们的经验中，尚无与脑脊液漏相关的并发症。硬膜翻转为皮质新生血管提供了额外的血流来源。谨慎吻合后，小心地将骨瓣倾斜放置，并用钛合金片和螺钉安全固定。照常关闭皮肤切口，注意不要损伤STA。

四、后循环脑－硬脑膜动脉血管连通术

烟雾病后循环间接血运重建术，术中将枕动脉作为供血动脉间。应用多普勒血管超声探测枕动脉走行，并沿着其走行在其上方做一乙状切口。将枕动脉与一条粘连的帽状腱膜从皮下脂肪、颅骨膜和肌肉上分离。于枕骨上钻取骨瓣，而后做H形切口。将硬膜向下折叠入颅骨切开术范围内的硬膜下。广泛打开蛛网膜，将枕动脉周围的帽状腱膜与硬膜边缘缝合。Hayashi等报道了3例反复缺血症状发作的烟雾病患者行枕动脉EDAS术后的成功治疗案例累及大脑后动脉（PCA）分布区的烟雾病缺血事件越来越多地被识别。韩国的一项囊括410例手术治疗的烟雾病患者的前瞻性研究中，10%的患者接受了后循环血运重建术。

五、脑－硬脑膜动脉颞肌血管连通术

EDAMS联合了所有主要的间接血运重建术式。硬膜小叶在皮质、供血动脉（通常为STA）和肌肉组织（通常为颞肌的一部分）之上翻转。EDAMS与之前所描述的其他间接旁路术操作相似。多采取传统翼点切口充分暴露颞肌。Nakashima等主张问号形切口，且切口须足够大以利于STA分支完整通过。STA可保持与面肌肌袖连接，或如资深学者（R.F.S）的建议与外膜分离。开颅手术切口应足够大，为STA通过和颞肌占位提供足够的空间。

在硬膜做十字形切口。注意保护硬膜小叶间的脑膜中动脉，将硬膜在皮质上翻转，并用不可吸收缝线将其缝合。在大的皮质动脉分支上方打开蛛网膜，用10–0号尼龙缝线吻合软脑膜及STA分支。也可以将STA与面肌肌袖连接，并与翻转的硬膜小叶缝合。将颞肌置于剩余的已经暴露的大脑表面，并尽量照原样固定。Ozgur等报道了一种变通的方法，将STA额支和顶支与颞肌边缘在内侧缝合，再与硬膜边缘外侧缝合。通过移除骨瓣下缘或将在骨瓣固定在较高的位置以适应颞肌的形状若STA与帽状腱膜瓣–同被取下，头皮皮瓣的边缘可能会比较薄弱，头皮缝合时需缝合足够的组织以利于头皮的愈合。

六、网膜移位术和移植术

颅内网膜移位术是取一较大的网膜组织，将胃网膜血管树与STA和颞浅静脉

端端吻合。将网膜直接移植于大脑后，临床功能得到了改善。在此之前，网膜已被证实可在实验动物和人的手术过程中用做血流供应组织。网膜移植的优点在于供血组织的塑形性好，覆盖面积大。几个研究团队宣称，此种烟雾病间接治疗主要影响大脑后动脉和大脑前动脉（ACA）供血区域。潜在的缺点则是颅内占位效应和坏死网膜瓣可能导致伤口感染。

网膜可作为游离血管瓣进行移位或移植，为脑皮质提供血流。通过腹中线的切口获得大网膜瓣。分离并保留胃网膜血管，在病变侧行开颅手术。为移植网膜游离瓣，须识别并保留STA和颞浅静脉分支。沿胃网膜血管的走行分离足够长度的血管。用肝素化的生理盐水冲洗胃网膜动脉和静脉，为吻合术做准备。

用10-0号尼龙缝线将STA和胃网膜动脉直接行端端吻合或端侧吻合，而后吻合颞浅静脉和胃网膜静脉。先行动脉吻合术以确保充足的血流经移植物流至静脉端。吲哚菁绿造影可用于显示动脉通畅性。若颞浅静脉不适用于吻合可选择皮质静脉作为替代。打开硬膜后将移植物直接置于大脑皮质之上。

网膜移位术可代替网膜移植术。获取的网膜保留其自身血液供应，并行松弛增加其长度。网膜从皮下走行，移位至颅内，与大脑皮层直接接触。术后须注意避免移位网膜组织的收缩及腹疝形成。术后因胃血流分流可能会导致胃潴留，可留置胃管数天以预防。术后也可能会发生癫痫，应加以预防。

网膜移植术和移位术效果良好，尤其是对于直接或间接旁路术后症状复发的患者。

七、颅骨多点钻孔术

颅骨钻孔可作为单独的术式或联合其他直接或间接旁路术，用以促进血管再生。手术过程很简单，但术前应注意以下几点。钻孔的位置及数目应根据有梗死风险的皮质区域而定。通过术前灌注成像和（或）脑血管造影识别有梗死风险的区域，以及可能会在手术中破裂的侧支血管。颈外动脉和枕动脉分支为其下的脑组织提供重要的侧支血流供应，因此避免从此2支动脉上方切开头皮。可用手持多普勒仪器探测头皮下动脉，并避免手术造成其断裂。

通常做冠状位或正中矢状位切口。逆向"人字形"冠状位切口有利于美观。正中矢状位切口可避开颈外动脉分支，且有利于后循环的钻孔。于帽状腱膜下注射生理盐水有助于保留其下的颅骨膜。用高速钻头或Hudson手摇钻在颅骨上做钻孔，有利于将硬膜翻转于皮质上方。在一些情况下，为了利于硬膜暴露，可连接2个毗邻的钻孔。

在硬膜上做十字形切口硬膜并切开其下的蛛网膜。翻转硬膜小叶至颅骨下方以促进新生血管形成。三角形切开钻孔上方的骨膜，通过钻孔置于皮质表面，进一步增加血液供应。用一个钛合金板覆盖钻孔，避免头皮出现小凹，使血管再生的阻力最小。术后仅通过平扫CT检查是否存在血肿。术后至少3～6个月后复查影像，重新评估脑血流灌注。

钻孔的位置和数量变化很大。通常钻孔的位置应与患者的症状和（或）脑灌注成像结果相符合。颅骨多点钻孔可使ACA、MCA和PCA区域血管再生。

第五节　烟雾病直接血运重建术

烟雾病手术治疗的目的是通过增加脑血流量以降低卒中风险。直接和间接旁路术均可通过手术将颈外动脉系统的血分流至颈内动脉系统。本章主要讲述直接血运重建术的适应证、术式的差别及血运重建的优化方法。

一、患者的选择

目前尚没有指南为烟雾病患者如何选择行旁路术提供依据。通常，患者在发生脑出血或出现缺血性卒中症状后由神经外科医生接诊。尽管手术可以降低首次出血的风险，但能否影响已发生的脑出血的预后目前并不明确。缺血性烟雾病患者的脑梗死最常发生于分水岭区域，最理想的治疗时机是在脑梗死发生之前进行手术治疗。在无症状烟雾病患者中，患者出现缺血性症状之前进行预防性手术治疗能降低卒中风险。大多数医生认为不宜在缺血性卒中或脑出血的急性期进行手术。

二、手术方式的选择

对于已选择了手术的患者，在手术之前还需要考虑以下几方面。①影像学检查以评估大脑灌注和可能发生脑梗死的区域，进而评价疾病的严重程度；② CT 灌注成像普遍应用于大多数医学中心；③磁共振成像也可用于烟雾病的诊断；④单光子发射计算机断层扫描（SPECT）或 CTP 结合乙酰唑胺负荷试验可以为脑血管储备提供依据。

全脑动脉造影是烟雾病诊断的金标准，因为它可以同时检测颈内动脉和颈外动脉系统。全脑动脉造影可以评估可疑责任动脉的大小和侧支血管形成的程度，还可以通过检测皮质动脉评估疾病的进展程度。在烟雾病早期，病变血管的直径仍相对正常，皮质侧支循环尚不丰富。这些血管是直接血运重建术的理想受血血管。相比之下，皮质末梢小血管显著扩张、大血管管径缩小及慢性疾病所致侧支循环形成，均能降低直接血运重建的手术疗效，因为围术期新发脑梗死和高灌注症状的风险增高。同时个体的解剖结构在选择手术方式时也很重要。如在儿童患者中，供血血管和皮质桥接血管管径小是直接血运重建的排除标准。

三、直接血运重建术

直接血运重建较间接血运重建有以下优势。直接旁路术可以提供即刻血流灌注，从而避免间接旁路术的滞后效应，后者往往需要几个月的时间才能提供有效的重建血管。直接旁路术能更可靠地减少烟雾血管的血流动力学压力。烟雾病的手术方式是将颞浅动脉（STA）和大脑中动脉（MCA）进行端侧吻合；枕动脉和置入性静脉移植也可用于血管重建。

大量关于儿童与成人烟雾病的文献报道显示，无论是否进行间接血运重建术，直接吻合术后脑血管再血管化。尽管技术难度高，儿童患者仍能从直接吻合术获益。其他研究小组改良了传统的直接吻合术，在特定的患者中同时进行大脑前动脉（ACA）分支吻合。日本进行了一项前瞻性研究，对烟雾病患者直接吻合术后的临床结局进行评估。

（一）麻醉

在围术期，为降低由治疗引起的缺血并发症的风险，应注意以下几个重要的因素：一个专业的神经麻醉团队是手术成功的关键；患者在术前和术后应使用阿司匹林或其他抗血小板药物；常规进行体感诱发电位和脑电图监测有助于避免术中可能发生的异常；手术过程中应将患者血压维持在基线范围内；避免过度通气导致脑血管收缩；在围术期，应用晶体扩容（通常为术后第一天维持量的1.25～1.5倍），尤其对于儿童患者。术后在ICU密切监测动脉血压，避免高血压和低血压事件，必要时可使用增压药维持血压。

（二）手术方法

值得一提的是，患者应在术前每日应用阿司匹林或其他抗血小板药物。患者取仰卧位，头部使用Mayfield头架固定。头向对侧偏转60°，使颧骨位于最高点。用手持多普勒探头从颧骨根部开始尽可能地向远端描记STA及其额支和顶支（通常9～10cm）。不进行局部麻醉，是因为局部注射可能会损伤STA。

可在显微镜的协助之下用15号手术刀直接在STA上方的皮肤做切口。显微镜下分离STA可从颞浅动脉远心端开始向颧骨走行，也可反向走行，由远心端向近心端分离更加顺手，因此在技术上相对容易掌握。STA走行弯曲，在颧骨附近更为表浅，因此分离时需要仔细。颞浅静脉位于STA表层组织内，走行于帽状腱膜内。颞浅静脉通常位于颞浅动脉的上后方。如果难以区分动脉，可用手持术中多普勒探头证实动脉搏动。血管需从颞浅筋膜分离，同时外膜应与供血动脉末梢部分分离。STA分支应尽可能予以保留。在一些情况下，需要双重旁路提供充足的侧支血流。一旦分离，STA需要保持湿润并处于最小的张力之下。在吻合之前可用罂粟碱浸泡的海绵浸泡使STA扩张。

术中用手术刀将颞肌线性切开，骨膜下分离颞肌，并用拉钩拉开，拉钩要避开STA。在颅中窝底部做一个钻孔，可让STA在手术时自由通过。

以大脑外侧裂为中心的开颅，暴露其下的额叶和颞叶。手术过程中须十分谨慎以避免损伤脑膜中动脉，其发出重要侧支血管可供应其下皮质。在显微镜的协助下十字形切开硬膜，暴露其下脑组织，过程中避免损伤脑膜中动脉。尽可能少地电凝硬膜止血，以优化侧支循环。脑-硬脑膜动脉血管连通术（EDAS）中将硬膜小叶翻转至骨下边缘以提供更多的侧支循环。

（三）颞浅动脉-大脑中动脉吻合术

经验证实，进行每一个步骤时绝对的专注可以最大程度地使连接更坚固，同时减少与短暂血管夹闭相关的缺血时间，我们机构很好地掌握了上述技术其他有经验的中心同样有各自擅长的技术。

为确定合适的吻合动脉，需仔细检查手术部位，尤其是M4段分支。理想的吻合动脉管径与供血的STA分支相近，并且走行相对较直，位置较表浅。术野中心的吻合血管较边缘血管更好操作。如果在皮质表面没有合适的吻合动脉，可能需要分离外侧裂寻找一段合适的M3段分支。从技术上来说，这样的血管更难吻合。

一旦确定合适的吻合血管，须谨慎游离并移动其周围的蛛网膜以保留供应下方皮层的侧支血管。如果可以，须游离10mm大脑中动脉（MCA），这个长度可以为暂时的血管夹闭提供足够空间，且不会扭曲MCA。有时，须分离从MCA吻合点处直接发出进入皮层的穿支血管以维持一个无血流的区域。在吻合血管下方放置一小片乳胶或塑料以提供保护，同时提供一个不同颜色的背景。在彩色背景下或游离骨边缘放置1个5F号可塑性吸引导管，使吻合点处的区域保持清洁。

剥离10mmMCA外膜，同时保持MCA完整。斜面切割MCA可使之在吻合过程中更好地前后移动。使用临时动脉瘤夹阻断血流，用肝素化盐水冲洗血管。距STA末端10mm范围分离动脉外膜，并做一"鱼嘴样"切口用于吻合，切口长度为吻合血管的2～3倍（通常是2.5～4.0mm）。在吻合血管MCA节段任何一端放置小的临时动脉瘤夹（2mm或3mm）。M4段分支脆弱，理想情况下，应用临时动脉瘤夹，在阻断血流的同时使MCA内膜损伤最小化。在夹闭之前告知麻醉师，使收缩压维持或稍高于基线水平，以避免发生缺血性并发症。

用11号刀片或11号小孔刀片蛛网膜刀进行MCA吻合节段的动脉切开。也可用显微剪刀进行动脉切开，然后用钝的27号眼科导管使用纯肝素冲洗MCA。M4段通常直径为1mm，吻合口是其2～3倍，这可以使血流灌注最大化。将切开的STA和离断的MCA吻合可使血管弯曲最小。MCA离断处可用染料染色以便吻合过程中更好识别脆弱的动脉壁。用3.5～3.8mm长的弯曲针头及尼龙缝线（10-0）进行端侧吻合。

如果可以，吻合术应使STA的血流直接流入近端MCA，使MCA区域的血流最大化。将MCA与STA切口缝合，使其朝向术者。这种结构能使缝合更容易，能将STA和MCA之间的角度关闭。

当STA切口两端与MCA断端缝合后，可进行连续或间断吻合，通常先进行困难一侧。若进行连续缝合，做6～12圈直径为3～5mm的线圈。在每一线圈陆续收紧之前检查内腔，最后在另一缝线的尾端打结。另一侧用同样的方法连续缝合关闭，在每一线圈陆续收紧之前仔细检查内腔，确保吻合对侧壁没有被缝入。间断缝合是一种同样有效的方法，尤其是在不易到达的区域或练习时。理论上，间断缝合可以允许吻合口随时间扩大。如果采取连续缝合，吻合口应尽可能大（缝合血管管径的2.5~3.5倍），避免吻合本身成为一个限制因素。

一旦吻合完成，移除MCA远端动脉夹，评估出血程度以及确定任何出血部位。近侧动脉夹保留。在一些出血微点进行间断缝合，微小出血点通常用速即纱止血。移除MCA近侧动脉夹使血流通过旁路。为降低血栓或栓塞风险，应冲洗血管，从MCA到未手术的STA额支方向进行。如果STA近端分支被切除，此血管可发生延迟出血；此外，移除近端动脉夹时再次检查吻合处有无血肿。吲哚菁绿血管造影和（或）多普勒血管超声可用于评价吻合处的血流。吻合不理想通常存在以下几个问题。缝合不佳：挤压入小量血凝块；在间断缝合后，在毗邻的STA节段做一小切口并用纯肝素冲洗阻塞物。采用暴发抑制麻醉和M4分支远端回流给术者提供了充足的时间检查。技术因素和吻合动脉血流动力学因素降低可能会导致旁路手术失败。

在充分止血后，将骨瓣小心地放回，疏松缝合颞肌以免压迫旁路。用帽状腱膜针和缝合器缝合伤口。术后患者宜长期应用阿司匹林或其他抗血小板药物以避免旁路栓塞。

（四）颞浅动脉－大脑前动脉旁路术

尽管大脑前动脉（ACA）的再血管化通常采用间接方式如钻孔或颅骨膜和（或）帽状腱膜瓣贴敷，有研究报道了一些对烟雾病患者应用STA-ACA直接旁路术的病例。STA-ACA吻合术因其供血血管和吻合血管小而致使血流增加有限而备受争议；然而仍有几名研究者报道了成功案例，但他们也认为这项技术并非适用于所有的大脑前动脉缺血患者。

这项技术有4个显著的特点：使用STA长分支（额支或顶支），取邻近前囟附近的ACA分支作为吻合血管，MCA和ACA手术过程分开单独进行，ACA吻合采用间断缝合。手术切口位于额颞部，从切口后部开始分离STA顶支。STA额支从帽状腱膜侧开始分离。STA 2个分支中的1支，通常是额支，分离出10cm或更长。在额中部和额颞部分别做4cm的开颅术。STA长支在2个开颅术的骨桥下通过硬膜，直到ACA吻合支，ACA吻合支常位于冠状缝水平的脑沟里。ACA吻合术采用宽针距，每侧仅用10-0缝线间断缝合3针。在移除动脉夹后用速及纱轻压止血。

（五）其他直接旁路手术方法

除STA之外，另有几个颅外分支可用于烟雾病直接再血管化。枕动脉可用作MCA或大脑后动脉分支直接血运重建的供血血管。耳后动脉也可作为MCA角支（0.6mm）的供血动脉。Taniguchi等在MCA与STA行近端吻合后，再利用STA远端血管进行吻合。在烟雾病治疗中，高流速静脉间位血管吻合术因其增加再灌注出血风险而被摒弃。

（六）直接旁路影像技术

脑部高分辨率CTA可有效地显示STA供血分支的位置和大小及MCA吻合支。三维数字减影血管造影（DSA）亦可用于术前手术方案的确定，也是评估旁路是否通畅和烟雾病病程进展的金标准。CTA是评价术后旁路通畅与否的精确方法。

第六节　多种烟雾病颅内外旁路术

行血运重建术预防烟雾病患者卒中的神经外科医生必须了解此病的自然进展，尤其是儿童患者，并且此病临床表现多样，每一例患者都有其独特的临床表现。为了达到此目的，要求对每位患者进行细致且系统的术前评估，了解临床表现、造影分期、陈旧及新发缺血灶，更重要的是患者脑灌注储备不足之间的联系。这些信息可以帮助外科医生制订个体化的手术策略以达到最佳的效果。

直接的颞浅动脉（STA）–大脑中动脉（MCA）旁路术是治疗烟雾病最常见且在全球普遍使用的手术技术。然而，烟雾病的病变范围并不仅限于MCA。它通常会累及大脑前动脉（ACA），较少累及单侧或双侧的大脑后动脉（PCA）。我们必须对这些缺血部位进行血运重建术，因为全脑灌注不仅依赖于有无典型的深部及穿支动脉，也依赖于Willis环的解剖改变。

本节详细阐述了多种旁路术的术前规划及可以提高MCA、ACA以及PCA供血区域灌注的手术方案。当在技术上无法实现直接旁路手术时，多种间接血运重建术可以作为第二选择以增加受损的脑血流。

一、术前评估以及单一或联合直接旁路术的选择

术前评估包括临床、神经病学以及神经生理学评估；用于评估卒中的磁共振成像；全脑血管造影；以及最重要的血流动力学研究，用于评估患者局部区域的灌注储备不足。根据具体情况，灌注缺失可以使用磁共振灌注成像、氙气CT、六甲基丙烯胺肟单光子发射计算机断层成像术，以及乙酰唑胺正电子发射断层扫描（PET）进行评估。

血运重建手术的数量以及部位的选择主要基于疾病的严重性以及程度，包括患者的临床表现，既往缺血/梗死程度，存活脑组织，术前造影，以及乙酰唑胺试验显示的灌注下降或缺失。

手术根据MCA、ACA或PCA的灌注区域[单侧和（或）双侧]进行。其目的一般是在目标区域行多种直接吻合术[STA-MCA，STA-ACA，枕动脉（OA）-PCA]。当供体或受体血管管径太细时，血管太脆或者血管无法在理想部位使用，可行间接血运重建术。无论行直接或间接血运重建术，各种血运重建术对每位患者都十分重要。

二、手术技术：直接血运重建术

（一）颞浅动脉-大脑中动脉旁路术

沿颞浅动脉顶支做一线性直切口并分离颞浅动脉（分离8～10cm并且游离）。随后行开颅手术。在确认合适的MCA分支后，行STA顶支与MCA分支的直接血管吻合术。术前颈外动脉造影以及术前即时多普勒超声可用于确认有无合适的供体血管（STA，额支及顶支，OA，耳后动脉）。当STA发育不全时，可以使用OA或者耳后动脉。侧裂上方或者下方的皮质支可以作为受体血管。角支、颞后支、顶后支、顶前支、外侧裂支及前外侧裂支是常用的选择。如果因为以上分支无法获取或者血管管径太细而必须行扩大开颅时，骨瓣可向前扩大以定位岛额支以行直接血管吻合术。

切开硬膜时必须十分小心以防损伤已经存在的脑膜动脉吻合。为达到此目

标，应避免使用单一的大硬膜瓣，减少硬膜电凝，如果硬膜出血可使用硬膜夹。当想进行额顶区域的进一步血运重建时，可以行2支血管吻合。必须备好额顶皮瓣且STA的额支及顶支均须分离。这2个分支可分别用于额岛及顶部区域的吻合术。

（二）颞浅动脉大脑前动脉旁路术

沿STA额支在发际线后方分离至中线。如果STA额支不够长且未同时行STA-MCA旁路术，只可行间接血运重建术，如脑-硬膜贴敷术（EDS）及脑-帽状腱膜-骨膜贴敷术（EGPS）。如果同时行STA-MCA旁路术，可做一弧形皮肤切口以同时显露STA的额支及顶支，然后分别行开颅及血管吻合。此外，也可以分别沿着STA的额支和顶支分别做2个线性切口。

当额支没有达到中线时会存在问题。对于这种情况，可以使用已经分离好的顶支行移植手术。骨瓣一般位于冠状缝之前，由中线向外延伸。一般可以在额桥静脉附近定位ACA（额中内动脉）的远端皮质支。在这一区域，蛛网膜通常较厚。只有小心地打开蛛网膜才能看到皮质血管。

（三）枕动脉－大脑后动脉旁路术

采取此入路时需要患者采取坐位或者俯卧位。定位OA并对其进行分离。行小脑上经小脑幕入路的枕下开颅。也可行简单的枕部开颅，定位适合的皮质支以行直接吻合术。在小脑上经小脑幕入路，受体动脉通常位于海马旁回的拐角及舌回，或者在普通枕部开颅入路中位于枕前切迹的前方。如果未能发现适合的皮质动脉，可以使用OA行脑-硬脑膜-动脉贴敷术（EDAS）。

三、手术技术：间接血运重建术

脑帽状腱膜骨膜贴敷术、脑-硬脑膜贴敷术、脑-颞肌贴敷术及脑-硬脑膜-动脉贴敷术

打开更大的骨瓣，翻转数个血运丰富的帽状腱膜-骨膜瓣（EGPS）或者硬脑膜（EDS）贴敷在脑表面上。此技术可用于需要行血运重建手术的任何区域，包括额部、额颞部、额顶部、颞枕部及枕部。

STA的额支或者顶支或者OA可以分别通过较小的额部、颞部或者枕部开颅

手术置于脑表面（EDAS），以刺激新生血管的形成。这些技术可以与经典的STA-MCA旁路术联合使用，用于运动区的血运重建，或者当缺乏直接旁路术所需的供体或者受体血管时，用于额部（ACA）和（或）枕部（PCA）。

直接和间接联合血运重建术的应用逐渐增多（STA-MCA旁路术联合EGPS、EDS及EMS）。也就是说，在行直接STA-MCA吻合术后，将硬膜翻转贴敷于脑表面。开颅前准备好的部分颞肌以及帽状腱膜-骨膜瓣，用于封闭硬膜缺口。对于采取这种术式的儿童，骨窗可以更大。在多个部位打开蛛网膜，使血供丰富的组织与下方的脑组织广泛接触以促进新生血管形成。

四、单一患者行多种血运重建术的手术时机及分期

一个新诊断的且有症状的患者可能会遇到以下情况：初次诊断，既往有单侧或者双侧的脑卒中；初次诊断，急性单侧脑卒中；双侧病变但仅有一侧有症状；双侧病变双侧均有症状；单侧病变且有症状。

通常在临床情况稳定的时期进行手术。对于急性缺血性脑卒中患者，从脑卒中发作到手术最少间隔4周。对于单侧病变且行多种血运重建术的患者，一期手术容易完成。对于双侧ACA、MCA和（或）PCA区域的多部位血运重建术，分期手术更有利。通常间隔1周比较实际。当儿童患者需要行ACA、MCA区域的血运重建术时，首先行一期的双侧STA-MCA旁路术。病变进展更严重以及有症状的一侧先行手术，然后再行症状较轻的一侧的手术。而后行双侧的STA-ACA旁路术。

如果在术前、围术期及术后能够补充足够的液体且维持平均动脉压稳定，一期或者二期的手术可能不会增加麻醉及手术的风险。需要避免低血容量、低血压、高碳酸血症及低碳酸血症。专业的麻醉团队和重症监护医师十分必要。应于术前、术中、术后使用阿司匹林。术后镇痛对于患者的舒适度十分重要，尤其是对于儿童患者（预防儿童哭闹引起的低碳酸血症/过度换气）。对于儿童患者，在儿科医院的基础设施中有一个专业团队（如儿科病房、手术室、麻醉团队及重症监护室）十分关键。

对于无症状患者，如有明确且显著的灌注下降，基线受损且乙酰唑胺试验后加重，尤其是位于优势侧（右利手患者的左侧半球）也需要手术治疗。

第七章　神经急重症患者监测技术

第一节　颅内压监测

一、颅内压监测的原理

正常生理情况下，大脑中的脑组织、血液、脑脊液的体积与颅腔的容积相适应，并保持相对稳定的压力。当上述3种内容物的容量发生改变时，均易导致颅内压的改变。颅内压（ICP）是指颅腔内容物对颅腔壁上所产生的压力。颅内压的监测是早期诊断颅内高压的最可靠手段，也是评价治疗效果的可靠方法。颅内压监测可分为有创颅内压监测和无创颅内压监测。

（一）有创颅内压监测的原理

通过颅骨钻孔或开颅手术后，将压力传感器置入颅内，使压力信号转换成电信号，再经电信号处理装置将信号放大后在监护仪上显示ICP压力波形和数据并记录，能够动态地观察颅内压的变化。

（二）无创颅内压监测的原理

通过各种监测仪器来测定颅内压的一种无创性的监测方法，如脑电监护诱发电位等。由于创伤小、并发症少等特点，较适合颅内脑功能损伤的患者。

二、颅内压监测的临床意义

（一）为治疗决策提供依据

通过对患者ICP的监测，及时反映颅内压的变化，可根据压力的变化及时准确地判断病情，并采取相应治疗方案，避免无谓使用脱水药物或其他降颅压的措施而导致严重并发症出现。目前认为，正常情况下颅内压在2.67kPa（20mmHg），如颅内压增高持续10～15分钟，则需要进行脱水降颅压治疗。

（二）有助于诊断

颅脑损伤后，早期出现ICP增高，可疑颅内血肿形成；若出现ICP接近MAP且曲线失去波动持续5分钟以上，可判断为脑死亡。

（三）有助于判断预后

如出现下列情况则病死率和病残率相对极高。

（1）脑外伤患者经治疗后ICP持续＞5.33kPa（40mmHg）。

（2）经治疗后ICP不能降至2.67kPa（20mmHg）以下。

（3）在监测过程中频繁出现异常的压力波形。

（4）置入脑室的导管可以引流脑脊液，降低颅内压。

三、持续有创颅内压监测的记录

通过动态地观察患者ICP的波形变化，有助于我们判断病情的严重程度。

（一）常见脑室内ICP的分级

1.正常＜2.00kPa（15mmHg）。

2.轻度增高2.00～2.67kPa（15～20mmHg）。

3.中度增高2.67～5.33kPa（20～40mmHg）。

4.重度增高＞5.33kPa（40mmHg）。

（二）颅内压波形的监测

颅内压波形分为A、B、C 3型，可通过波形的情况了解颅内压的变化。

1. A型波（高原波）　为颅内压增高的特有波形，以及颅内压突然升高至6.67～13.3kPa（50～100mmHg），持续5～20分钟后，骤降至原有水平。A波的频繁出现提示患者颅腔的代偿功能已近衰竭，是病危的信号，应采取积极有效的抢救措施来降低颅内压。

2. B型波（节律震荡波）　在正常压力波的背景上出现短时骤升又骤降的尖波，压力一般＜6.67kPa（50mmHg），B波频繁出现，提示颅内压中度或高度增高，也可以判断多是由于脑血管自动调节障碍等原因引起。

3. C型波　为正常或接近正常压力的波形，压力曲线较平坦。

第二节　中心静脉压监测

一、中心静脉压监测的临床意义

中心静脉压（CVP）是指血液经过右心房及上下腔静脉时产生的压力。主要决定因素有循环血容量、静脉血管张力，右心室功能等。正常值为6～12cmH$_2$O。临床护理过程中，监测中心静脉压的意义如下。

1.用以评价危重患者血流动力学的变化。中心静脉压代表心脏前负荷，连续、动态地测量中心静脉压及观察各波形的变化，可反映右心室的前负荷、循环血量、心脏泵血功能、右心室的功能、心脏周围压力，是否存在瓣膜问题及肺动脉高压，还可以间接反映左心室功能。

2.在复苏早期及休克抢救期间，中心静脉压测定最有意义。可以判断循环功能障碍是由低血容量还是心功能不全所致。鉴别少尿或无尿的原因，是肾前性的（血容量不足）还是肾性的（肾功能不全）。

3.对血容量不足者，需要大量补液或输血，以此作为指导输液量和输液速度的参考指标，从而可以实现对补液治疗的有效指导，防止发生循环超负荷的危险。

4.紧急情况下可作为输液通道。

二、深静脉穿刺部位的选择

临床护理过程中，中心静脉压监测时导管的置入常用的途径包括锁骨下静脉、颈内静脉及股静脉。3条常用途径中，颈内静脉及锁骨下静脉应用较为广泛。颈内静脉距离腔静脉比较近，穿刺成功率高，并发症少。不足之处在于测压时患者头部活动可影响压力波形；气切患者容易因护理不当导致感染。锁骨下静脉测压时影响因素最少，数值更为准确，波形有利于分析，导管维护相对容易，所以作为深静脉穿刺部位的首选，其不足之处在于对操作者的技术及经验要求比较高。而较少选择股静脉的原因是经股静脉穿刺测压易受腹内压增高等因素的影响，准确性较上腔静脉要差，且更易发生感染和血栓，因此不作为常规选择。

三、中心静脉穿刺的配合

第一，评估患者的病情、心理状态及合作程度，初步判断穿刺的难易程度。

第二，评估中心静脉置管部位的情况。

第三，备齐中心静脉穿刺用物。

第四，核对患者。

第五，根据选择的穿刺部位，协助医生摆放适合穿刺的体位。

第六，根据患者的意识状态情况，遵医嘱给予镇静镇痛药物。

第七，配合医生进行中心静脉穿刺。

第八，穿刺完成后检查穿刺点局部的情况有无红、肿、热、痛等症状。

第九，准备中心静脉压监测设备及用物。

四、影响中心静脉压测量的因素

影响中心静脉压测量的因素包括病理因素、神经体液因素、药物因素等。

（一）病理因素

1.中心静脉压升高　张力性气胸、心脏压塞、右侧心力衰竭、心房颤动、肺

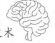

梗死、支气管痉挛、缺血性肺血管收缩、输血输液过量等。

2.中心静脉压降低 失血和脱水引起的低血容量，以及周围血管扩张，如神经性和过敏性休克等。

（二）神经体液因素

1.中心静脉压升高 交感神经兴奋，儿茶酚胺、抗利尿激素、肾素和醛固酮等分泌增加，血管张力增加，使中心静脉压升高。

2.中心静脉压降低 某些扩血管活性物质使血管减少，血容量相对不足，中心静脉压则降低。

（三）药物因素

1.中心静脉压升高 快速输液，使用去甲肾上腺素等血管收缩药物。

2.中心静脉压降低 使用扩血管药物或心功能不全患者应用洋地黄等强心药物后。

（四）其他因素

1.压力换能器的位置不正确，零点位置过高，测得的CVP偏低；零点位置过低，测得的CVP则偏高。

2.插管过深至右心室则CVP偏高；过浅则偏低。

3.使用呼吸机正压通气和呼气末正压通气，吸气$>25cmH_2O$时，胸内压力增高，影响CVP数值，可使其升高。

4.患者咳嗽、吸痰、呕吐、躁动、抽搐均影响CVP数值，应在安静状态下进行测量。

5.导管压力套装的通畅程度可影响CVP数值，疑有导管堵塞时禁止推注，避免发生血栓栓塞。

五、中心静脉压监测的注意事项

第一，测压过程中，应排除外界干扰因素，保证患者处于安静状态。

第二，导管与压力传导组件连接紧密，无漏气，定时给予肝素盐水冲管，保证导管的通畅。

第三，换能器位置应选择在右心房水平，即平患者腋中线，须妥善固定并随患者体位变化随时调整换能器的位置，固定换能器时，护士应保证视线与患者腋中线相平。

第四，保持压力袋充气至300mmHg。

第五，保证导联线传输数据准确，中心静脉压波形可正常显示，换能器归零有效。

第六，正确分析波形及数据，充分考虑患者病情特点与实际情况。

六、中心静脉压监测的并发症

（一）气胸

术者在穿刺过程中，由于进针方向、深度或其他原因偶有针头刺破胸膜引起气胸者，表现为穿刺后不久出现胸闷，听诊同侧呼吸音减弱，床边胸部X线片同侧胸腔积气。应观察有无气胸发生，穿刺后发现患者有咳嗽、胸闷、气促表现，应立即报告医生。

（二）空气栓塞

锁骨下静脉的血流速度是周围静脉的40倍且离心脏近，一旦空气进入，很快通过上腔静脉进入右心室，导致空气栓塞，危及生命。空气栓塞一方面是在穿刺置管过程中引起，另一方面是由于液体输空未及时发现造成。应保证导管及其压力套装的完整性和密闭性，保持液体输注的连续，无气体进入。如果出现空气栓塞，立即采取左侧卧位和头低足高位，此位置在吸气时可增加胸内压力，以减少空气进入。同时，利用右心房进入右心室的血液与空气充分混合，逐渐消散吸收。

（三）导管阻塞

引起导管阻塞的常见原因有封管方法不当、停止输液时间过长、液体输入速度过慢、采血时间过长等。应注意观察导管是否打折、受压、屈曲或位置不当。液体输完后及时用肝素盐水正压封管。另外，不使用中心静脉导管输入血制品，避免血液凝集，防止血栓形成。

（四）导管相关性感染

局部感染多因操作时消毒不严格和术后管理不当所引起，导管留置时间长短也与感染发生有密切关系。为防止感染发生应严格无菌操作，加强手卫生，有效选择穿刺部位，建立最大化无菌屏障，穿刺点每日评估，科学选择敷料等。

（五）导管滑脱

导管滑脱主要是因为搬运患者或更换体位时的牵拉，患者烦躁不安或意识障碍患者的意外拔管。应妥善固定导管，连接紧密，及时更换无菌敷料。对躁动或意识障碍应加强护理，适当约束肢体，防止患者意外拔管。

第三节　有创动脉血压监测

一、有创动脉血压监测的原理

有创血压其测量的原理为首先在患者的测量部位建立直接的通道，将导管、植入式无线压力传感器装置或皮下包埋的体内控制器，经微电缆连接的传感器置于心脏或动静脉血管内，前者借助液体将电压信号传输到多道生理记录仪或带有创血压模块的监护仪中，然后通过无线射频技术将测量的数据、压力波形传输到体外的接收控制装置，计算出相关的参数值。

二、有创动脉血压监测的方法

有创动脉血压监测系统包括2个组件电子系统和充液导管系统。穿刺成功后将动脉导管与充液导管系统相连，然后通过换能器将充液系统与电子监测系统相连接，调零后即可直接连续测量动脉血压。

三、有创动脉血压监测穿刺部位的选择

1.桡动脉　为首选途径，因桡动脉位置表浅且相对固定，穿刺易于成功。但应首先进行Allen试验。

2.股动脉　遇有其他动脉穿刺困难时可选用，但应注意预防感染和加强固定。

3.尺动脉　Allen试验证实手部供血以桡动脉为主者，选用尺动脉提高安全性，但成功率低。

4.足背动脉　是下肢胫前动脉的延伸，较细。

5.肱动脉　穿刺点在肘窝部，亦有阻塞前臂和手部血供的危险。

四、Allen 试验

检查尺动脉侧支循环情况，采用Allen试验，具体方法如下。

1.抬高上肢，检查者用手指同时压迫患者桡动脉和尺动脉以阻断血流。

2.让患者放松，握拳动作数次，待静脉充分回流后将手伸展，此时手掌肤色发白。

3.放平上肢，操作者手指松开，解除对尺动脉的压迫，观察患者手部颜色恢复情况，0～6秒表示尺动脉侧支循环良好，7～14秒属可疑，≥15秒属尺动脉侧支循环不良，禁止选用桡动脉穿刺置管。

Allen试验简单方便，适合于临床应用，但是由于检查中主观因素较多，所以会存在一定的"假阴性"和"假阳性"。

五、影响有创动脉血压测量的因素

1.测量部位　在周围动脉不同部位测压时要考虑到不同部位的动脉压差，测得的结果不但玻形不同，而且压力数值也有显著不同，一般股动脉收缩压较桡动脉高10～20mmHg，而舒张压低15～20mmHg，足背动脉收缩压可能较桡动脉高约10mmHg，而舒张压低10mmHg。

2.系统校零　采用传感器测压时，传感器的高度应与右心房在同一水平，以免影响测压结果的准确性，文献研究指出，右侧卧位和仰卧位时传感器与右心房在同一水平，有创血压值无明显的变化，左侧卧位时由于传感器高于右心房水

平，有创血压值显著低于仰卧位的有创血压值，因此当患者体位改变时应随时调整传感器的高度，避免由此而造成的测量误差。

3.导管口方向 血压是指血管内的血液对单位面积血管壁的侧压力，即压强。因此插管测压时准确的测法应是导管口方向与血流方向垂直，但在临床上难以实现。通常测定动脉压的导管口是迎向血流方向，因此测出的压力是血管内侧压强与血流流动的动压强之和，其值稍大于血液对血管壁的测压。在心率增快、血流速度增加以及动脉管腔由于导管插入而阻塞形成终端动脉时，将造成动脉压力波的反响、共振，就会使测得的压力值显著高于实际值。

4.测压装置校验 传感器测压时由于其本身、测压装置和其他因素的影响，均会使测量值发生偏差。因此在使用前用水银或弹簧血压计分别在不同压力点进行测试，观察监测仪所显示的压力值是否与上述压力点一致。

六、有创动脉血压监测的并发症

1.导管脱出 与导管局部固定不牢或患者躁动约束不当，以及患者穿刺部位潮湿、渗血未及时更换贴膜有关。

2.导管堵塞 未采用持续有效的肝素稀释液冲洗管道，导管末端贴于血管壁、受压、扭曲，压力袋漏气或未用压力袋导致血液回流，置管时间过长在留置针腔内逐渐形成血块，以及患者年龄大、血液凝固性高因素有关。

3.局部出血 常因穿刺损伤局部血管，术中肝素液抗凝、术后肝素液冲洗测压管导致凝血功能障碍，穿刺失败或拔管后未有效压迫止血引起。

4.局部感染 与未严格执行无菌操作、置管时间长、局部渗出及机体抵抗力下降、细菌通过不清洁的三通或压力感受器进入人体等因素有关。

5.肢体缺血肿胀 与血栓形成、血管痉挛、置管时导致血管壁损伤、导管粗硬、局部制动、局部长时间包扎过紧等因素有关。

第四节　漂浮导管监测

一、漂浮导管监测的原理

漂浮导管血流动力学监测是利用气囊漂浮导管经外周静脉插入右心系统和肺动脉，进行心脏和肺血管压力及心排血量等参数测定的方法，是研究、观察和指导治疗的重要手段。心脏功能主要取决于每搏量或心排血量，影响变化的因素包括心率心室舒张末期容量（心脏前负荷），心脏后负荷，心脏收缩力。肺动脉导管监测是直接、最佳确定适当的介入治疗，达到提供适当氧供给组织的目的。

二、漂浮导管的适应证和禁忌证

（一）漂浮导管的适应证

1.鉴别各种类型的休克，评估血容量和评价药物治疗的效果。

2.区别肺水肿的类型。

3.原发肺动脉高压的诊断。

4.诊断心瓣膜疾病、心内分流、肺栓塞。

5.监测和管理急性心肌梗死的并发症。

6.观察药物对急慢性心功能治疗的血流动力学效应。

7.心脏外科手术后监测。

8.危重患者需要了解血流动力学变化者。

（二）禁忌证

1.全身出血性疾病尚未控制者。

2.恶性室性心律失常尚未控制者。

3.急性或亚急性心内膜炎患者。

4.活动性风湿热、心肌炎患者。

5.近期有体循环或肺循环栓塞者。

三、漂浮导管置管的配合

（一）置管前

1.了解漂浮导管监测的适应证。

2.向患者做好解释工作和心理护理，取得配合。

3.穿刺区域备皮。

4.患者取仰卧位。

（二）置管期间

1.在整个操作过程中协助医师观察患者的情况。

2.连接监测系统和导管。

3.观察波形辨别导管位置。

4.密切观察患者生命体征、心电图的变化，发现异常情况及时遵医嘱给予处理。

5.严密观察心脏与肺血管各部分的压力变化，准确记录。

（三）置管后

1.固定好所有的导管。

2.导管置入部位用透明贴膜固定。

3.导管、导联线妥善固定，无扭曲、打折。

4.拍摄胸部X线片确认导管的位置。

5.正确地掌握测压要点，做好记录。

6.患者更换体位后需要校正零点。

7.严密观察患者的治疗或病情的进程在血流动力学的反应。

8.发现异常情况及时查找原因，及时处理。

9.观察穿刺点及周围皮肤有无渗血渗液，做好并发症的预防措施。

（四）导管拔除后

1.向患者做好解释和心理护理。

2.确定球囊先放气后拔管。

3.观察患者的心律，轻轻拔除导管。

4.压迫止血，观察置管部位有无渗液。

5.导管的尖端送细菌培养。

四、漂浮导管的注意事项

1.正确设定计量常数（导管、液温、注入液量）。

2.置冰温探头的液体与注入液体应尽早放置在同一冰盐水中。

3.测定前应使用监护仪上的液温稳定，温度应<5℃。

4.抽取、推注冰液时，应尽量减少手与注射器接触的面积和时间。

5.推注液体者应与调零者配合默契。

6.应在5秒内将冰盐水注入，等待数值出现，并取差异在10%之内的3次测定均值。

五、漂浮导管的并发症及其预防

1.静脉损伤　多发生在腋静脉、锁骨下静脉，与操作动作过猛、用力过大有关，局部可发生血肿或静脉血栓。

2.导管打结缠绕心内结构　此时，盲目拔出导管则可能损伤肺动脉瓣或三尖瓣。如已打结，则须在X线透视下操作，使导管松懈。如已送入较长部分导管，而压力监测仍为同一位压力图形，则应怀疑导管是否在该部位打圈。

3.导管折断　多由于导管已有磨损，加之操作过猛。术前应仔细检查导管。

4.导管脱落和移位　导管放置时间过长，易随血流向前漂移而嵌入肺小动脉，也可退至心室、心房内。应注意防止手术一侧肢体过度活动。

5.气囊破裂　导管放置时间过久，气囊老化或因气囊反复使用而受损是主要原因。气体注入过量使气囊过度膨胀也易造成气囊破裂。术前应仔细检查气囊，勿过量充气。

6.心律失常　导管通过右心房或右心室时可发生心律失常，常见为房性、室性期前收缩，非持续性室性心动过速，罕见心室颤动。这是导管尖端刺激室壁所致，可把气囊充足以减少刺激室壁。此外，还可出现右束支传导阻滞。

7.血栓栓塞　血栓形成可发生在导管周围并堵塞静脉，栓子脱落进入肺循环可引起肺栓塞。

8.静脉炎　发生率较高，与导管对局部刺激有关。轻者不必处理，重者宜拔出导管并处理。

9.肺栓塞　静脉血栓脱落或因持久的导管嵌入肺小动脉可致肺栓塞。因此，应严密观察肺动脉波形，必要时调整导管位置。

10.肺出血　由于肺栓塞或导管位于较小的肺动脉分支，气囊发生偏心性膨胀而造成肺动脉损伤。

11.心内膜炎　罕见，但可发生无菌性心内膜炎和血栓性心内膜赘生物。

12.感染　全身或局部感染均可能发生，应常规应用抗生素预防感染。

第八章　神经外科重症患者病情观察

第一节　概　述

一、意识障碍的定义

意识障碍系指人们对自身和环境的感知发生障碍，或人们赖以感知环境的精神活动发生障碍的一种状态，是多种原因引起的一种严重的脑功能紊乱。

二、意识障碍的分类

意识障碍分为觉醒性意识障碍、意识内容障碍及特殊类型意识障碍三大类。

（一）觉醒性意识障碍

1.嗜睡　程度最浅的一种意识障碍，表现为病理性过多的睡眠状态，能被各种刺激唤醒，醒后意识活动接近正常，能基本正确回答问题，尚能配合检查，对周围环境的鉴别能力较差，反应迟钝，刺激一旦停止又进入睡眠状态。

2.昏睡　比嗜睡更深的意识障碍，不易唤醒，在较强刺激下才能睁眼、呻吟、躲避，只能做简单、含糊、不完整的应答，各种反射活动存在，当刺激停止后即处于昏睡状态。

3.浅昏迷　意识丧失，对疼痛刺激有躲避动作和痛苦表情，可有无意识的自发动作，各种生理反射（吞咽、咳嗽、角膜反射、瞳孔对光反应等）存在，体温、脉搏、呼吸、血压等生命体征多无明显改变，可伴谵妄和（或）躁动。

4.中度昏迷　介于浅昏迷和深昏迷之间，对强烈刺激可有逃避的防御反应，眼球运动消失，大小便潴留或尿失禁。血压、脉搏、呼吸等生命体征已有变化，角膜反射减弱，瞳孔对光反射迟钝，甚至可伴有四肢强直性动作。

5.深昏迷　对各种刺激皆无反应，随意活动消失，各种生理反射消失，生命体征明显改变（呼吸不规则、血压下降），大小便失禁，全身肌肉松弛，去皮质强直等。

6.脑死亡　又称极度昏迷或不可逆昏迷，患者处于濒死状态，无自主呼吸，各种反射消失，脑电图呈病理性电静息，脑功能丧失持续在24小时以上，排除了药物因素的影响。

（二）意识内容障碍

1.意识模糊　表现为注意力、记忆力减退，情感反应淡漠，定向力障碍，活动减少，语言缺乏连贯性，对刺激的反应不能清晰感知。

2.谵妄状态　对周围环境的认识及反应能力均有下降，表现为定向不能、注意力下降、不能仔细思考问题等，伴有言语增多、错觉和幻觉及觉醒–睡眠周期紊乱，精神紧张、恐惧或兴奋不安，甚至出现冲动或攻击行为。事后可部分回忆而有如梦境，或完全不能回忆。

3.漫游自动症　与环境不相符的或无意义的动作，一般不伴有错觉或幻觉，为发作性，其后不能回忆。

（三）特殊类型意识障碍

1.去皮质综合征　大脑皮质受到严重的广泛损害、功能丧失，而大脑皮质下及脑干功能仍然保存的一种特殊状态。表现为语言、运动、意识丧失，能无意识地睁眼和闭眼，有觉醒–睡眠周期。各种生理反射如瞳孔对光反射、角膜反射、吞咽反射、咳嗽反射存在，大小便不能自控，四肢肌张力增高，病理反射阳性，有吸吮、强握、强直性颈反射。

2.持续性植物状态（PVS）　自律神经功能正常，而有意识的运动、感觉和精神活动丧失，只是躯体生存而无智能和社会生活表达，持续1个月以上。

3.无动性缄默症　脑干上部或背侧丘脑的网状激活系统受损，而大脑半球及传出通路无损所致。表现为缄默、无自发语言、四肢运动不能、对痛刺激有反应、眼球能注视周围，有觉醒–睡眠周期，大小便失禁，肌肉松弛，无锥体束征。

4.闭锁综合征 脑桥基底部病变所致。表现为意识清醒，但不能言语、身体不能活动，四肢和脑桥以下脑神经均瘫痪，仅能以眼球上下运动示意与周围环境建立联系。

三、瞳孔的观察方法及意义

在自然光线下，正常瞳孔直径为2~5mm，两侧等大等圆，对光反应灵敏。观察时应在室内一般光线下进行，注意两侧瞳孔的大小、形状、位置、对光反应灵敏度及两侧是否对称等，并应连续观察其动态变化。

（一）瞳孔的观察方法

1.瞳孔大小、形状的观察 在自然光线下，取合适体位，清楚患者嘱其睁眼、目视前方，进行瞳孔观察；昏迷患者，检查者用一手示指与拇指同时分开患者双侧上眼睑，进行瞳孔观察。观察瞳孔大小、形状、位置，比较双侧等大等圆情况。

2.瞳孔对光反应观察

（1）直接光反应：光线照射一眼，被照射眼瞳孔缩小，称为直接光反应。操作者闭合对侧上下眼睑或遮盖，用聚光手电，从患者颞侧到鼻侧照射瞳孔，观察反应情况。

（2）间接光反应：当光线照射一眼时，对侧未被照射眼瞳孔缩小，不照射时对侧眼瞳孔散大，称为瞳孔间接光反应或称同感性光反应。操作者用手的小鱼际垂直放在双眼之间，手电迅速从患者颞侧到鼻侧移向瞳孔并立即离开，观察对侧瞳孔的变化。

（二）瞳孔的观察意义

正常人的瞳孔双侧大小一致，如两侧瞳孔大小不一致，相差达1mm以上，称为瞳孔不等大。瞳孔直径<2mm称为瞳孔缩小，瞳孔直径>5mm为瞳孔散大。

瞳孔的改变是反映病情变化的重要指标，病灶侧瞳孔先缩小后扩大是脑疝早期的表现；双侧瞳孔大小不定、性状多变提示脑干损伤；一侧瞳孔散大、对光反应消失见于动眼神经麻痹、外伤或手术等局部病变、中脑受压等；双侧瞳孔散大、对光反应消失提示脑干缺氧、脑疝晚期等；一侧瞳孔缩小见于霍纳征或同侧

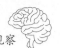

颈内动脉血栓形成；双侧瞳孔缩小、光反应迟钝见于脑桥、脑室、蛛网膜下腔出血或吗啡、阿片（鸦片）类中毒。

第二节　评估工具

一、格拉斯哥评分

格拉斯哥昏迷评分（GCS）是英国苏格兰Glasgow医院神经外科医师Jennet与Teasdale两人于1974年首先提出，由睁眼（E）、运动（M）和语言（V）3部分组成，检查患者对外界刺激的反应能力（表8-1）。

表8-1　格拉斯哥昏迷评分

睁眼反应	评分	语言反应	评分	运动反应	评分
自动睁眼	4	正确回答	5	遵嘱活动	6
呼唤睁眼	3	语无伦次	4	疼痛定位	5
刺痛睁眼	2	回答错误	3	疼痛躲避	4
不能睁眼	1	只能发音	2	疼痛屈曲	3
		不能发音	1	疼痛伸直	2
				不能运动	1

睁眼反应1～4分，语言反应1～5分，运动反应1～6分，以检查时最佳反应作为评定结果，进行评估时须按睁眼–语言–运动的顺序进行，以免影响准确性。最高分为15分，最低分为3分。15分为正常，14～12分为轻度昏迷，11～9分为中度昏迷，8～3分为重度昏迷。

GCS简单、可重复性好，在国际上已被广泛使用，特别是在颅脑损伤时作为总结诊治经验，相互比较、交流，预测预后与结果的依据。但也有以下缺点：属主观评分，依赖操作者的掌握程度；未包括瞳孔和脑干功能的评价；各评价部分间无权重，有时相同评分的患者病情截然不同；部分组合不存在或无临床意义，如运动肢体反应过伸（去脑强直）不可能出现语言定向；人工气道患者无法评价语言功能，眼部直接损伤、水肿或麻痹的患者无法评价睁眼动作，记录为"人工气道"（T），"闭眼"（C）。

二、RASS 镇静评分

RASS镇静评分是目前评估ICU患者镇静质量与深度最为有效和可靠的评估工具，从＋4到－5共10个等级的镇静-躁动评分描述患者的行为，代表患者从"有攻击性"到"昏迷"的程度逐渐加深，每个分值对应一个意识状况，均有详细说明，很容易掌握（表8-2）。

表8-2　RASS镇静评分

分值	镇静程度行为
＋4	有攻击性、有暴力行为
＋3	非常躁动：试着拔除呼吸管路、鼻胃管或静脉通路
＋2	躁动焦虑：身体激烈移动，无法配合呼吸机
＋1	不安、焦虑、紧张，但身体只有轻微移动
0	清醒平静：清醒、自然状态
－1	昏昏欲睡：没有完全清醒，但可保持清醒超过10秒
－2	轻度镇静：无法维持清醒超过10秒
－3	中度镇静：对声音有反应
－4	重度镇静：对身体刺激有反应
－5	昏迷：对声音及身体刺激都没有反应

三、CPOT 镇痛评估量表

CPOT镇痛评估量表是Gelinas等参考已存在评估量表、结合工作经验，在查阅病历、咨询医生护士的基础上完善发展而来，发表于2004年，最初用于ICU心外科术后患者的疼痛评估，具有较好的信度和效度。

CPOT是一个针对危重症、有或无气管插管患者的有效的疼痛评估工具（表8-3），使用疼痛相关的行为指标进行评估，包括面部表情、身体活动、肌肉紧张度和机械通气顺应性或发声等4个条目，其中机械通气顺应性和发声分别仅用于气管插管患者和非气管插管患者。每个条目有3种描述，根据患者行为的反应强烈程度分别用0~2分表示，总分0~8分，分数越大，患者可能越疼痛。

表8-3 重症监护疼痛观察工具

指 标	分 值	描 述
面部表情	0	放松：未观察到肌肉紧张
	1	紧张：表现为皱眉，面部肌肉紧张
	2	痛苦貌：出现以上所有表情并双眼紧闭
身体活动	0	无活动：安静，无运动
	1	保护性：运动慢而小心，触碰或按摩疼痛部位，通过活动吸引注意力
	2	焦虑不安：拉扯管道，试图坐起或下床，四肢活动剧烈，不听指令，攻击工作人员
肌肉紧张度	0	放松：被动运动时无阻力
	1	紧张僵硬：被动运动时有阻力
	2	非常紧张僵硬：被动运动阻力非常大，无法完成动作
机械通气	0	呼吸机耐受：呼吸机无报警，机械通气易
顺应性	1	咳嗽但可耐受：呼吸机报警可自动停止
	2	呼吸机对抗：报警频繁，人机不同步，机械通气中断
发声	0	说话语调正常：没有声音或说话时音调正常
	1	叹气或呻吟
	2	哭泣或呜咽

四、CAM 谵妄评分

CAM是1990年Inouye等根据专家意见和DSM-Ⅲ标准开发的，适合综合医院非精神科医生使用。CAM评估法分为4个方面：特征1，意识状态的急性改变，病情反复波动；特征2，注意力不集中或不注意；特征3，思维紊乱；特征4，意识清晰度改变。如果特征1和特征2存在，加上特征3或特征4的任意1条，即为CAM阳性，表示有谵妄存在（表8-4）。

CAM评估方法简单、快速，5分钟之内就可以完成，应用广泛。其缺点是应用CAM时要求患者意识清醒，具有一定的配合能力和语言表达能力，且CAM没有具体的评分标准，项目设置和评分方法过于简单，容易受临床经验和主观因素的影响。

表8-4　CAM谵妄评分

特征	评价指标
特征1，意识状态的急性改变，病情反复波动	患者是否出现精神状态的突然改变
	过去24小时是否有反常行为。时有时无或者时而加重时而减轻？过去24小时镇静评分或昏迷评分是否有波动
特征2，注意力不集中或不能引起注意	患者是否有注意力集中困难
	患者是否有保持或转移注意力的能力下降
	患者注意力筛查（ASE）得分多少
特征3，思维紊乱	若患者已经脱机拔管，需要判断其是否存在思维无序或不连贯。常表现为对话散漫离题、思维逻辑不清或主题变化无常
	若患者在带呼吸机状态下，检查其能否正确回答以下问题：石头会浮在水面上吗？海里有鱼吗？1磅比2磅重吗？你能用锤子砸烂1颗钉子吗？在整个评估过程中，患者能否跟得上回答问题和执行指令。你是否有一些不太清楚的想法？举这几个手指头（检查者在患者面前举2个手指头）。现在换只手做同样的动作（检查者不用再重复动作）
特征4，意识清晰度改变	指清醒以外的任何意识状态

第三节　癫痫持续状态

一、癫痫持续状态的定义

癫痫持续状态（SE）或称癫痫状态，是指癫痫连续多次发作，2次发作期间患者意识不恢复者，或1次癫痫发作持续时间超过30分钟。目前基于SE的临床控制和对大脑的保护，提出临床上更实用定义：1次发作没有停止，持续时间大大超过了具有该型癫痫的大多数患者的发作时间；或反复的发作，在发作间期患者

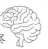

的意识状态不能恢复到基线水平。可以分为惊厥性和非惊厥性两大类。

二、癫痫持续状态的临床表现

①癫痫持续状态时：意识丧失和全身抽搐为象征；②间歇期呈昏迷状态；③部分患者伴高热、大汗；④因呼吸肌强直收缩，出现呼吸暂停，缺氧，面色苍白、潮红或转为发绀，口吐白沫，尿失禁；⑤抽搐后患者昏迷，瞳孔散大，对光反应消失，深浅反射消失，可有病理反射；⑥因持续抽搐导致脑水肿，水、电解质紊乱，呼吸、循环衰竭，危及生命或遗留永久性神经系统损害。

三、癫痫持续状态的护理措施

癫痫持续状态，特别是惊厥性癫痫持续状态如不及时治疗，可致永久性脑损害，或因生命功能衰竭和严重并发症而死亡，因此要按急症处理，积极控制癫痫发作，预防脑水肿、低血糖、酸中毒、高热、呼吸循环衰竭等并发症。

（一）控制发作，合理用药

依据癫痫持续状态的类型选择用药。用药时应注意首选速效药物静脉给药；首剂量要足；当发作控制不良时，要毫不犹豫地重复给药；对顽固性病例应多药联合应用；发作控制后应给予足够的维持量。

（二）保持呼吸道通畅

发病后，迅速就地平卧，头部放低，解开领扣和裤带，用软物垫于头下，使其头部偏向一侧，以利于唾液和分泌物由口角流出，必要时吸痰。并及时给氧，对于有呼吸困难者，必要时行气管插管或气管切开术。

（三）体征监测、防护到位

给予心电监护，监测生命体征，同时密切观察意识、瞳孔的变化，并记录发作的间隔、持续时间、表现等。将裹有纱布的压舌板或开口器尽快置于患者上、下磨牙之间，防止其咬伤舌头及颊部。抽搐时不强压肢体，以免发生骨折或脱臼。必要时使用甘露醇等脱水利尿药，防治脑水肿，保护脑组织。

（四）预防和控制并发症

高热者宜物理降温，控制体温；预防性应用抗生素；积极纠正水、电解质、酸碱失衡；准确记录出入量。

（五）环境

提供安全、安静的治疗环境；病室内外、床边无危险物品及障碍物；床铺加有床档，以免抽搐落地导致摔伤；保持病房安静，避免强光刺激。

第四节　垂体危象

一、垂体危象的定义

垂体危象是垂体前叶功能减退的情况下，遇到应激因子而诱发的一种紧急状态。

二、垂体危象的临床表现

（一）垂体前叶功能减退的表现

1.催乳素缺乏致产后无乳。

2.生长素缺乏致低血糖。

3.促性腺激素分泌不足所致症候群。

4.促甲状腺激素不足所致症候群。

5.促肾上腺皮质激素不足所致症候群。

（二）危象的表现

1.危象前期　在一些诱因促发下导致脑垂体前叶功能减退症状的加重。表现为软弱无力、精神萎靡、淡漠嗜睡、不愿睁眼与回答问题。最突出的症状是厌食、恶心、呕吐，可有中上腹痛。

2.危象期　可以分为低血糖型、循环衰竭型、水中毒型、低温型、垂体卒中型。各型可单独存在，但常为混合表现。

（1）低血糖型：常在进食不足、感染或高糖饮食、注射高渗葡萄糖情况下引起内源性胰岛素大量分泌而发病，引起低血糖昏迷。

（2）循环衰竭型：常由体液自肠道、肾丢失，大量放出胸腔积液、腹水，混合型垂体功能减退症单独使用甲状腺激素等诱发，表现为极度乏力、厌食、口渴、尿少、肌肉挛痛、腹痛，并可出现虚脱、休克或昏迷。

（3）水中毒型：常因进水过多而肾上腺皮质激素缺乏，对水排泄障碍致水中毒，引起脑水肿及中枢神经功能障碍。表现为头痛、呕吐、烦躁不安、惊厥、血压升高、心率与呼吸减慢、昏迷等。血电解质均低，以血钠低为主，常在120mmol/L。

（4）低温型：起病慢，昏迷逐渐加深，皮肤干冷、四肢软、无反射、呼吸浅慢，心率常在40次/分左右，血压低，脉压小，体温常在33℃以下，甚至可达30℃。

（5）垂体卒中型：多由于垂体瘤内发生急性出血，导致下丘脑及其他生命中枢被压迫所致。起病急骤、头痛、眩晕、呕吐、视力减退，继而迅速昏迷。常因呼吸中枢麻痹、颅内高压并脑疝突然死亡。

第九章　外科休克

第一节　失血性休克

失血性休克是指各种原因致机体大量血液迅速流失于血管之外，引起循环血量减少而导致的有效循环血量与心排血量减少、组织灌注不足、细胞代谢紊乱和功能受损的病理生理过程。

一、病因

失血性休克常见于严重外伤、大手术、消化性溃疡、食管曲张静脉破裂、妇产科疾病等所引起的出血。严重的体液丢失，如大面积烧伤、肠梗阻、剧烈吐泻等引起大量血浆或体液的丢失，导致有效循环血量的急剧减少，亦可引发休克。

二、病理生理

失血后是否发生休克不仅取决于失血量，还取决于失血速度。休克往往发生于快速、大量（超过总血量的20%）失血而又得不到及时补充的情况下。容量不足超越代偿功能，就会呈现休克综合征。心排血量减少，尽管周围血管收缩，血压依然下降。组织灌注减少，促使发生无氧代谢，形成乳酸增高和代谢性酸中毒。血流再分布，使脑和心供血能得到维持。血管进一步收缩会导致细胞损害。血管内皮细胞的损害致使体液和蛋白丢失，加重低血容量。最终将会发生多器官功能衰竭。

三、临床表现和分级

（一）临床表现

失血性休克的临床表现见表9-1。

表9-1 失血性休克的临床表现

临床分期	临床表现
休克代偿期	精神紧张或烦躁不安，皮肤和口唇苍白，手足湿冷，心率加快，脉压减小，呼吸浅快，尿量减少
休克抑制期	神志淡漠，皮肤苍白，口唇及肢端发绀，四肢厥冷，脉搏细速，血压进行性下降，皮下浅表静脉萎陷，毛细血管充盈时间延长，尿量减少
休克末期	意识模糊或昏迷，皮肤、结膜明显苍白发绀，四肢厥冷，脉搏触不清，血压测不到，浅表静脉严重萎陷，毛细血管充盈非常迟缓，少尿或无尿，常伴有反复出现的心律失常和重度代谢性酸中毒

（二）临床分级

根据机体的失血量，失血性休克可分为4级，见表9-2。

表9-2 失血性休克的临床分级

临床分级	临床表现
Ⅰ级（失血0～15%）	无合并症，仅轻度心率增快；无血压、脉压及呼吸变化
Ⅱ级（失血15%～30%）	心率增快（>100次/分）、呼吸加速、脉压下降、皮肤湿冷、毛细血管充盈延迟、轻度焦虑
Ⅲ级（失血30%～40%）	明显呼吸急促、心率增快、收缩压下降、少尿、明显意识改变
Ⅳ级（失血>40%）	明显心率增快、收缩压下降、脉压很小（或测不到舒张压）、少尿或无尿、意识状态受抑（或意识丧失）、皮肤苍白或湿冷

四、辅助检查

（一）血常规检查

动态观察红细胞计数、血红蛋白（Hb）及血细胞比容（HCT）的数值变化。

（二）中心静脉压

中心静脉压（CVP）正常值为5~12cmH$_2$O。在低血压情况下，中心静脉压低于5cmH$_2$O，提示血容量不足。高于15cmH$_2$O时，则提示心功能不全、静脉血管床过度收缩或肺循环阻力增加。高于20cmH$_2$O时，则表示有充血性心力衰竭。连续测定中心静脉压和观察其变化，要比单凭1次测定所得的结果可靠。

（三）动脉血气分析

根据动脉血气分析结果，可鉴别体液酸碱紊乱性质。碱缺失可间接反映血乳酸的水平，碱缺失与血乳酸结合是判断休克组织灌注较好的方法。当休克导致组织供血不足时碱缺失下降，提示乳酸血症的存在。

（四）动脉血乳酸监测

动脉血乳酸增高常较其他休克征象先出现，是反映组织缺氧的高度敏感的指标之一。正常值为1~2mmol/L。持续动态的动脉血乳酸及乳酸清除率监测对休克的早期诊断、判定组织缺氧情况、指导液体复苏及预后评估具有重要意义。血乳酸浓度在合并肝功能不全等特别情况下难以充分反映组织的氧合状态。

（五）凝血功能监测

在休克早期即进行凝血功能的监测，对选择适当的容量复苏方案及液体种类有重要的临床意义。常规凝血功能监测包括血小板计数、凝血酶原时间（PT）、活化部分凝血酶原时间（APTT）、国际标准化比值（INR）和D-二聚体、血栓弹力描记图（TEG）等。

（六）肺动脉楔压

肺动脉楔压（PCWP）的正常值为6~15mmHg，增高表示肺循环阻力增加。肺水肿时，肺动脉楔压超过30mmHg。当肺动脉楔压已增高但中心静脉压尚无增高时，即应避免输液过多，以防引起肺水肿，并应考虑降低肺循环阻力。

（七）心排血量和心脏指数

通过肺动脉插管和温度稀释法，测出心排血量和算出心脏指数。心脏指数的正常值为（3.20 ± 0.20）L/(min·m^2)。休克时，心排血量一般都降低。连续监测心排血量与心脏指数，有助于动态判断容量复苏的临床效果与心功能状态。

五、诊断及鉴别诊断

（一）诊断

根据病史，在继发于体内外急性大量失血或体液丢失，或有液体（水）严重摄入不足史的基础上，伴有休克的症状和体征，一般可迅速诊断失血性休克。CVP和PCWP测定有助于监测休克程度。

（二）鉴别诊断

需要注意与创伤性休克等其他类型的休克相鉴别。

六、治疗

失血性休克治疗的关键是迅速补充血容量，应用血管活性药物。并迅速查明原因，防止继续出血或失液。

（一）基本治疗

1.维持生命体征平稳　严重休克患者应安置在ICU内监护救治，患者采取休克体位（头低足高位，下肢抬高15°～20°），以增加回心血量。气道通畅是通气和给氧的基本条件，应予以切实保证。尽早建立2条静脉通路，维持血压，早期给予吸氧，保持气道通畅。对有严重休克和循环衰竭的患者，还应该进行气管插管，并给予机械通气。

2.密切监测病情　观察生命体征、神志、尿量等的变化，监测重要生命器官的功能。注意有无出血倾向，快速补液时有无肺水肿及心力衰竭的表现。

（二）病因治疗

休克所导致的组织器官损害的程度与血容量丢失量和休克持续时间直接相关。如果休克持续存在，组织缺氧不能缓解，休克的病理生理状态将进一步加重。所以，尽快纠正引起血容量丢失的病因是治疗失血性休克的基本措施。对于出血部位明确，存在活动性失血的休克患者，应尽快进行手术或介入止血；对于出血部位不明确、存在活动性失血的患者，应迅速进行检查与评估。

（三）药物治疗

药物治疗分为液体复苏、输血治疗和使用血管活性药和正性肌力药。

1.液体复苏

（1）晶体溶液：液体复苏治疗常用的晶体液为生理盐水和乳酸林格液。在一般情况下，输注晶体液后会进行血管内外再分布，约有25%存留在血管内，而其余75%则分布于血管外间隙。因此，失血性休克时若以大量晶体液进行复苏，可以引起血浆蛋白的稀释及胶体渗透压的下降，同时出现组织水肿。生理盐水等渗，但含氯高，大量输注可引起高氯性代谢性酸中毒。乳酸林格液电解质组成接近生理，含有少量的乳酸，一般情况下，其所含乳酸可在肝内迅速代谢，大量输注乳酸林格液应该考虑到其对血乳酸水平的影响。

（2）胶体液：羟乙基淀粉（HES）是人工合成的胶体溶液，不同类型制剂的主要成分是不同分子质量的支链淀粉，最常用浓度为6%的HES氯化钠溶液。输注1000mL羟乙基淀粉能够使循环血容量增加700～1000mL。人工胶体，包括明胶和右旋糖酐-70（右旋糖酐），都可以达到容量复苏的目的。白蛋白作为天然胶体，构成正常血浆中维持血容量与胶体渗透压的主要成分，因此，在容量复苏过程中常被选择用于液体复苏。但白蛋白价格昂贵，并有传播血源性疾病的潜在风险。

2.输血治疗　输血及输注血制品在失血性休克中应用广泛。失血性休克时，丧失的主要是血液，但在补充血液、容量的同时，并非需要全部补充血细胞成分，也应考虑到凝血因子的补充。

（1）浓缩红细胞：为保证组织的氧供，当血红蛋白降至70g/L时应考虑输浓缩红细胞。对于有活动性出血的患者、老年人及有心肌梗死风险者，血红蛋白保持在较高水平更为合理。无活动性出血的患者每输注1U浓缩红细胞（相当于200mL全血）其血红蛋白升高约5g/L。

（2）血小板：血小板输注主要适用于血小板数量减少（血小板计数<50×10^9/L）或功能异常伴有出血倾向的患者。对大量输血后并发凝血异常的患者联合输注血小板和冷沉淀可显著改善止血效果。

（3）新鲜冰冻血浆：新鲜冰冻血浆含有纤维蛋白原与其他凝血因子，能够补充凝血因子的不足。多数失血性休克患者在抢救过程中纠正酸中毒和低体温后，凝血功能仍难以得到改善，因此，应在早期积极改善凝血功能。大量失血时，在输注红细胞的同时应注意使用新鲜冰冻血浆。

（4）冷沉淀：内含凝血因子Ⅴ、Ⅷ、Ⅻ及纤维蛋白原等，适用于特定凝血因子缺乏所引起的疾病、肝移植围术期，以及肝硬化、食管静脉曲张等出血。对大量输血后并发凝血异常的患者及时输注冷沉淀可提高血液循环中凝血因子及纤维蛋白原等凝血物质的含量，缩短凝血时间，纠正凝血异常。

3.血管活性药与正性肌力药　失血性休克的患者一般不常规应用血管活性药物，因为这些药物有进一步加重器官灌注不足和缺氧的风险。通常仅对于足够的液体复苏后仍存在低血压或未开始输液的严重低血压患者，才考虑应用血管活性药与正性肌力药。

（四）未控制的失血性休克复苏

未控制的失血性休克患者死亡的主要原因是大量出血导致严重持续的低血容量休克，甚至心脏骤停。

失血性休克未控制出血时早期积极复苏可引起稀释性凝血功能障碍；血压升高后，血管内已形成的凝血块脱落，造成再出血；血液过度稀释，血红蛋白降低，减少组织氧供；并发症和病死率增加。因此，对出血未控制的失血性休克患者，早期应采用控制性液体复苏（延迟复苏），即在活动性出血控制前应给予小容量液体复苏，在短期允许收缩压维持在80~90mmHg，以保证重要脏器的基本灌注，并尽快止血；出血控制后再进行积极复苏。但对合并颅脑损伤的多发伤患者、老年患者及高血压患者应避免控制性复苏。

第二节　创伤性休克

创伤性休克是由于严重的外伤或大手术造成血液或血浆丧失，并且由于胸部创伤的直接作用、血管活性物质的释放和神经–内分泌系统的反应进一步影响了心血管系统造成的休克。

一、病因

各种严重的创伤，如骨折、挤压伤、火器伤等，特别是伴有一定量出血时，常可引起休克。大面积烧伤伴有大量血浆丧失，常可导致烧伤性休克。

二、病理生理

创伤可以引发以体液分布不均为基本变化的一系列病理生理改变。

1.全血或血浆的丢失加上损伤部位的内出血、渗出、水肿而致血容量减少。

2.严重创伤容易感染，细菌及内毒素可加重休克。

3.损伤组织坏死、分解可产生具血管抑制作用的组胺、蛋白分解酶等炎性因子。

4.多器官功能障碍综合征发生率较单纯低血容量性休克高。

三、临床表现

从休克的角度来看，创伤性休克较失血性休克的临床表现并无特殊。但应该注意的是，创伤性休克与损伤部位、损伤程度和出血量密切相关。急诊时必须根据伤情迅速做出初步判断。对于重危伤员，切不可只注意开放伤而忽略极有价值的创伤体征。接诊医师尤其应该注意伤员的神志、呼吸及致伤机制等。

四、辅助检查

1.实验室检查　由于创伤性休克患者出现DIC的时间较早，应该加强此方面的监测；其他方面的实验室检查与失血性休克相同。

2.影像学检查 有助于提供创伤和致伤机制的信息，有条件者应该尽可能完善此方面检查。

五、诊断及鉴别诊断

1.诊断 患者有严重创伤病史，伴有休克的症状和体征，即可诊断。

2.鉴别诊断 注意与失血性休克等其他类型的休克相鉴别。

六、治疗

1.急救 各种严重创伤后1小时内的现场死亡率约占50%，其中，最初10分钟是死亡率最高的时间段，因此灾害发生后最初的10分钟，被称为"白金10分钟"。此段时间内，如果伤员的创伤和出血得到控制，可以极大缩短抢救时间，提高抢救成功率。

2.液体复苏 创伤失血性休克是由严重创伤引起的重要病理生理过程，表现为组织灌注不足、细胞代谢紊乱，如不进行有效的液体复苏治疗将会导致器官功能障碍，甚至死亡。创伤性休克患者多为非控制性出血性休克，对其进行大容量液体复苏和提升血压会导致出血持续、血液稀释和体温下降，进而造成氧输送不足、凝血功能障碍、失血量的增加。故对有活动性出血的失血性休克患者主张在到达手术室彻底止血前给予少量的平衡盐溶液，以维持机体基本需要。在手术彻底处理后再进行大量复苏。

3.损伤控制外科技术 在创伤早期，出血未被有效制止前不要过度扩容，仅施行包括保持呼吸道通畅、开放大静脉和简单的控制性手术。然后尽快将伤员转送到有救治条件的综合医院。之后有计划地在即将行确定性手术前才开始进行容量复苏。

第三节　脓毒性休克

脓毒性休克又称为感染性休克，是指因病原微生物进入机体后，由微生物（包括细菌、病毒，立克次体、原虫与真菌等），特别是革兰阴性细菌的感染及其毒素等产物（包括内毒素、外毒素、抗原抗体复合物）所引起的全身炎症反应综合征、低血压及组织低灌注为特征的临床症候群。

一、病因

脓毒性休克的病因主要包含以下3种因素：分别是病原、宿主和外科常见病。

1.病原因素　革兰阴性菌为常见致病菌，如肠杆菌科细菌（大肠埃希菌、克雷伯菌、肠杆菌等）、不发酵杆菌（假单胞菌属、不动杆菌属等）、脑膜炎球菌、类杆菌等；占脓毒性休克病因的70%～80%。革兰阳性菌如葡萄球菌、链球菌、肺炎链球菌、梭状芽孢杆菌等也可引起休克。某些病毒性疾病，如流行性出血热，其病程中也易发生休克。另外，还有真菌引起的严重感染。

2.宿主因素　老年人、婴幼儿、分娩妇女、大手术后体力恢复较差者，或伴有慢性基础疾病如肝硬化、糖尿病、恶性肿瘤、烧伤、器官移植，以及长期接受肾上腺皮质激素等免疫抑制药、长期留置导尿管或中心静脉导管者为易患人群。

3.外科常见病　急性腹膜炎、胆道感染、绞窄性肠梗阻、重症胰腺炎及泌尿系感染等。

二、病理生理

有关脓毒性休克的发生机制尚未完全阐明，由感染细菌产生的细菌毒素可促发复杂的免疫反应，除内毒素（革兰阴性肠杆菌细胞壁释放的脂多糖中的类脂组分）外，还有大量介质，包括肿瘤坏死因子、白三烯、脂氧合酶、组胺、缓激肽、5-羟色胺和白细胞介素-2等。

最初的变化为动脉和小动脉扩张，周围动脉阻力下降，心排血量正常或增加。当心率加快时，射血分数可能下降。后来心排血量可减少，周围阻力可增加。尽管心排血量增加，但血液流入毛细血管进行交换的功能受损，氧的供应和二氧化碳及废物的清除减少，这种灌注的下降使肾及脑特别受到影响，进而引起1个或多个脏器衰竭。最后导致心排血量减少而出现典型的休克特征。

三、临床表现

脓毒性休克的临床表现主要跟以下几项有关：体温、意识和精神状态、呼吸频率和幅度、皮肤色泽、温度和湿度、颈静脉和外周静脉充盈情况、尿量、甲皱微循环检查、眼底检查。

1.体温 患者大多表现为发热，体温可超过40℃。5%~10%患者可伴有寒战。少部分患者可表现严重低体温，体温低于36℃。

2.意识和精神状态 经初期的躁动后转为抑郁淡漠，甚至昏迷，表明神经细胞的反应性由兴奋转为抑制，病情由轻转重。原有脑动脉硬化或高血压患者，血压降至80/50mmHg左右时反应即可迟钝；而原体质良好者对缺氧的耐受性较高，但持续时间极短暂。

3.呼吸频率和幅度 见表9-3。

表9-3 脓毒性休克的呼吸频率和幅度表现

阶 段	呼吸频率和幅度表现
休克初期	由于细菌毒素对呼吸中枢的直接刺激或有效循环血液：降低的反射性刺激而引起呼吸增快、换气过度，导致呼吸性碱中毒
休克中期	因脏器氧合血液灌注不足、生物氧化过程发生障碍、三羧酸循环抑制、ATP生命减少、乳酸形成增多，导致代谢性酸中毒，呼吸深大而快
休克晚期	因中枢神经系统或肺功能损害而导致混合性酸中毒，可出现呼吸节律或幅度的改变

4.皮肤色泽 皮肤苍白、发绀或花斑样改变、微循环灌注不足。前胸或腹壁出现瘀点或瘀斑，提示有DIC可能。

5.颈静脉和外周静脉充盈情况 静脉萎陷提示血容量不足，充盈过度提示心功能不全或输液过多。

6.尿量 尿量为减少，甚至无尿。

7.甲皱微循环检查 休克时可见甲皱毛细血管襻数减少，管径细而缩短，显现呈断线状，充盈不良，血液颜色变紫，血流迟缓失去均匀性，严重者有凝血。

8.眼底情况　可见小动脉痉挛、小静脉淤张，动静脉比例可由正常的2∶3变为1∶2或1∶3，严重者有视网膜水肿。颅内压增高者可有视盘水肿。

四、辅助检查

1.血象　白细胞计数欠多增高，为（15～30）×10^9/L，中性粒细胞增多伴核左移，中性粒细胞的胞质内可以出现中毒颗粒。

感染严重时，机体免疫抵抗力明显下降时，其白细胞总数可降低，血细胞比容和血红蛋白增高，提示血液浓缩。

并发DIC时，血小板进行性下降，各项凝血指标异常。

2.病原学检查　在抗菌药物治疗前常规进行血（或其他体液、渗出物）和脓液培养（包括厌氧菌培养）。分离后得到的致病菌后做药敏试验，内毒素和降钙素原（PCT）的检测有助于感染的诊断。

3.中心静脉压（CVP）测定　见表9-4。

表9-4　中心静脉压（CVP）的测定

CVP＝5～12cmH₂O	正常值
CVP＜5cmH₂O	提示血容量不足
CVP＞15cmH₂O	提示心功能不全、静脉血管床过度收缩或肺循环阻力过高
CVP＞20cmH₂O	提示存在充血性心力衰竭
CVP＝16～20cmH₂O	处理休克时要求有足够的充盈量，故对于机械通气和腹压高的患者以此作为复苏目标

4.酸碱平衡的血液生化检查　二氧化碳结合力（CO_2CP）为临床常测参数，但在呼吸衰竭和混合性酸中毒时，必须同时做血气分析，测定血pH、$PaCO_2$、标准HCO_3^-和实际HCO_3^-、缓冲碱与碱剩余等。尿pH测定简单易行，血乳酸含量测定对判断预后有意义。

5.尿常规和肾功能检查　发生肾衰竭时，尿比重由初期偏高转为低而固定（1.010左右），血肌酐和尿素氮升高，尿与血的肌酐浓度之比＜1∶5，尿渗透压降低，尿/血浆渗透压的比值＜1.5，尿钠排出量＞40mmol/L。

6.血清电解质测定　休克时血钠和氯多偏低，血钾视肾功能和血酸碱情况高低不一。少尿和酸中毒时血钾可升高，反之降低。

7.血清酶的测定　血清丙氨酸氨基转移酶（ALT）、血肌酸激酶（CPK）、乳酸脱氢酶（LDH）同工酶的测量可反映肝、心等脏器的损害情况。

五、诊断及鉴别诊断

1.意识变化　随血压变化出现烦躁转入昏迷，但却因人而异。老年患者有动脉硬化，即使血压下降不明显，也可出现明显意识障碍。体质好的人，脑对缺氧耐受性强，虽然血压测不到，其神志仍可清醒。

2.血压　血压是诊断休克的一项重要指标，但在休克早期，因交感神经兴奋，儿茶酚胺释放过多，可造成血压升高。此时，如使用降压药，将会引起严重后果。

3.尿量　尿量既反映肾微循环血流灌注量，也可间接反映重要脏器血流灌注情况，当血压维持在80mmHg，尿量＞30mL/h，表示肾灌注良好。冷休克时，袖带法测压虽听不清，而尿量尚可，皮肤温暖，氧饱和度正常，表示此血压尚能维持肾灌注。使用血管收缩药，血压虽在90mmHg以上，但四肢皮肤湿冷、无尿或少尿，同样提示肾和其他脏器灌注不良，预后差。

4.肾功能判断　不仅要关注尿量，而且应对尿比重和pH及血肌酐和尿素氮水平进行综合分析，不要单纯被尿量所迷惑。注意对非少尿性急性肾衰竭的鉴别，此时每天尿量虽可超过1000mL，但尿比重低且固定，尿pH上升，提示肾小管浓缩和酸化功能差。结合血清肌酐和尿素氮升高，表示肾功能不良。

5.对低氧血症和ALI，ARDS诊断应有足够认识　由于低氧血症原因未能很好寻找，救治措施不力，可产生一系列代谢紊乱，结果出现不可逆休克。在抗休克时尽早行机械辅助通气，纠正低血氧，更为重要。

6.血糖　因感染性休克时交感神经兴奋，升糖激素释放，肝功受损，胰岛功能减退，外源性糖皮质激素和葡萄糖补充等影响，造成继发性高血糖，为细菌、真菌生长创造了很好条件。高血糖又带来血液高渗。对中枢神经和各重要脏器损害使血管反应性进一步下降，休克加剧。

7.心率　正常心率60～100次/分，感染性休克时机体处于高代谢状态，同时细菌毒素、炎性介质和代谢产物对心脏作用，故心率代偿性增快在100次/分以上，一旦下降至60～70次/分常预示心脏失代偿而即将停止跳动，并非心功能改善。

8.血清电解质变化需要准确分析判断　由于感染性休克代谢性酸中毒，细胞释放K^+，故血清钾有时很高且难以下降。受大剂量利尿药、脱水药和胃肠减压等影响，血清钾均可下降。由于体液丧失，血液浓缩，使血清钾相对升高，此时，细胞内可以存在严重低钾，故应结合血生化、心电图和临床综合分析判断。感染性休克时常存在镁、锌、铁、铜等降低，尤其镁的补充对休克和MODS防治有帮助。

9.注意酸碱失衡鉴别　感染性休克的组织缺血、缺氧，代谢性酸中毒是酸碱失衡的基础，但由于呼吸深快的代偿作用，可出现代谢性酸中毒和呼吸性碱中毒并存，血pH可以在正常范围。一旦呼吸抑制呼吸性酸中毒，病情加重。当同时合并低氯、低钾时又产生代谢性碱中毒时，血气分析判断更为复杂。对于三重性酸碱失衡不但注意血气分析、阴离子间隙（AG）测定，同时应结合临床进行鉴别。

10.其他　鉴于抗生素使用广泛，且剂量大，常可掩盖局部严重感染征象。

各种感染性疾病如肺炎、败血症、腹膜炎、化脓性胆管炎、菌痢、脑膜炎、尿路感染、坏死性胰腺炎和各类脓肿等，均可导致感染性休克。其病原体如表9-5。

表9-5　感染性休克的感染病原体

革兰阴性细菌（最常见）	铜绿假单胞菌、硝酸盐阴性不动杆菌、大肠埃希菌、变形杆菌、克雷伯菌、痢疾杆菌和脑膜炎球菌等
革兰阳性菌	金黄色葡萄球菌、粪链球菌、肺炎链球菌、产气荚膜杆菌等
病毒	流行性出血热、巨细胞病毒性肺炎等
支原体	呼吸道感染、泌尿生殖道感染

六、治疗

积极控制感染，治疗原发病，早期发现和预防，尽快纠正休克的低血压状态和改善微循环，缩短休克期是关键所在。

1.控制感染　控制感染是救治感染性休克的主要环节。

未明确病原菌前，一般应以控制革兰阴性杆菌为主，兼顾革兰阳性球菌和厌氧菌，宜选用杀菌药，避用抑菌药。

给药方式宜用静脉滴注或静脉注射，一般不采用肌内注射或口服。因此时循环不良、呼吸困难，起效较慢。

休克时肝、肾等器官常受损，应该注意选择抗生素的种类、剂量和给药方法。一般主张肾功能轻度损害者给予原量的1/2，中度者为1/5～1/2，重度者为1/10～1/5。感染性休克的发生常来势凶猛，病情危急，且细菌耐药性不断增加，给治疗带来困难。故应按临床实情选用较强抗生素，否则会失去抢救时机。可选用头孢曲松（菌必治、罗氏芬）、环丙沙星（悉复欢）、头孢他啶（复达欣）、亚胺培南-西司他丁（泰能）等。

2.扩容治疗 相对或有效循环血量的不足是感染性休克的危险因素，故扩容治疗是抗休克的基本手段。扩容所用液体应包括胶体和晶体，各种液体的合理组合才能维持机体内环境的恒定。胶体液有右旋糖酐-40（低分子右旋糖酐）、血浆、清蛋白和全血等；晶体液中以生理盐水、复方氯化钠注射液较好。

（1）胶体液：胶体液有右旋糖酐-40、血浆、人血白蛋白和全血等。

右旋糖酐-40：右旋糖酐又称葡聚糖，是多相分散的糖聚合物。输注后可提高血浆渗透压、拮抗血浆外渗，从而补充血容量；稀释血液，降低血液黏度，疏通微循环，防止发生DIC。在肾小管内发挥渗透性利尿作用。静脉滴注后2～3小时其作用达高峰，4小时后渐消失，故滴速宜较快。

有严重肾功能减退、充血性心力衰竭和出血倾向者最好勿用。右旋糖酐可明显减少血管性血友病因子和损害血小板功能，并有促进纤溶作用，引起凝血功能紊乱，并且它的过敏反应发生率高、程度重，因此，右旋糖酐已有逐渐退出临床使用的趋势。

血浆、人血白蛋白和全血：适用于肝硬化或慢性肾炎伴低蛋白血症、急性胰腺炎等病例。血细胞比容以维持在0.35～0.40较合适。无贫血者不必输血，已发生DIC者，输血亦应慎重。

羟乙基淀粉：能提高胶体渗透压、增加血容量，不良反应少、无抗原性，很少引起过敏反应。

（2）晶体液：晶体液可分为生理盐水和乳酸钠林格液等平衡盐液。

晶体液所含各种离子浓度较接近血浆水平，可提高功能性细胞外液容量，并可部分纠正酸中毒。但需要注意的是，对肝功能明显损害者以用碳酸氢钠林格液为宜。

3.纠正酸中毒 纠正酸中毒的根本措施在于改善组织的低灌注状态。缓冲碱主要起治标作用，且血容量不足时，缓冲碱的效能亦难以充分发挥。

纠正酸中毒可增强心肌收缩力、恢复血管对血管活性药物的反应性，并防止DIC的发生。

在pH＜7.20时首选的缓冲碱为5％碳酸氢钠，其次为11.2％乳酸钠（肝功能损害者不宜用），三羟甲基氨基甲烷（THAM）适用于需限钠患者，因其易透入细胞内，有利于细胞内酸中毒的纠正。

滴注过程中溢出静脉外时可致局部组织坏死，静脉滴注速度过快可抑制呼吸，甚至呼吸停止；此外，尚可引起高钾血症、低血糖、胃肠道反应等。

4.血管活性药物的应用　血管活性药物的应用旨在调整血管舒缩功能、疏通微循环淤滞，以利休克的逆转。

（1）扩血管药物：扩血管药物必须在充分扩容的基础上使用，适用于低排高阻型休克。常用的药物如下。

α受体阻滞药：可解除内源性去甲肾上腺素所引起的微血管痉挛和微循环淤滞。使肺循环内血液流向体循环而防治肺水肿（表9-6）。

表9-6　α受体阻滞药

	作　用	用　法	注　意
酚妥拉明（苄胺唑啉）	短效的非选择性α受体阻滞药（α₁、α₂），能拮抗血液循环中肾上腺素和去甲肾上腺素的作用，使血管扩张而降低周围血管阻力	剂量为每次5～10mg（儿童0.1～0.2mg/kg），以葡萄糖液500～1000mL稀释后静脉滴注，开始时宜慢，以后根据反应调整滴速	心功能不全者宜与正性肌力药物或升压药合用以防血压骤降
氯丙嗪	具有明显中枢神经镇静和降温作用，能降低组织耗氧量，还能阻断α受体、解除血管痉挛、改善微循环，适用于烦躁不安、惊厥和高热患者	剂量为每次0.5～1.0mg/kg，加入葡萄糖液中静脉滴注或肌内注射，必要时可重复	对年老有动脉硬化和呼吸抑制者不宜应用，肝功能损害者禁用

β受体激动药：典型代表为异丙肾上腺素，成年人2～4μg/(kg·min)，儿童0.05～0.2μg/(kg·min)。心率不超过120/min（儿童140/min）。多巴胺为合成去甲肾上腺素和肾上腺素的前体。最初滴速为2～5μg/(kg·min)，然后按需要调节滴速。多巴胺为目前应用较多的抗休克药，对伴有心肌收缩力减弱、尿量减少而血容量已补足的休克患者疗效较好（表9-7）。

表9-7　多巴胺剂量与作用

剂　量	作　用
2～5μg/(kg·min)	主要兴奋多巴胺受体，使内脏血管扩张，以肾血流量增加、尿量增多较显著
6～15μg/(kg·min)	主要兴奋β受体，增强心肌收缩力，使心排血量增多，而对心率的影响较小，较少引起心律失常，对β₂受体的作用较弱
>15～20μg/(kg·min)	主要兴奋α受体，也可使肾血管收缩，应予以注意

抗胆碱能药物的分类与剂量、给药方式和注意事项：分类与剂量见表9-8。

表9-8　抗胆碱能药物的分类与剂量

分　类	剂　量	
阿托品	成年人每次1～2mg	儿童每次0.03～0.05mg/kg
东莨菪碱	成年人每次0.3～0.5mg	儿童每次0.006mg/kg
山莨菪碱	成年人每次10～20mg	

给药方式为静脉注射，每10～30分钟注射1次，病情好转后逐渐延长给药间隔直到停药，如用药10次以上仍无效，或出现明显中毒症状者，应立即停用，并改用其他药物。

注意事项：在有效血容量得到充分补充的前提下方可加用血管扩张药；剂量应逐步升与降，防止机体不适应和反跳现象；注意首剂综合征发生，有的患者对某种血管扩张药（如哌唑嗪等）特别敏感，首次应用后可发生严重低血压反应，故药物种类与剂量需因人而异。血管扩张药单一长期应用可发生"受体脱敏"现象，血管对药物产生不敏感性，故应予更换。联合用药法，一般应用多巴胺和多巴酚丁胺加酚妥拉明或硝普钠。

（2）缩血管药物：常用的缩血管药物有去甲肾上腺素与间羟胺。

去甲肾上腺素的剂量为0.03～1.50μg/(kg·min)，去甲肾上腺素具有兴奋α受体和β受体的双重效应。其兴奋α受体的作用较强，通过提升平均动脉压而改善组织灌注；对β受体的兴奋作用为中度，可以升高心率和增加心脏做功，但由其增加静脉回流充盈和对右心压力感受器的作用，可以部分抵消心率和心肌收缩力的增加，从而相对减少心肌氧耗。因此亦被认为是治疗感染中毒性休克的一线血管活性药物。剂量超过1.0μg/(kg·min)，可由于对β受体的兴奋加强而增加心肌做功与氧耗。

5.防治各种并发症 脓毒血症和感染性休克可导致各类脏器损害，如心功能不全、心律失常、肺水肿、消化道出血、DIC、急性肾衰竭、肝功能损害和ALI、急性呼吸窘迫综合征（ARDS）等，尤其须警惕MODS的发生，并应做相应预防与救治处理。

（1）强心药物的应用：重症休克和休克后期病例常并发心功能不全，是因细菌毒素、心肌缺氧、酸中毒、电解质紊乱、心肌抑制因子、肺血管痉挛、肺动脉高压和肺水肿加重心脏负担及输液不当等因素引起。老年人和幼儿尤易发生，可预防应用毒毛花苷K或毛花苷C。

出现心功能不全征象时，应严重控制静脉输液量和滴速。除给予快速强心药外，可给予血管解痉药，但必须与去甲肾上腺素或多巴胺合用以防血压骤降。大剂量糖皮质激素有增加心排血量和降低外周血管阻力，提高冠状动脉血流量的作用，可早期短程应用。同时给氧、纠正酸中毒和电解质紊乱，并给予能量合剂以纠正细胞代谢失衡状态。

（2）维持呼吸功能、防治急性呼吸窘迫综合征：肺为休克的主要靶器官之一，顽固性休克常并发肺功能衰竭。此外，脑缺氧、脑水肿等亦可导致呼吸衰竭。

休克患者均应给氧，经鼻导管（4～6L/min）或面罩间歇加压输入，吸入氧浓度以40%左右为宜，必须保持呼吸道通畅。

在血容量补足后，如患者神志欠清、痰液不易清除、气道有阻塞现象时，应及早考虑做气管插管或切开并行辅助呼吸（间歇正压），并清除呼吸道分泌物，注意防止继发感染。应及早给予呼气末正压呼吸（PEEP），可通过持续扩张气道和肺泡，增加功能性残气量，减少肺内分流，提高动脉血氧分压、改善肺的顺应性、增高肺活量。

除纠正低氧血症外，应及早给予血管解痉药以降低肺循环阻力，并应正确掌握输液量、控制入液量、尽量少用晶体液。

如血容量不低，为减轻肺间质水肿可给予人血白蛋白和大剂量呋塞米。

己酮可可碱对急性肺损伤有较好的保护作用，早期应用可减少中性粒细胞在肺内积聚，抑制肺毛细血管的渗出，防止肺水肿形成，具有阻断ARDS形成的作用；IL-1与TNF均为ARDS的重要损伤性介质，己酮可可碱能抑制两者对白细胞的激活作用，是治疗ARDS与多器官功能障碍综合征较好的药物。

（3）肾功能的维护：休克患者出现少尿、无尿、氮质血症时，应注意鉴别为肾前性或急性肾功能不全所致。维护肾功能，在有效心排血量和血压恢复之后，如患者仍持续少尿，静脉滴注呋塞米（速尿）20~40mg。如患者排尿无明显增加，而心脏功能良好，则可重复1次。若患者仍无尿，提示可能已发生急性肾功能不全，应给予相应处理。

（4）脑水肿的防治：脑缺氧时易并发脑水肿，患者出现神志不清、一过性抽搐和颅内压增高症，甚至发生脑疝，应及早给予血管解痉药、抗胆碱类药物、渗透性脱水药（如甘露醇）、呋塞米，并予大剂量糖皮质激素（地塞米松10~20mg）静脉滴注及给予能量合剂等。

（5）DIC的治疗：见表9-9。

表9-9 DIC治疗

阶 段	剂 量
DIC确立	采用中等剂量肝素，每4~6小时1次，静脉滴注1.0mg/kg，使凝血时间控制在正常的2倍以内
DIC控制后	停药，并用双嘧达莫，剂量可酌减
DIC后期	继发性纤溶可加用抗纤溶药物

第十章 外科止血、输血及营养支持

第一节 外科止血

一、止血过程

止血是一种生理过程，是指出血（血液从受损血管中流出）得到控制，止血过程有4个步骤参与：血管反应、血小板激活、凝血机制和纤溶系统。

（一）血管反应

血管反应又称血管收缩，是血管受伤后止血过程的第一步反应，血管收缩的主要因素是平滑肌收缩。

（二）血小板激活

血管收缩后，紧接着是血小板在破损的血管内皮下露出的胶原组织表面黏附、聚集，形成血小板血栓。

从损伤开始到血小板血栓形成可不依赖凝血系统，血友病患者可产生正常的白色血栓。

1.黏附

（1）血小板主要黏附于暴露出来的内皮下胶原，这一过程需要 von Willebrand 因子参与。这是一种血小板因子，由内皮细胞产生，与凝血过程中的Ⅷ因子有关。

（2）同时，血小板脱颗粒，释出二磷酸腺苷，后者使血小板疏松聚集。

2.聚集

（1）血小板磷脂释出花生四烯酸，后者经环氧酶作用变成不稳定的环内过

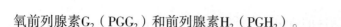

氧前列腺素G_2（PGG_2）和前列腺素H_2（PGH_2）。

（2）血栓素合成酶使PGH_2变成血栓素A_2，后者使ADP进一步释放，增加血小板聚集。

（3）阿司匹林抑制环氧酶，使PGG_2和PGH_2形成减少，阻碍血小板聚集及血小板止血栓的形成，这种作用在血小板终生持续存在（血小板寿命7～10天）。

3.血小板止血栓　聚集的血小板与凝血酶和纤维蛋白相互作用，融合形成止血栓。

（三）凝血机制

凝血机制是指凝血酶原变成凝血酶最终形成纤维蛋白凝块的过程，其中包括内源性和外源性2个凝血系统。

1.内源性凝血系统　只有正常血液成分参与。

（1）因子Ⅻ（hageman因子）与受损血管接触后，被激活形成Ⅻa。

（2）因子Ⅻa（经血管舒缓肽原和高分子激肽原的放大作用）使因子Ⅺ激活形成Ⅺa。

（3）因子Ⅺa在钙的参与下使因子Ⅸ激活，Ⅸa与钙和因子Ⅷ、血小板因子Ⅲ共同激活因子Ⅹ形成Ⅹa。

（4）因子Ⅹa与因子Ⅴ一起使凝血酶原（因子Ⅱ）变成凝血酶。

（5）凝血酶去除纤维蛋白原上的一段短肽后形成纤维蛋白单体，纤维蛋白单体经因子Ⅷa（由凝血酶激活）作用交联形成稳定的血块。

2.外源性凝血系统　需要组织磷脂，即组织凝血致活酶参与。

（1）因子Ⅶ与钙和凝血致活酶形成复合物激活因子Ⅹ。在血小板黏附早期释出的血小板因子Ⅲ与Ⅸa–Ⅶa–钙复合物共同作用激活因子Ⅹ。

（2）其后步骤如上所述。因子Ⅻ，Ⅺ，Ⅸ和Ⅷ未参与外源性凝血过程。

（3）除因子Ⅷ（由内皮细胞合成）、钙、凝血致活酶和血小板因子外，其余凝血因子均由肝合成。

（四）纤溶系统

血管有一种机制使凝血过程处于平衡状态，防止血栓无限扩展，保持循环血于液态。

1.纤溶酶原是一种无活性的蛋白，在纤溶酶原激活物的作用下变成有活性的纤溶酶。

2.血管内皮的破损启动血小板黏附和凝血级联，同时血管内皮也是纤溶酶激活物的主要来源。

3.纤溶酶使纤维蛋白、纤维蛋白原、因子 V 和因子Ⅷ降解。

4.内环境稳定功能。纤溶酶原进入增长的血栓中，血栓的功能一旦完成即被清除。

二、止血功能的术前评估

（一）询问病史

仔细询问患者病史，尤其是就医史、家族史和用药史对于了解有无潜在的出血危险极为重要，问诊要直截了当，以便获取所要的信息。

1.个人就医史　询问以往外伤或手术后有无出血史，如包皮环切、扁桃体切除和拔牙等，对妇女应询问有无月经过多和分娩出血情况。血小板病患者的特点是皮肤黏膜出血，表现为皮肤瘀斑、青紫、鼻出血或月经过多，以及轻微外伤后出血不止。缓慢增大的软组织血肿或关节腔积血是一种或多种凝血因子异常的典型表现。

2.家族史　许多凝血障碍都有遗传性，对亲属中有自发出血或术后出血史者应详查。

3.用药史　阿司匹林、非甾体类抗炎药、奎尼丁、西咪替丁、镇静药及某些抗生素均可影响血小板的产生并影响其功能。还应询问患者是否服了非处方药物，因为许多药物制剂中都含阿司匹林。

4.既往史　有无肝病或肾病，有无恶性疾病或营养不良。静脉血栓的个人史或家族史，尤其是年龄<50岁的静脉血栓史，预示围术期血栓栓塞的风险增加。

（二）全面体格检查

在估计出血风险方面，体格检查不如病史重要，因为大多数轻、中度出血性疾病的患者无阳性体征。

1.皮肤、口腔黏膜和关节有无隐匿出血体征，如瘀点、瘀斑、紫癜。

2.巨脾内可聚集血小板，使血小板减少。

3.黄疸、腹水、蜘蛛痣、肝大或肝缩小均提示肝功能不佳，因为大多数凝血因子都是由肝制造的，肝疾病可导致凝血缺陷（即凝血障碍）。

（三）实验室检查

1.外周血涂片　观察红细胞和白细胞形态，大致了解血小板数。每个油镜视野下正常血小板数为15～30个，低于5个为异常。

2.血小板计数　血小板计数正常值为（100～400）×10⁹/L。低于100×10^9/L为血小板减少，但血小板在50×10^9/L时一般仍能外科止血。当血小板低于20×10^9/L时可发生自发性出血。注意：当血小板数量低于40×10^9/L时，自动分析法所测得的血小板数量常不够精确，此时最好采用人工计数法。

3.出血时间　正常值上限为5分钟。标准试验方法有多种，如Duke法和Ivy法。各种方法都要求操作熟练，结果可重复，才有参考意义。出血时间正常提示血小板数正常、功能正常、血管壁对损伤的反应正常。出血时间延长的原因有血小板减少、血小板功能差（可以是内源性的，也可以由阿司匹林等药物引起）及血管壁异常。

4.凝血试验　凝血酶原时间（PT）综合反映外源性凝血系统，包括因子Ⅶ、Ⅹ、Ⅴ和凝血酶原及纤维蛋白原，常用于监测口服华法林的抗凝作用。各实验室PT的正常对照值不一，因此出现了国际标准化率（INR）。INR可统一多个实验室的数据用于1个患者的抗凝治疗，不同的研究结果也可相互比较。大多数患者INR在2.0～2.5已充分抗凝。

活化部分凝血激酶时间（APTT）反映内源性凝血系统，即除了因子Ⅶ外的所有凝血因子，正常值<45秒。常用于监测肝素的治疗效果。

逐个检测凝血因子。

5.凝血酶时间（TT）　在外源性凝血酶参与下测定纤维蛋白原向纤维蛋白的转化率，常用于评估DIC及慢性肝病。

6.纤维蛋白溶解试验　纤维蛋白降解产物（FDP）是纤维蛋白或纤维蛋白原经纤溶酶作用后释出的蛋白碎片，可用免疫法测定。正常值为0～100mg/L血浆。DIC和其他纤溶状态时纤维蛋白降解产物增多。在肝病、肾病、血栓栓塞性疾病及妊娠时可见假阳性结果（>10g/L）。

（四）实验室检查的术前选用

1.病史中有无出血对诊断很有帮助。

2.对以往手术无出血史的患者，可检查血小板数、PT及APTT。

3.根据病史和前述3项检查进一步考虑是否做其他检查，如出血时间（延长提示血小板凝集障碍，血小板计数不能反映血小板功能）、TT（用于诊断DIC和慢性肝病）。

（五）手术患者出血危险性评估

Rapaport根据患者的病史和拟行的手术将患者出血危险性分为4级。其术前试验见表10-1。

表10-1　手术患者出血危险性等级

等 级	病 史	建 议	举例说明
第1级	病史阴性，手术比较小	不建议做筛选试验	如乳腺活检或疝修补术
第2级	病史阴性，计划为大手术，但估计不会有大出血	建议查血小板计数、血涂片和APTT，了解有无血小板减少症、循环抗凝物或血管内凝血	
第3级	病史提示有止血功能缺陷，或对止血功能有损害的手术。术后细小出血也有严重后果的手术也归为第3级	建议查血小板计数和出血时间，以估计血小板功能；查PT和APTT以了解凝血功能；孵育纤维蛋白凝块以了解有无异常纤维蛋白溶解	如体外循环手术及颅内手术
第4级	病史强烈提示止血功能缺陷，应请血液科医师会诊	建议检查项目同第3级。对急诊手术患者，要用ADP、胶原、肾上腺素和瑞斯托菌素查血小板聚集功能，并检查TT，了解有无纤维蛋白功能异常或循环中有弱肝素样抗凝物	对肝疾病、肾衰竭、梗阻性黄疸以及有播散性恶性肿瘤可能的患者，术前应检查血小板数、PT和PTT。尿毒症患者最常见的缺陷是血小板的质异常，需要检查出血时间

三、出血不止的疾病

（一）血小板病

1.血小板减少　血小板减少（<100×10^9/L）是外科患者最常见的出血病因。外科止血要求血小板>70×10^9/L。血小板减少的原因有以下方面。

（1）血小板产生减少：见于骨髓衰竭，可以是先天性的，如Fanconi综合征；也可以由放射或药物（尤其是化疗药）对骨髓的毒性作用所致。骨髓也可因白血病细胞或其他新生物的细胞占据或因纤维化（骨髓纤维化）而丧失功能。最好的处理是消除药物作用或病变。需要手术时，可在术前输6～8单位血小板，将血小板提升至（50～100）×10^9/L，术后务必使血小板数保持在50×10^9/L以上。

（2）血小板成熟不良：见于巨幼红细胞性贫血，应补充缺乏之维生素[叶酸和（或）维生素B_{12}]。

（3）血小板分布异常：见于巨脾，此时循环血中的血小板30%以上在脾内。

（4）血小板破坏增多或丢失：见于下列原因。①自身免疫病如特发性血小板减少性紫癜（ITP）。②药物过敏。有些药（奎尼丁、磺胺药）可作为半抗原，形成的抗原-抗体复合物与血小板膜结合。治疗方法是停药。现已发现肝素可使血小板严重减少，这与抗体有关，与肝素应用的时间长短、剂量、途径或频度无关。停药后血小板恢复正常。对用肝素的患者至少应隔天查血小板数1次。③出血。出血的结果是血小板与其他血液成分一起丢失。④稀释性血小板减少，见于大量库血输入，因为库血中有功能的血小板几乎为零。⑤弥散性血管内凝血。

2.血小板功能异常　此时虽然血小板数正常，仍会出现出血不止。

（1）血小板功能异常的原因：①von Wiilebrand病。②尿毒症，如急、慢性肾衰竭均可影响血小板功能，使出血时间延长。③遗传因素，如血小板无力症、巨大型血小板病和原发性血小板病。④药物。抗血板药阿司匹林及其他非甾体类抗炎药通过阻断内过氧化物PGG_2和PGH_2的合成妨碍血小板聚集。波立维及其他PZY_{12}受体拮抗药能不可逆地抑制血小板聚集。术前1周应停用这些药物。青霉素、羧苄西林和替卡西林也可影响血小板功能。

（2）血小板功能障碍的治疗：术前输入正常血小板；如手术能推迟，则停用有关药物。

（二）血管壁异常

严重者出血时间可延长，但血小板数和功能可正常。

1.维生素C缺乏病和Cushing综合征都可影响血管壁结缔组织使血管壁变弱。

2.Henoch-Schonlein紫癜是一种变态反应，引起毛细血管炎症使毛细血管通透性增加。

3.控制这些疾病，手术中注意仔细止血可使这部分患者的并发症减少。

（三）血液凝固异常

1.先天性血液凝固异常性疾病 先天性血液凝固异常性疾病的特点是都有特异的遗传缺陷。下列疾病中，前3种病少见，后8种病罕见。必须注意的是哪项实验室指标异常。

（1）血友病甲是因子Ⅷ的促凝作用缺陷，其抗原性正常，患者PT正常，但APTT延长，是一种性连锁隐性遗传病。仅男性患病，血小板功能正常。严重程度取决于因子Ⅷ缺陷的程度，血浆活性在5%以下时才会发生自发出血。在5%～25%时，轻微损伤可引起出血。当其水平在25%～30%以上时，需要手术或大创伤才造成出血。要求维持因子Ⅷ在适当水平。去氨加压素（1-去氨-8-D精氨酸加压素，dDAVP）是一种合成的ADH同系物，在因子Ⅷ活性高于1%的患者应用可使因子Ⅷ水平提高3倍。也可用重组的人凝血因子Ⅷ替代。血友病患者可产生因子Ⅷ抑制物，术前要对这部分患者进行筛选。

（2）von Wiilebrand病（vWD，假血友病，血管性血友病）以常染色体显性或隐性方式遗传，发病率与血友病甲相仿。两性的发病率无明显差异，且常伴有血小板功能异常。①内皮细胞不能释出足量因子Ⅷ，从而影响血小板黏附，表现为出血时间异常，因子Ⅷ的抗原活性和促凝活性均减弱；②血友病时因子Ⅷ水平恒定，而von Wiilebrand病时因子Ⅷ水平变化不一；③经典血友病所用纯化因子Ⅷ中不含von Wiilebrand因子，因此对该病无治疗作用。冷沉淀物中有因子Ⅷ复合物中的两种成分，可治疗出血异常，要求在手术前一天开始用。

（3）血友病乙（Christmas病）是因子Ⅸ的性连锁缺陷，仅见于男性。发病率约为血友病甲的1/10，其表现、严重程度及治疗均与血友病甲相仿。APTT一般均延长。

（4）因子XI缺陷（Rosenthal综合征）是一种罕见的常染色体显性遗传病。APTT异常，PT正常。男女均可患病，常见于犹太人。

（5）因子XII缺陷，一般无症状。

（6）因子XIII缺陷是常染色体显性或性连锁隐性遗传病。纤维蛋白单体不能交联，形成的血栓不牢固，血栓在5mol/L尿素溶液中会溶解。PT、APTT和TT均正常。

（7）因子V缺陷是一种常染色体隐性遗传病。PT和APTT均延长。

（8）因子X缺陷是一种常染色体隐性遗传病。PT和APTT均延长。

（9）因子VII缺陷是一种常染色体隐性遗传病。PT延长，APTT正常。

（10）低凝血酶症（因子II缺陷）是一种罕见的常染色体隐性遗传病。PT和APTT均延长。

（11）纤维蛋白原缺陷（无纤维蛋白原血症）是一种常染色体隐性遗传病；而异常纤维蛋白原血症是常染色体显性遗传性疾病。这两种病PT，APTT和TT均延长。纤维蛋白原在1g/L以上时才能止血。

2.先天性凝血障碍患者的围术期处理

（1）必备条件：择期手术前取得血液科医师的支持，与检验科取得联系做凝血因子快速测定，准备足量的所需的凝血因子。①联系鲜冻血浆、冷沉淀物及浓缩的凝血因子，以便随时取到。②凝血因子的水平用正常活性的百分比表示。30%以上才能止血，凝血试验要求正常。浓缩凝血因子用单位度量，1U相当于100%活性的血浆1mL所含因子量。

（2）手术计划：小创伤或术后恢复期，VIII因子的活性应维持在15%～20%直至拆线、拔管。大创伤、大手术或关键部位出血（如颅内出血），VIII因子的活性应维持在50%～60%。要对因子进行监测，根据因子的半衰期及时补充。

3.获得性凝血障碍

（1）弥散性血管内凝血（DIC）：DIC是凝血和纤溶系统同时激活，是一些严重疾病，如败血症、恶性肿瘤、创伤、休克或严重产科并发症的结局。

表现：凝血和纤溶系统一经激活，血小板和凝血因子即开始消耗，释出纤维蛋白降解产物。临床上表现为广泛出血，PT和APTT延长，由于微血管病性溶血，外周血涂片见红细胞变形（裂红细胞）。血小板减少、纤维蛋白原减少和纤维蛋白裂解产物增多均有助于诊断。

治疗：主要治疗原发病，其他治疗方法均存在争论。有人主张用肝素阻止凝血，认为补充血小板和凝血因子是"火上浇油"。但是，对广泛出血，在积极处理原发病的同时，补充一些血小板、鲜冻血浆和冷沉淀物是明智之举。

（2）维生素K缺乏：肝合成因子Ⅱ、Ⅶ、Ⅸ和因子Ⅹ时需要维生素K。维生素K主要由肠道菌群制造产生。①外科患者维生素K缺乏很常见，其原因有营养不良、应用抗生素使正常肠道菌群改变、梗阻性黄疸及肠外营养未补给维生素K。②维生素K缺乏时，开始8～12小时可给予维生素K 10～20mg，视病情每12小时重复1次，直至PT正常。急诊时，先用维生素K10～20mg，并输鲜冻血浆。

（3）肝病：除因子Ⅷ外，所有因子都减少，PT延长，出血时间延长。如肝细胞功能受损严重，应用维生素K无效。

（4）外源性抗凝药：大多数获得性凝血障碍与用药有关。①肝素抗凝可引起APTT和TT延长。肝素（高分子量肝素，天然肝素）可通过加速与抗凝血酶Ⅲ的结合，中和Ⅸa、Ⅹa、Ⅺa、Ⅻa因子及凝血酶而发挥作用。少于18个残基的低分子量肝素能与抗凝血酶Ⅲ结合，并中和Ⅹa因子（不中和凝血酶）；而18个残基以上的低分子量肝素仍保留抗凝血酶活性。临床用药时，应考虑到不同分子量肝素的生物特性。②华法林抑制肝凝血因子Ⅱ、Ⅶ、Ⅸ和因子Ⅹ的合成，使PT延长，APTT稍延长，INR延长。③阿司匹林和其他非甾体抗炎药干扰血小板功能。

（5）获得性血小板减少：获得性血小板减少有以下4种机制。①骨髓中血小板生成减少（如恶性贫血）；②外周血中血小板破坏增加，如特发性血小板减少性紫癜（ITP）或DIC；③脾大后脾淤血（如肝硬化）；④以上疾病中任意两种并存时（如酒精性肝衰竭）。

此外，药物（肝素）可能增加脾对血小板的破坏。

（6）后天性血小板功能异常：①使用药物（阿司匹林或其他NSAIDs），阿司匹林与其他NSAIDs不同，它导致不可逆性血小板功能异常，因此择期手术前应禁用阿司匹林1周以上；②尿毒症，常伴血尿和出血征象，手术前需要进行透析来纠正血小板功能异常。

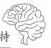

四、术中出血

术中和术后大出血的常见原因是局部止血不彻底、输血并发症和不明原因的止血缺陷。

（一）局部因素

创面某一部位出血，原因可能是局部止血不当（如血管未结扎），应及时查明并处理。

1.直接压迫　用手指将纱布压迫常可控制出血，从而找到出血点。然后根据血管的大小进行结扎、缝扎或钛夹钳夹。

2.电凝　比结扎迅速，但应用不当可造成较多组织坏死。

3.止血药

（1）肾上腺素：可使局部血管收缩，但不宜多用，以免吸收后起全身作用。

（2）凝血酶：可促使纤维蛋白形成，因而局部应用有效。常与明胶海绵合用。

（3）氧化纤维材料和微纤维胶原：可为血块形成提供支架。

（二）全身性疾病

1.潜在性疾病　术中出血可由下列原因所致，如前文提及的先天性或获得性血小板病及凝血系统疾病（如血友病甲、低凝血酶原血症或DIC）。手术开始后最初30分钟内出现的止血异常往往提示患者原来就存在出血性疾病。

（1）纤维蛋白溶解：系指外科患者的获得性低纤维蛋白原血症状态，亦可由于疾病引起纤维蛋白溶解。见于前列腺癌广泛转移、休克、全身性感染、缺氧、肿瘤、肝硬化和肝门静脉高压症等患者。纤维蛋白原和因子V及因子Ⅷ减少亦可见到，这是由于它们都是纤维蛋白溶酶的作用底物。纯纤维蛋白溶解状态不伴有血小板减少。如能诊断出此潜在性疾病，其治疗可保证。氨基己酸（EACA）是一种纤维蛋白溶解的抑制药，可能有效。

（2）骨髓增生性疾病：可用对骨髓增生性疾病的标准疗法处理血小板减少。最好将血细胞比容维持在<0.48，血小板计数$<400×10^9$/L。46%的红细胞

增多症患者在手术中或术后会发生并发症，包括16%的病死率。本病最常见的并发症是出血，其次是血栓形成和感染。对这些患者，建议术前应用抗血小板药（阿司匹林、双嘧达莫）和抗凝物质。

（3）肝病：长期肝病者凝血因子Ⅱ、Ⅴ、Ⅶ、Ⅹ和因子Ⅷ的合成减少。由于肝不能清除纤维蛋白溶解酶原激活物，亦可有纤维蛋白溶解增加。

2.快速大量输入库存血　4～6小时内输入库血4000mL以上可引起异常出血，因为库血含血小板少、凝血因子少、钙少并且温度低。

3.休克和严重创伤　休克和严重创伤可引起DIC及毛细血管渗出，血液大量丢失。继发性纤溶可能是DIC后异常出血的原因，休克、全身感染、过敏时更易发生。DIC的诊断是血小板减少、凝血因子减少、纤维蛋白降解产物存在。

（1）凝血障碍的原因：①血液稀释；②凝血因子消耗；③低体温；④代谢性酸中毒。低体温、凝血障碍和酸中毒合称"死亡三联征"。

（2）血液稀释是创伤患者凝血障碍的主要原因，主要见于输血量达患者全身血量1.5倍以上时。当输血量为患者自身血量的1倍时，仅有35%～40%的血小板，此时，血小板还有创面消耗。凝血障碍的主要表现是创面广泛渗血。由于PT和APTT的监测是在37℃条件下进行的，因此并不能反映凝血障碍。治疗是输血小板和鲜冻血浆。不要等化验结果。

第二节　外科输血

一、输血的适应证

原则是尽量少输血，尽可能用成分血。

（一）大出血

大出血是应用最广泛的适应证。1次出血不足500mL机体可自我代偿。若失血500～800mL，可输注晶体或血浆增量剂。一般认为仅当严重失血超过全身血量的20%（1000～1500mL）时才是输血的适应证。需要注意的是，血或血浆不宜用作扩容剂，晶体结合胶体液扩容是治疗失血性休克的主要方案。血容量补足之后，输血的目的是提高血液的携氧能力，首选红细胞制品。急性失血所造成的血容量不足是输全血的唯一指征。新鲜全血（24小时以内）是治疗这种失血的理想用品，因为新鲜血中的血小板和凝血因子仍有活性，不像库血那样有许多生化改变。HCT＞0.35，血液黏度骤然增加。应将出血性休克患者的HCT维持在0.25，这对冠脉循环的氧输送很合适。若有高代谢因素存在，则HCT应维持在0.30。

（二）贫血或低蛋白血症

手术前如有贫血或血浆蛋白过低，应予纠正。若条件许可，贫血原则上应输给浓缩红细胞；低蛋白血症应补给血浆或人血白蛋白。

（三）严重感染

输血可提供抗体、补体等，以增强抗感染能力。输用浓缩粒细胞，同时采用针对性抗生素，对严重感染常可获得较好疗效。

（四）凝血机制障碍

对凝血功能障碍的患者。手术前应输给有关的血液成分，如血友病应输抗血友病球蛋白，纤维蛋白原缺少症应输冷沉淀或纤维蛋白原制剂。如无上述制品，可输给新鲜血或血浆。

二、输血技术

1.输血途径　静脉输血是常规输血途径。

2.输注速度　成人以5～10mL/min，儿童以每分钟10滴为宜。老年人或心脏功能不全者应放慢速度，限制在1mL/min。抢救急性大出血时，应加压快速输入所需血量。

三、输血的注意事项

1.输血前须严格核对供血者和患者的姓名、性别、血型、交叉试验结果、瓶号等，严防错输不合血型的血，核查工作尽量由2人完成。

2.应对输血瓶、袋和血液的外观进行观察，库血如有以下异常不应使用：①血浆呈淡红色，示有溶血；②血浆有絮状物或混浊表示有污染；③库血保存已超过21天；④瓶口、袋口有破损，标签模糊不清。

3.输血前后用生理盐水冲洗输血管道，血液中不加任何药物，以防溶血或凝血。

4.输血过程中严密观察体温、脉搏、血压等生命体征。

四、输血反应

（一）发热反应

发热反应是输血早期最常见的并发症，发生率约2%。主要原因是多次输血后患者体内形成白细胞或血小板抗体，再次输血时可产生抗原抗体反应，引起发热；少见原因是输血器具带有的致热原所致。一般在输入100mL血后出现寒战、发热，体温可达39~40℃。皮肤潮红，无血压下降，无荨麻疹及呼吸道症状，约1小时后好转。

1.处理　轻者减慢输血，重者应停止输血。寒战时保温，高热时物理降温。药物治疗可用异丙嗪25mg，肌内注射；或哌替啶50mg，肌内注射。

2.预防　多次输血的患者应输不含白细胞和血小板的成分血，采血器和输血器严密消毒，输血过程无菌操作。

（二）变态反应

变态反应为血液内含有致敏物质引起。发热、畏寒、荨麻疹和瘙痒常在输血或输浓缩红血细胞开始后1~1.5小时发生。严重者可发生喘鸣等呼吸道症状，甚至过敏性休克。

1.处理　轻者减慢输血速度，口服抗组胺药物，可使用异丙嗪25mg，肌内注射，地塞米松5mg，静脉滴注。如变态反应典型，并且治疗有效，则不必停止输血。疑有溶血反应时，应立即停止输血。严重变态反应者应立即停止输血，皮下注射1∶1000肾上腺素0.3~0.5mL，或氢化可的松100mg加入5%葡萄糖盐水500mL中静脉滴注。出现呼吸困难者应做气管切开，防止窒息。

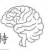

2.预防　采血员选择先过敏史者，采血前4小时禁食，以免食物中含可使受血者过敏的致敏原；有过敏史者输血前口服苯海拉明25mg，或静脉滴注地塞米松5mg。

（三）溶血反应

溶血反应是最严重的输血并发症，后果严重。常见原因是错输不合血型的血液，或输入已溶血的库血所致。错输ABO血型不合者，典型早期反应是在输入50～100mL血时出现发热、畏寒、感胸背及腰部疼痛、呼吸困难，还可出现低血压及休克。全身麻醉手术中溶血反应的首发表现是无法解释的弥漫性渗血和低血压，随之出现血红蛋白尿，严重者出现急性肾衰竭。迟发溶血反应是对既往输血或妊娠的回忆反应，可在1～2周后发生。

1.处理

（1）溶血反应是一种紧急情况，常引发DIC及急性肾衰竭（血红蛋白尿所致）和休克，因此死亡率很高。处理着重在抗休克和保护肾。

（2）怀疑有溶血反应时，应立即停止输血。

（3）将剩余的血和重抽的患者血样一并送实验室重新进行定型和交叉。采取血标本，检查有无游离血红蛋白。

（4）插入Foley尿管，快速输入乳酸钠林格液，使尿量保持在每小时100mL以上。输入碳酸氢钠，碱化尿液，有助于预防肾小管损害。

（5）血压稳定后给予甘露醇或呋塞米利尿，保护肾。

（6）有肾衰竭时需进行血液透析。

2.预防　输血前严格执行操作规程，仔细核查，严防鉴定和配血试验错误。

（四）细菌污染

细菌污染系由采血、储存血液过程中存在无菌操作不严所致。轻者表现为发热反应；严重者可发生感染性休克，甚至肾衰竭。

1.处理　停止输血，血袋内剩余血液立即做血液培养和血涂片Gram染色细菌学检查。早期、大量和联合使用广谱抗生素，针对休克进行补液、纠正酸中毒等。

2.预防　采血、储存和输血过程严格执行无菌操作规则，输血前如发现血袋

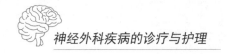

破损、血色混浊、有絮状物等异常现象不得使用。

（五）循环超负荷

循环超负荷是由于快速、大量输血所致，常见于心功能低下、老年人、儿童等患者，表现为心率加快、心前区压迫感、不安、呼吸困难、颈静脉怒张、咳血性泡沫痰、两肺充满啰音。

1.处理　停止输血，吸氧，使用强心药和利尿药。

2.预防　对心功能低下者应控制输血速度和输血量。

（六）呼吸功能不全

库血中变性的血小板和白细胞可形成微栓子。当大量输入库血时，可引起肺损伤和呼吸功能不全。输血时应用微孔滤网可使此类并发症减少。

（七）输血传播的疾病

1.肝炎　多数无症状。混合血制品（如浓缩凝血因子）的肝炎发生率增加。固定献血者中有肝炎时，其发生率也会增加。测定乙型肝炎表面抗原可筛出乙型肝炎携带者，但目前的输血后肝炎多为非甲非乙型肝炎。

2.获得性免疫缺陷综合征（AIDS）　是一种严重的免疫系统缺陷。患者易发生感染，易患Kaposi肉瘤等少见肿瘤。本病通过被感染者的血液进行传播。筛选试验是测该病毒的抗体，但在感染AIDS病的早期，血中测不出这种抗体。

3.其他疾病　梅毒、布氏菌病、疟疾和巨细胞病毒感染均可通过输血传播。

五、输血的并发症

1次输血2500mL以上或24小时输血超过5000mL称为大量输血。由于血液在储存中的变化，当快速输入（12小时内）的库血量等于或超过患者的血量时，可发生下列并发症。

（一）携氧能力下降

血液储存中2，3-DPG减少，血红蛋白对氧的亲和力增加，氧离曲线左移，在组织中氧不易释出。

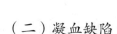

（二）凝血缺陷

全血储存超过24小时，血小板及因子 V 与因子Ⅷ的活性全部消失。因此除库血外，还应输入血小板和鲜冻血浆。

（三）体温过低

血液未经预温，大量输入后会很快发生体温过低。体温在30℃时易出现心律失常。输血时可将输血管道浸入接近体温的水浴中预温，但不要对储血容器直接加温。

（四）代谢疾病

1.高钾血症 由于库血中红细胞外钾增多，大量库血快速输入后可引起短暂的危及生命的高钾血症。因此，在需要大量输血时，最好输用2～3天的鲜血，或者鲜血与陈旧库血交替输用。

2.酸中毒和枸橼酸中毒 正常情况下，枸橼酸（输血所致）和乳酸（来自灌注不良之组织）可很快被代谢掉。当患者有血容量不足或休克时，由于肝血流减少，这些物质的代谢减慢，可发生严重酸中毒。在大量输血时常规应用 $NaHCO_3$，可以减少pH变化，但必须谨慎。因为碱中毒与体温过低及2，3-DPG降低有协同作用，从而使氧离曲线左移，结果使组织的氧递减少。碱中毒还使钙离子水平降低，导致严重的心律失常。因此，血液碱化不宜常规进行，应用时要以血气分析为依据。

3.低钙血症 血液中过量的枸橼酸与钙离子结合，使血中钙离子水平下降，从而影响心肌功能。因此，也可以在输血时与输血成比例地常规应用钙剂，但需要注意的是，低体温时患者的心肌对钙离子极为敏感。按每升血用葡萄糖酸钙1.0g比较安全，但最理想的方法是根据钙离子的实测值指导补钙。

六、自身输血

（一）自体血回收

本法最为常用，主要收集胸腹腔大血管、脾或宫外孕破裂出血或术中失血，确定不含肿瘤细胞，未被细菌、粪便、羊水或消化液污染，无溶血，方可经抗凝、过滤后再进行回输。

（二）预存自身库血

择期大手术患者，术前3周每周采血400mL，低温保存，留待术中或需要时回输，此法对肿瘤患者、术前有脓毒血症、心肺功能低下者或有凝血机制障碍者不适用。

（三）血液稀释回输

麻醉前自身采血，同时输入等量的增量剂，以保证血容量不变，取血量一般不超过总血容量的20%～30%，根据手术需要，术中按后采先输原则回输入体内。

第三节 外科急危重症的营养支持

营养支持是外科危重患者必不可少的治疗措施。外科危重患者，由于创伤、手术、严重感染等因素，机体处于高分解代谢状态，其基础代测率增高50%～150%，加之疾病本身引起胃肠功能紊乱，常导致营养障碍，影响组织修复、伤口愈合及免疫功能。因此，营养支持是提高危重患者治愈率、减少并发症发生率、降低病死率的重要措施。

一、外科患者的营养需要

（一）热量需要量

患者的热量需要量的估算：正常人热量为104.6～125.5kJ/（kg·d）[25～30kcal/（kg·d）]，占全身体重5%～6%的心、肝、脑、肾4个重要器官却消耗能量的60%～70%。外科患者需要更多的热量，一般需167.4～209.2kJ/（kg·d）

[40～50kcal/(kg·d)]，体温每增高1℃，基础能量需要增加12%，严重感染、大面积烧伤、创伤等能量需要可增加100%～200%。

（二）糖类

糖类氧化产热14.2kJ/g（3.4kcal/g），在全胃肠外营养可作为能量的全部来源，它可完全被机体所利用，但人体利用葡萄糖的最高限度是5mg/(kg·min)，高于此值，并不能得到更多的热量。人体内糖类的储存很有限，禁食、饥饿24小时，肝糖原即被耗尽，体内葡萄糖的来源由体内蛋白质的糖原异生，每日约需消耗蛋白质35g。短期禁食的患者，如每日供给葡萄糖100g，可减少体内蛋白质的分解。创伤或感染患者处于高代谢状态，如用葡萄糖供给全部能量，氧化产生了大量二氧化碳，对肺功能不良者可诱发或加重呼吸功能不全，应加用脂肪乳作为能源，或以脂肪乳作为主要热量来源。

（三）脂肪的需要

脂肪分解可提供较多的热量37.7kJ/g（9kcal/g），临床应用的脂肪乳剂Intalipid有10%和20%两种，外源性补充脂肪除可供给能量，减少体内蛋白质的分解，还可提供体内不能合成的不饱和脂肪酸。为避免肝脂肪浸润，静脉输给脂肪乳剂应限制在2g/(kg·d)以内，因此在严重感染或应激状态下，脂肪乳剂仍不能完全代替糖类作为能源。输入脂肪乳剂一般无不良反应，不影响机体抗感染能力。

（四）蛋白质的需要

正常人每日需摄入0.8～1g/kg蛋白质以补充体内不可避免的消耗；外科患者则常需要1.3～1.6g/(kg·d)或每千克0.2～0.25g氮，严重创伤或感染的患者甚至需要2～3g/(kg·d)或每千克0.35～0.5g氮。维持氮平衡所需的最小氮量为0.1g/(kg·d)，每日氮的需要量应根据每日氮的全部丢失量补给。计算方法是收集24小时尿、粪、呕吐物、引流液，测出氮的丢失量，但这不易做到，临床只能从尿中的尿素氮作出估计，即：

氮的丢失量（g/d）=尿中尿素氮（mmol）/24小时×0.028+2

此公式对血尿素氮升高、蛋白尿和烧伤患者不适用。创伤、感染和术后患者纠正其负氮平衡是维持外科患者营养的关键。负氮平衡可由氮的摄入不足或热量供应不足所致，故除供给足够的热量，还应输给氨基酸，为了使输入的氨基酸能用于合成蛋白，不致被用来分解产物，必须在每输入1g氮（或蛋白质6.25g）的同时供给627.6kJ（150kcal）以上由葡萄糖或脂类提供的热量。输入氨基酸和支链氨基酸还可补充人体不能合成的必需氨基酸和半必需氨基酸，以保持各种氨基酸的正常比例和减少肌肉蛋白的分解。

（五）维生素需要量

维生素为维持正常代谢所必需的，全由外界供给。外科患者对维生素的需要量比正常人多，每日需要量如表10-2所示。

表10-2　各种维生素的每日需要量

维生素类别	每日需要量
维生素B_1	50～100mg
维生素B_2	5～10mg
维生素B_6	4～6mg
维生素K_3	10mg
维生素C	500～1000mg
维生素B_{12}	5～15mg

维生素A及维生素D等脂溶性维生素在体内可蓄积而有不良反应，每周供给1次即可。维生素B_{12}及叶酸仍为肌内注射，每周1次。

（六）电解质

除每日所需 Na^+（100mmol/d）及 K^+（60mmol/d）外，应补充胃管、瘘、吐泻所丢失的 Na^+及 K^+。可用血、尿的电解质含量或渗透压作为监测指标。外科患者有时钾大量排出，容易发生低钾，同时又需要多量的钾以合成组织蛋白。因此，在全胃肠外营养应用氨基酸的同时应补钾。每供给 1g 氮，应同时给予 5mmol 钾。镁的补充为每输给1g氮，补给1mmol。高位肠瘘、广泛性小肠疾病Mg_2^+的丢失增多，须另作补充。磷的补充为每供给 4184kJ（1000kcal）热量给予 5 ～ 8mmol。

（七）微量元素

在人体中已知有16种必需的微量元素，无论饮食习惯多么特殊，除铁和碘外，平时都不缺乏，但在长期应用全胃肠外营养时，如不注意补充，会发生某种微量元素缺乏。由于需要量小，每周输血或血浆1次即可满足需要，或使用多种微量元素静脉注射剂。注意补充过量可有不良反应。

（八）膳食纤维

对大小肠黏膜生长和细胞增殖均有刺激和促进作用，非水溶性纤维素（纤维素、木质素等）可增加粪便容积，加速肠道运输；而特异性水溶性纤维（果胶等）则可延缓胃排空，减缓肠道运送时间，因而具有抗腹泻作用。可发酵水溶性纤维（非淀粉多糖）被厌氧菌分解代谢，产生短链脂肪酸，易被结肠黏膜吸收，作为能量而利用。

二、营养不良的评估

（一）营养状态的评定

合理的营养评定包括主观与客观2个部分。主观部分是根据患者目前的情况与病史判断体重的变化、食欲、胃肠道吸收功能等。客观部分包括静态和动态两种测定方法。

1.静态营养评定

（1）躯体评定：体重可直接反映营养状态，为营养评价最简单、直接和主要的指标。临床上可简单计算为：

$$理想体重（kg）＝身高（cm）－105$$

$$理想体重百分比（IBW\%）＝（实测体重/理想体重）\times 100\%$$

正常值为90%～120%。

（2）脂肪存储量测定：脂肪组织是身体储存能量的主要组织，可测量肱三头肌皮褶厚度（TSF）来间接衡量。

$$TSF\%＝实测厚度/理想值\times 100\%$$

理想值：男性为12.5mm，女性为16.5mm。

（3）骨骼肌量测定：可用上臂肌肉周径与肌酐/身高指数来判断。

上臂肌肉周径（AMC）：可反映骨骼肌的量。

$$AMC＝MAC－（TSF×3.14）$$

$$MAC＝上臂周径（cm）$$

$$AMC\%＝实测AMC/AMC×100\%$$

成年人AMC理想值：男性为25.3cm，女性为23.2cm。

肌酐/身高指数（CHI%）：可反映人体肌肉总量。正常人24小时尿肌酐排出量恒定。营养不良者，尿肌酐排出量减少与自身肌肉丢失量呈正相关。

$$CHI\%＝实测24小时尿肌酐量/（同等身高健康人理想体重×肌酐相关系数）$$

肌酐相关系数：男性为23mg/kg，女性为18mg/kg。

2.脏器蛋白质评定　为主要的营养评定指标。

（1）血白蛋白：白蛋白半衰期较长，约20天，禁食可使白蛋白合成迅速降低，但血管外白蛋白可进入血管内补充，从而使白蛋白水平持续很长时间，故白蛋白仅在有明显蛋白摄入不足或营养不良持续时间较长后才有显著下降。所以，它不是评价营养不良的敏感指标，只对营养不良起确诊作用。低于35g/L者为轻度内脏蛋白消耗，低于21g/L为重度消耗。

（2）血清前白蛋白、转铁蛋白：属短半衰期蛋白，半衰期分别为2天和8天，两者是营养不良的早期指标。前白蛋白<15mg/L，转铁蛋白<2g/L为轻度内脏蛋白消耗；前者<5mg/L，后者<1.6g/L为重度内脏蛋白消耗。

（3）免疫功能测定：主要有①总淋巴细胞计数（TLC），指外周血中每升的淋巴细胞总数。$<1.2×10^9/L$为轻度减少，$<0.8×10^9/L$为重度营养消耗；②迟发型皮肤超敏反应（DCH），营养不良可影响机体的细胞免疫功能，用结核菌素、念珠菌属、腮腺炎病毒等多种抗原分别做皮肤迟发性变态反应，24～48小时硬结、红斑>5mm，<5mm说明免疫功能低下。

第十一章　急性脑梗死

第一节　脑梗死的病理形态

脑梗死是由于脑组织局部供血动脉血流的突然减少或停止，造成该血管供血区域的脑组织缺血、缺氧导致脑组织坏死、软化，并伴有相应部位的临床症状和体征，如偏瘫、失语等神经功能缺失的症候。

一、病理时间分期

脑梗死的病理时间分期：

1.超早期（1～6小时）　病变脑组织变化不明显，可见部分血管内皮细胞、神经细胞及星形胶质细胞肿胀，线粒体肿胀空泡化。

2.急性期（6～24小时）　缺血区脑组织苍白伴轻度肿胀，神经细胞、胶质细胞及内皮细胞呈明显缺血改变。

3.坏死期（24～48小时）　大量神经细胞脱失，胶质细胞坏变，中性粒细胞、淋巴细胞及巨噬细胞浸润，脑组织明显水肿。

4.软化期（3～21日）　病变脑组织液化变软。

5.恢复期（21～28日后）　液化坏死脑组织被格子细胞清除，脑组织萎缩，小病灶形成胶质瘢痕，大病灶形成中风囊，此期持续数月至2年。

发病初期有一半暗带问题，这是治疗脑卒中的关键。因为梗死中心区神经细胞已发生不可逆性损害，而周边存在一个缺血边缘区，血流量处于电衰竭和膜衰竭两个阈值之间（细胞功能降低，但仍能维持离子平衡而存活），这一区域称为半暗带。该区因有侧支循环存在而获得部分血液供应，如果血流迅速恢复，损伤仍为可逆的。保护这些神经元是急性脑梗死治疗成功的关键。还存在一个再灌注时间窗和再灌注损伤问题：在多长时间内使缺血脑组织恢复血液灌流，可能挽救缺血的神经细胞，这一时间称之为再灌注时间窗。目前普遍将其定在6小时以内。如脑血流的再通超过了再灌注时间窗的时限，则脑损伤可继续加剧，此现象称之为再灌注损伤。这是由于闭塞远端的血管壁缺血，管壁通透性增加，血-脑脊液屏障开放，重新供血可导致血液成分从缺血的血管壁渗出，加重脑水肿或引起出血性梗死。据此，国内多数医院把"溶栓治疗时间窗"定在3～6小时。可见，急性脑卒中在治疗上应该争分夺秒。

二、病理病因分类

脑梗死在病理上由于病因和发病机制的不同，又分为贫血性梗死（白色梗死）和出血性梗死（红色梗死）。

1.贫血性梗死　在梗死演变过程的早期病变界限不清，在梗死的6小时内尽管脑组织已有不可逆损伤，但肉眼检查可能没有明显的改变。在梗死后8～48小时，病变区域色泽苍白，灰白质界限不清。病变区明显水肿，部分皮质可显示不同程度淤血。这一阶段病变脑组织质地变软是主要的特点。病变后2～10日，随着时间的延长，水肿逐渐减轻。病变脑组织质地变得脆而易碎，梗死区域的界限逐渐清晰。

显微镜下，梗死后6～12小时，病变区域神经元呈急性缺血改变。表现为嗜酸性的胞质，胞质内尼氏小体减少，核仁消失，核呈固缩状且强嗜碱性。亦称"红色神经元"。病变皮层和白质内毛细血管内皮细胞肿胀，可见血管源性和细胞毒性水肿，可有少许红细胞溢出。稍后期，胶质细胞也有缺血损害，有髓纤维可略有减少。24～48小时，病变内可见中性粒细胞渗出，有时渗出明显可类似于感染。48小时以后，白细胞逐渐被吞噬细胞代替，这些吞噬细胞的胞质内吞噬大量的髓鞘崩解产物，因含有大量脂质而具有嗜苏丹性。大量的吞噬细胞主要围绕肿胀的毛细血管周围分布。吞噬细胞增生到梗死后第5天最为显著。10天后病变区域开始液化，21天左右开始形成囊腔。此时，吞噬细胞增生减少，病变区域内星形细胞反应性增生（肥胖型星形细胞）。数月后，病变形成边界不规则的囊腔，腔内有血管和胶质瘢痕形成的分隔。

2.出血性梗死　病变的本质仍然是梗死，称为梗死后出血更符合病理演变。只是在梗死区域内有灶状和相互融合的片状出血，使得病灶呈花斑状。出血主要位于皮质，多为缺血后再灌注的结果。出血性梗死多见于栓塞病变，一般认为栓子在血流冲击下破碎，分解的小栓子随血流飘逸阻塞血管末梢，导致梗死区域再灌注，从而形成出血性梗死。

三、脑梗死的主要病理改变

1.组织形态学改变　急性脑梗死灶的中央区为坏死脑组织，周围为水肿区。在梗死的早期脑水肿明显，梗死面积大者水肿也明显，相反梗死面积小者水肿面积相对较小，水肿区脑回变平、脑沟消失。当梗死面积大，整个脑半球水肿时，中线结构移位，严重病例可有脑疝形成，后期病变组织萎缩，坏死组织由格子细胞清除留下有空腔的瘢痕组织。陈旧的血栓内可见机化和管腔再通。动脉硬化性脑梗死一般为白色梗死，少数梗死区的坏死血管可继发性破裂而引起出血，称出血性梗死或红色梗死。

2.病理生理学改变

（1）血管活性物质的含量变化：脑梗死者肿瘤坏死因子含量明显增高，此外，NO、内皮素、降钙素基因相关肽、神经肽Y也均随之增高。神经肽Y和神经降压素是对心脑血管系统具有重要调控作用的神经内分泌多肽。急性脑血管病发病过程中肿瘤坏死因子、一氧化氮、内皮素、神经肽Y、降钙素基因相关肽和神经降压素发生变化，这种变化与急性脑血管病的疾病性质、病情有密切关系，积极控制这些物质之间的平衡紊乱，将有助于降低急性脑血管病的病死率和致残率。

（2）下丘脑-垂体激素的释放：神经与内分泌两大系统各有其特点又密切相关，共同调控和整合内、外环境的平衡。脑血管病患者下丘脑-垂体激素的释放增强，这种释放可能直接侵犯至下丘脑、垂体等组织或与脑水肿压迫血管，使有关组织循环障碍有关。

（3）血浆凝血因子的变化：凝血因子Ⅶ（FⅦ）活性增高，为缺血性脑血管病的脑梗死危险因子，甚或与心肌梗死及猝死相关。有学者认为通过测定血浆FⅦa水平，预估高凝状态并作为缺血性脑血管病的危险因子更为恰当。FⅦa的上升，存在于缺血性脑血管病的各类型之中，能反映高凝状态的实际情况。

（4）一氧化氮的变化：一氧化氮（NO）的作用与其产生的时间、组织来源及含量等有关。内皮细胞上有组织型一氧化氮合成酶（cNOS），在脑梗死早期，它依赖于钙/钙调素（Ca^{2+}/CaM）激活，引起NO短期释放，使血管扩张，产生有益作用。另外，在巨噬细胞、胶质细胞上的诱生型NOS（iNOS），它不依赖于Ca^{2+}/CaM，在生理状态下不被激活。脑梗死后1~2日，iNOS被激活。一旦被激活，则不断产生NO。持续性NO产生，可引起细胞毒性作用。所以在脑梗死急性期iNOS被激活，可能加重缺血性损害。

（5）下丘脑-垂体-性腺轴的改变：急性脑血管病可导致下丘脑-垂体-性腺轴的功能改变。不同的性别、不同的疾病类型，其性激素的变化是不相同的。

3.急性脑血管病导致机体内分泌功能紊乱的因素　主要表现如下。

（1）与神经递质的调节障碍有关的性激素类：多巴胺去甲肾上腺素和5-羟色胺分泌增加，单胺代谢出现紊乱，导致性激素水平变化，使雌激素水平降低。

（2）应激反应：机体处于应激状态，能通过自身对内分泌进行调节。由于脑血管病本身或其危险因素如高血压、高血脂及高血糖等，均与遗传因素有密切关系，故遗传在脑血管病的发病中起了重要作用。

四、不同病因和发病机制造成脑梗死的类型

1.动脉粥样硬化继发血栓形成导致供血区域脑梗死　脑梗死的主要原因与动脉粥样硬化有关，动脉粥样硬化斑块随病情进展可造成斑块纤维帽变薄，继而破裂后形成溃疡，很容易继发血栓形成，导致动脉闭塞供血区域急性缺血坏死。另外，斑块表面内皮细胞脱落、糜烂，也很容易导致急性血栓形成造成脑梗死。有时，动脉粥样硬化斑块内出血使得斑块迅速增大，也可引起供血区急性脑梗死。

2.主要供血动脉严重狭窄导致脑供血不足，引起低灌注性脑梗死　病变初期可表现为局部脑组织缺血，临床表现为一过性脑缺血发作（TIA），如持续低灌注可发展为脑梗死。这类梗死主要发生在动脉供血的交界区域，也称"分水岭梗死"。如大脑中动脉与前动脉供血交界区，或大脑中动脉与后动脉供血交界区。小脑和脊髓也可以发生分水岭梗死。

3.动脉栓塞导致的脑梗死　这是脑梗死最常见的原因，主要分为下列几种。

（1）动脉-动脉的栓塞：此型最为常见。指较大的动脉发生动脉粥样硬化或血管炎等病变继发血栓脱落，或粥样硬化斑块破裂形成的有形物质随动脉血流栓塞到远端小动脉，导致局部供血区域脑梗死。脑组织梗死范围取决于被栓塞血管的大小，微小血管的栓塞临床也可表现为一过性脑缺血发作（TIA）。

（2）心源性栓塞：主要指左心房或左心室内因各种原因形成的栓子脱落，

随血流进入体循环，栓塞到远端小动脉，导致局部供血区域脑梗死。这种梗死常见于心房颤动和感染性心内膜炎的患者，经常伴有全身其他器官的栓塞。

（3）其他栓塞：指由外伤等各种原因导致的脂肪、空气等物质造成的脑栓塞。也包括心房卵圆孔未闭（PFO），右心系统来源的栓塞。所有栓塞过程常造成脑组织出血性梗死。

4.跨分支动脉粥样硬化斑块，导致分支动脉区域梗死　大动脉粥样硬化斑块有时可影响分支动脉的开口，导致分支动脉狭窄和（或）闭塞，引起分支动脉供血区域脑组织梗死。

5.高血压动脉硬化导致腔隙性脑梗死　长期高血压可导致脑内深穿支小动脉的玻璃样变，受累小动脉管壁增厚、管腔狭窄。血压长期不稳定还可造成小动脉痉挛，管壁纤维素样坏死，进而引起脑组织多发小梗死，梗死灶一般<15mm。病灶多位于背侧丘脑，基底核的上2/3区域和脑干腹侧。

6.颅内静脉系统血栓导致静脉性梗死　各种原因造成的颅内浅静脉、深静脉及静脉窦血栓形成的病变，可导致引流区域脑组织缺氧，进一步导致脑组织梗死。脑组织静脉性梗死多为出血性梗死。

第二节　急性脑血管病的快速识别

急性脑血管病通常起病急骤，短时间内症状达到高峰。患者多为中老年人，常有多种脑血管病危险因素，如高血压、吸烟、高血脂、糖尿病、心房颤动、肥胖、体力活动少等，一部分人有脑血管病史。

一、中风危险评分卡

出血性脑血管病多于活动中、情绪激动时发病。缺血性脑血管病多于安静状态时发病，如睡眠中出现感觉异常，活动时出现脑缺血症状；也可于活动中发病，如心源性栓塞。不同的起病形式提示不同的发病机制。中风危险评估见表11-1。

表11-1　中风危险评估8项危险因素（适用于40岁以上人群）

指标		评分	评估项
高血压		☐	≥140/90mmHg
血脂情况		☐	血脂异常或不知道
糖尿病		☐	有
吸烟		☐	有
心房颤动		☐	心率不规则
体重		☐	明显超重或肥胖
运动		☐	缺乏运动
卒中家族史		☐	有
评估结果	高危	☐	存在3项及以上上述危险因素
		☐	既往有脑卒中（中风）病史
		☐	既往有短暂脑缺血发作病史
	中危	☐	有高血压、糖尿病、心房颤动之一者

二、急性脑血管病的快速识别

家属对于起病急骤的中、老年人，可在家庭中用简易的方法快速识别，有助于及早就医。让疑似患者做几个动作：微笑、讲话、平举双臂，观察有无异常。如果微笑时口角歪斜、讲话时含糊不清、平举双臂时一侧下沉，出现以上症状之一，即应拨打急救电话，到脑血管病专科医院/门诊进一步检查。而蛛网膜下腔出血，常以活动中或用力时突发剧烈头痛为特征，此时根据症状进行判断，不宜进行上述查体。急性脑血管病的快速识别见表11-2。

表11-2　急性脑血管病的快速识别

面部（face）	微笑，是否出现一侧脸部口角歪斜
上肢（arm）	抬举双侧上肢，是否存在一侧上肢下沉
说话（speech）	重复表达1个词组，是否存在言语表达含糊或不清
时间（time）	假如您有上述任何症状，请立即去医院或拨打急救电话120
FAST：立即去医院或拨打急救电话120	

第三节 急性缺血性脑卒中的类肝素药物治疗急性缺血性脑卒中试验分型

类肝素药物治疗急性缺血性脑卒中试验（TOSAT）亚型分类标准是目前国际上公认的缺血性脑卒中的病因学分类标准。该标准来源于一个多中心、随机、双盲、对照的临床研究。TOAST亚型分类标准侧重于缺血性脑卒中的病因学分类，根据这一分类方法提出的大、小血管病变学说在脑梗死的发病机制研究中占有重要的地位。1993年该标准公布以来，已得到临床广泛认可。

目前，常用的脑血管病分类方法还有：牛津郡社区卒中项目（OCSP）分型。OCSP完全根据患者的临床症状、体征分型，以便在影像学尚不能清楚显示梗死灶时，判断病灶部位和病情轻重，有快捷、简便、重复性好的优点。随着神经影像学技术的进展，可以清晰准确地显示梗死灶的部位和大小，因而又产生了影像学分型。由于TOAST亚型分类标准侧重于缺血性脑卒中的病因分型，在临床应用中有较好的可信度，因此，TOAST分型方法已被广泛应用于临床。用TOAST分型标准对缺血性脑卒中的临床表现、转归、康复等方面的研究结果也显示，其有助于临床医师对不同亚型的缺血性脑卒中患者在治疗及康复措施中更加有针对性。

一、类肝素药物治疗急性缺血性脑卒中试验亚型分类标准

根据临床特点及影像学、实验室检查，类肝素药物治疗急性缺血性脑卒中试验（TOAST）将缺血性脑卒中分为5个类型，各类型的病因不同，具体分类标准如下：

1.大动脉粥样硬化性卒中（CAA） 大动脉粥样硬化性卒中（CAA）患者通过颈动脉超声波检查发现颈动脉闭塞或狭窄（狭窄≥动脉横断面的50%）。血管造影或MRA显示颈动脉、大脑前动脉、大脑中动脉、大脑后动脉、椎-基底动脉狭窄程度≥50%。其发生是由于动脉粥样硬化所致。

患者如出现以下表现，对诊断LAA有重要价值。

（1）病史中曾出现多次短暂性脑缺血发作（TIA），多为同一动脉供血区内的多次发作。

（2）出现失语、忽视、运动功能受损症状或有小脑、脑干受损症状。

（3）颈动脉听诊有杂音、脉搏减弱、两侧血压不对称等。

（4）颅脑CT或MRI检查可发现有大脑皮质或小脑损害，或皮质下、脑干病灶直径＞1.5cm，可能为潜在的大动脉粥样硬化所致的缺血性脑卒中。

（5）彩色超声波、经颅多普勒超声（TCD）、MRA或数字减影血管造影（DSA）检查可发现相关的颅内或颅外动脉及其分支狭窄程度＞50％，或有闭塞。

（6）应排除心源性栓塞所致的脑卒中。

2.心源性脑栓塞　心源性脑栓塞（CE）是指包括多种可以产生心源性栓子的心脏疾病所引起的脑栓塞。

患者如出现以下表现，对诊断CE有重要价值。

（1）临床表现及影像学表现与LAA相似。

（2）病史中有多次及多个脑血管供应区的TIA或卒中及其他部位栓塞。

（3）有引起心源性栓子的原因，至少存在一种心源性疾病。

3.小动脉闭塞性卒中或腔隙性卒中　小动脉闭塞性卒中或腔隙性卒中（SAA）患者临床及影像学表现具有以下3项标准之一即可确诊。

（1）有典型的腔隙性梗死的临床表现，影像学检查有与临床症状相对应的卒中病灶的最大直径＜1.5cm。

（2）临床上有非典型的腔隙梗死的症状，但影像学上未发现有相对应的病灶。

（3）临床上具有非典型的腔隙性梗死的表现，而影像学检查后发现与临床症状相符的＜1.5cm的病灶。

4.其他原因所致的缺血性卒中　其他原因所致的缺血性卒中（SOE）临床上较为少见，如感染性、免疫性、非免疫性血管病、高凝状态、血液病、遗传性血管病及吸毒等所致急性脑梗死。这类患者应具备临床、CT或MRI检查显示急性缺血性脑卒中病灶及病灶的大小及位置。血液病所致者可进行血液学检查，并应排除大、小动脉病变及心源性所致的卒中。

5.不明原因的缺血性卒中　不明原因的缺血性卒中（SUE）患者经多方检查未能发现其病因。

以上5个病因分类中，LAA、CE及SAA是临床上常见的类型，应引起高度重视；SOE在临床上比较少见，故在病因分类中应根据患者的具体情况进行个体化的检查。

二、类肝素药物治疗急性缺血性脑卒中试验亚型分类标准的可信度

类肝素药物治疗急性缺血性脑卒中试验（TOAST）亚型分类标准在早期临床应用中其可信度是比较低的，仅达到50%～70%。由于影像学检查技术的不断发展，如CT、MRI、弥散加权成像（DWI）等的应用，使早期缺血性脑卒中亚型分类与最后亚型分类的符合率明显提高。如早期应用TCD检查可使缺血性脑卒中早期TOAST分类的可信度由48%升高到60%，早期应用DWI可使早期TOAST分类诊断的符合率提高到80%，如与MRA联合应用，可使其符合率提高到94%。这种联合检查对LAA、SAA有特别重要的价值，可使LAA、SAA早期诊断符合率由56%和35%分别提高到89%及100%。

TOAST亚型分类标准是对缺血性脑卒中早期病因学的分类，有一定的临床价值，但临床研究表明仍有一部分患者在起病3个月后难以得到明确的TOAST诊断。其原因可能在于TOAST分型侧重于病因学诊断，而病因学诊断的确立，需要一定的时间检查、观察和随访。在临床工作中，实验室及影像学的检查，以及病情观察和随访均需要一定的时间，只有当这些资料完整后，才能得到正确的病因学诊断。

三、改良 TOAST 分型

为减少原因不明型缺血性脑卒中在TOAST分型中的比例，2001年Hajat等又提出了改良TOAST分型。

1.颅外大动脉粥样硬化型。

2.颅内大动脉粥样硬化型。

3.高危险度心源性栓塞。

4.中危险度心源性栓塞。

5.小血管病变。

6.其他原因型。

7.多种可能因素型。

8.未定型。

四、韩国改良 TOAST 分型

2007年2月韩国神经病学学者Han等提出了新的脑卒中分型，它将缺血性脑卒中分为5类。

1.韩国改良类肝素药物治疗急性缺血性脑卒中试验（TOAST）分型。

（1）动脉粥样硬化性血栓形成，以此来取代大动脉病变，不再强调狭窄程度，而强调有无动脉粥样硬化血栓形成，即有无易损斑块。

（2）心源性脑栓塞。

（3）小血管病变。

（4）不明原因的脑卒中。

（5）其他明确病因的脑卒中。

以往的TOSAT分型忽略了管腔狭窄程度不及50%，但是存在不稳定斑块的大血管病变，新的分类方法采用了动脉粥样硬化血栓形成的概念，避免这样分型的局限性，将过去的大动脉病变作为动脉粥样硬化血栓形成的一个亚型。

2.韩国改良类肝素药物治疗急性缺血性脑卒中试验（TOAST）分型动脉粥样硬化血栓形成的标准如下。

（1）任一大小、任一部位梗死。

（2）与梗死相关的颅内或颅外动脉粥样硬化证据。

（3）全身动脉粥样硬化证据。

（4）其中全身动脉粥样硬化证据指至少包括下列1项：①非梗死灶近段的颅内或颅外动脉粥样硬化证据；②经食管超声检查证实的主动脉粥样硬化斑块；③血管造影证实的冠状动脉或下肢动脉粥样硬化病变。

第四节　脑血管内血栓形成

缺血性脑血管病（ICVD）是指在供应脑的血管壁病变或血流动力学障碍的基础上发生脑部血液供应障碍，导致相应供血区脑组织由于缺血、缺氧而出现脑组织坏死或软化，并引起短暂或持久的局部或弥漫性损害，造成一系列神经功能缺损症候群。缺血性脑血管病是导致人类死亡的三大主要疾病之一，仅次于心脏病及癌症，具有高患病率、高发病率、高致残率、高死亡率、高复发率的特点。临床上大多数脑梗死是由于脑动脉血栓形成所致，一旦脑动脉阻塞，缺血、缺氧区域的脑组织细胞即刻发生一系列的"缺血瀑布样反应"，最后导致细胞死亡。

一、脑血栓形成的分类

（一）按血栓形成的部位分类

1.脑动脉血栓形成　发生于脑组织供血的两大动脉系统，即颈内动脉系统和椎-基底动脉系统的主干及各级分支动脉，引起动脉狭窄或闭塞，导致供血区内脑组织缺血坏死，出现相应的神经功能缺损。

2.脑静脉系统血栓形成　发生于脑静脉系统深、浅两组静脉，包括浅静脉组的大脑上、中、下静脉和深静脉组的大脑内静脉和大脑大静脉，以及包括上矢状窦、下矢状窦、直窦、横窦及乙状窦和海绵窦在内的脑静脉窦内。脑静脉及静脉窦血栓形成是缺血性脑血管病的一个特殊类型，发病率低于动脉性脑梗死。临床表现为颅内高压、神经系统定位体征等，病情较凶险。

（二）按血栓类型分类

1.血小板血栓　也称为白色血栓，主要由血小板聚集而成，含有少量纤维蛋白，不含红细胞。常见于动脉粥样硬化及动脉炎的部位。血小板的黏附与聚集只发生在损伤破坏的血管内皮表面，故血管内膜损伤是此类血栓形成的必要前提。

2.纤维蛋白血栓　主要由紧密的纤维蛋白组成，夹有少量血小板。此类血栓多为因DIC等全身性凝血系统异常而发生的微血栓，多见于微血管特别是毛细血管。此类血栓形成的前提为全身性血液凝固系统活性亢进。

3.红细胞血栓（又称为红色血栓）　主要由纤维蛋白与红细胞组成。此类血栓形成的主要诱发条件为局部血流缓慢或停滞。静脉血流远较动脉血流缓慢，故此类血栓多见于静脉系统，尤其是血流最为缓慢且容易形成涡流的静脉瓣处。

4.混合血栓　最常见的血栓类型，由血小板、红细胞、血细胞和纤维蛋白组成。多数以内皮损害为基础，在白色血栓形成的基础上，局部血流缓慢，形成涡流，激活凝血系统，造成新的血小板聚集并在其表面形成纤维蛋白聚集体。

二、脑动脉血栓形成

血栓形成过程中任何一环节异常均可引起病理性动脉血栓形成。德国的Rudolph Virchow于1845年提出著名的血栓形成三要素理论，即血管壁病变、血液成分改变和血流动力学改变。

（一）脑动脉壁病变

动脉壁病变是动脉血栓形成的主要影响因素之一。目前研究认为动脉壁的完好性是避免血栓形成的关键。即使有其他促凝因素存在，在健康光滑的动脉内也罕有血栓形成，而一旦动脉管壁病变导致血管内皮损伤，内皮下组织暴露，则在其他因素促进下，即可诱发血栓形成。

引起动脉管壁病变的常见病因如下。

1.动脉粥样硬化　动脉内膜深层的脂肪变性和胆固醇沉积，形成粥样硬化斑块及各种继发病变，使管腔狭窄，严重时可发生闭塞，但动脉粥样硬化本身仅在管腔狭窄达80%～90%才会影响脑血流而引起缺血。动脉硬化促进脑动脉血栓形成的最主要原因是动脉内膜破裂、内膜下出血、动脉内膜溃疡、粥样斑块脱落后缺损等继发性病变造成的动脉管壁损伤。动脉粥样硬化主要侵犯直径在500μm以上的大、中动脉，好发于大动脉分叉、成角和弯曲处。

2.高血压　当血流张力超过动脉中膜平滑肌收缩力时，血管即被动扩张，血管壁通透性增加，血浆成分渗入内皮下组织，导致小动脉纤维素性坏死，发生急性失代偿改变。如果高血压长期存在，持续影响，则小动脉壁发生结构性代偿，其管壁平滑肌重塑，首先肥大、增生、重构，然后减少；胶原、蛋白聚糖等结缔组织成分增加，血管壁增厚，坚固性增加，舒缩性降低。血管壁增厚导致管腔狭窄，血流速度增快。同时由于对血管内膜的切应力增大，使内膜也代偿性增厚，管腔更狭窄，影响通畅性。长期高血压状态下，血管平滑肌玻璃样变性、坏死；小动脉壁变薄部分可在高张力下膨出形成微动脉瘤。管腔狭窄、扩张、纤曲、侧支循环不良的细小动脉和微动脉瘤内血栓形成是腔隙性脑梗死的主要原因。高血压导致的动脉壁损伤同时累及大、中动脉和小动脉，故高血压诱发的脑动脉血栓形成可见于大动脉系统及其次级分支和小分支。

3.糖尿病 糖尿病患者的血管病变为大、中动脉的粥样硬化和中、小动脉硬化，与一般非糖尿病患者基本相同。但糖尿病患者更常见者为微血管病变，即微小动脉和微小静脉病变，特征性PAS阳性物质沉积于血管壁内，导致管腔狭窄，并可造成动脉管壁损伤，诱发血栓形成。所以糖尿病患者微小动脉血栓形成较为常见。

4.动脉炎 是较常见的导致动脉管壁发生变性、损害，诱发缺血性脑卒中的病因之一。各类动脉炎性病变造成动脉管腔狭窄，血液供应障碍；其次，动脉炎性病变导致的动脉管壁损伤也是促使血栓形成的重要因素。

5.先天性血管异常 夹层动脉瘤、先天性动脉瘤、脑底动脉环异常变异、一侧颈内动脉或椎动脉的先天性狭窄、Moyamoya病等动脉先天性结构变异或异常导致血管内血流异常，对动脉壁造成压力和冲击，亦可造成动脉管壁损伤，促进血栓形成。

6.中毒、代谢及全身性疾病 血液病、肿瘤、结缔组织疾病、淀粉样变性等也可引起动脉管壁病变，导致缺血性卒中。

7.外伤 外伤或医源性损伤等引起血管壁损害，自发性或者外伤性动脉分层等导致动脉管壁损伤。该类动脉血栓形成一般发生于分布浅表的大、中动脉。

（二）血液成分改变

各种血液成分的数量过多或功能异常均可引起血液黏滞度增加、凝固性加强，导致动脉血栓形成。

1.血液黏度增高 各种原因引起的脱水、真性红细胞增多症、血小板增多症、白血病、骨髓瘤、各种高脂血症、高蛋白血症、严重的贫血如镰状红细胞贫血等血液成分异常均可引起血液浓缩或血液成分浓度增加，导致血液黏滞度增高，血流淤滞，引起血栓形成。各种高脂血症、高蛋白血症还可引起动脉管壁损害。应注意单纯血液黏滞度增高不会引起脑血栓形成，还是必须以动脉管壁病变为基础。

2.凝血机制异常

（1）先天遗传性疾病、内毒素进入血液系统、雌激素类避孕药、长期应用华法林突然停药、粒细胞白血病等均可导致凝血因子增多、激活或功能异常。

（2）多种抗原抗体复合物、内毒素、病毒或细菌，可通过影响血小板结构稳定性，使之肿胀、破裂释放出组胺、5-HT及儿茶酚胺、ADP等促凝因子，导致血液系统内抗凝物质减少或功能异常，纤溶活性过低等引起高凝状态。

（3）凝血酶作用于纤维蛋白原，使其转化为纤维蛋白的过程称为血液凝固，而此途径以外的生成类纤维蛋白的过程则称为副凝，导致病理性动脉血栓形成。

（4）血小板数量过多和功能亢进。血小板增多症，前列腺素、β-脂蛋白、高血压、高血糖等导致的血小板功能亢进和血小板对聚集因子的敏感性增高均可导致明显的血栓形成倾向。

（三）血流动力学变化

当血流缓慢或产生漩涡时，血小板便离开轴流而进入边流，增加了与血管内膜接触的机会，因此，血小板黏附在内膜上的可能性增加。当动脉血流缓慢、缺氧严重时，内皮细胞的超微结构发生变化，细胞质内出现空泡，最后整个细胞变成无结构的物质，这样胶原纤维的裸露必然增加，局部组织释放ADP，刺激血小板，使其黏附增加。另外，血流缓慢使被激活的凝血酶和其他凝血因子容易在局部达到凝血过程所必需的浓度。

常见导致血流缓慢的病因有全身衰竭、严重脱水、心功能不全所致的心排血量减少和静脉回流受阻等。血流缓慢是血栓形成的重要因素，但单独的血流缓慢并不能发生血栓，还要有足够的凝血因子作用。此外血管结构异常，如先天性血管发育异常、动脉瘤、炎症粘连牵拉等所致的血管内血流方向和流速异常、湍流等也是诱发脑血栓形成的血流动力学因素之一。

三、脑静脉系统和静脉窦血栓形成

脑静脉窦血栓形成（CVST）是一种特殊类型的脑血管疾病，目前，CVST的总人口发病率为（3~4）/10^6万，儿童发病率为7/10^6万。由于妊娠、分娩和口服避孕药等原因，女性发病率较高，特别是孕产妇，每10万次分娩约有12人发病。CVST的诊断有赖于神经影像、腰椎穿刺和病因学诊断，其中神经影像占主导地位。随着神经影像技术的发展，影像医生和临床医生对CVST的认识水平正在逐步提高。

（一）静脉管壁损伤

脑静脉血管内皮壁为一层扁平的内皮细胞，其表面覆盖有含糖蛋白和黏蛋白的多糖—蛋白复合物，内皮细胞表面的覆盖物中还含有大量的肝素，故内皮细胞层具有良好的防止血小板黏附和抗凝作用。因此完整的血管内皮细胞层是防止血小板黏附和纤维蛋白等凝血物质在静脉血管表面聚集导致血栓形成的关键因素。

多种病因如炎症、缺血、免疫反应、外伤等导致的静脉内壁损伤，使内皮下组织暴露，形成促凝表面；同时内皮细胞的抗凝血功能也受到损害，导致凝血物质易于聚集，也促进了血栓形成的进程。静脉内壁损伤常见于静脉入口和汇合处，此处管壁结构最为薄弱，在各种因素作用下易发生损伤。

导致静脉管壁损伤的常见病因如下。

1.炎症性病变。颜面部病灶，特别是危险三角内的疖、痈等化脓性病变（通过眼静脉进入海绵窦）；耳部病灶如中耳炎或乳突炎（乙状窦）；蝶窦或筛窦炎症（通过筛静脉或直接破坏进入海绵窦）；颈部或扁桃体周围脓肿、上颌骨骨髓炎等（沿翼静脉丛或侵入颈静脉而累及横窦、岩窦、海绵窦）；脑膜炎、脑脓肿（经皮质静脉累及上矢状窦）；全身性感染如各种细菌引起的败血症。

2.全身性疾病。如恶性肿瘤、自身免疫性疾病（血栓闭塞性脉管炎、系统性红斑狼疮、溃疡性结肠炎、韦格肉芽肿等）。

3.心功能不全和慢性呼吸衰竭导致的静脉血管长期缺氧、缺血所致的内膜损伤。

4.外伤性静脉内膜损伤。

（二）静脉血流缓慢

静脉窦由内衬内皮细胞的两层硬脑膜组成，结构坚韧，在较高的压力下仍能维持一般形态；静脉管壁内无平滑肌，不易收缩，故脑静脉和静脉窦对血流量变化的调节功能较动脉差。因此，在有静脉内皮损伤情况下，静脉血流缓慢是静脉系统和静脉窦血栓形成的重要促成因素。

血流缓慢时正常的血液层流被破坏，血小板易于黏附在已有损伤的静脉内壁上；血流缓慢导致的组织缺氧引起细胞代谢障碍，使局部凝血酶积聚，同时破坏细胞而释放出血清素和组胺，使内皮细胞收缩，进一步暴露其下方的纤维蛋白，促进血小板黏附。

常见的导致静脉系统血流缓慢的病因有慢性消耗性疾病导致的全身衰竭；禁食、呕吐、腹泻、高热、大汗、大面积烧伤等病因所致的严重脱水、全身血容量不足；大面积心肌梗死、急性瓣膜功能障碍等病因所致急性心功能不全引起静脉回流障碍；脑脊液回流系统梗阻导致的静脉回流障碍等。

（三）异常血液高凝状态

血液高凝状态表现为血小板功能亢进、凝血因子或纤溶系统功能异常。在静脉内壁损伤的基础上，若存在凝血因子浓度增加和功能活跃、血小板功能亢进、纤维蛋白聚集功能增强、抗凝系统功能减弱等情况，全身血液系统有栓子形成倾向，在其他促栓因素如静脉壁损伤的协同下，易促成静脉血栓形成。

常见的引起血液异常高凝状态的病因：妊娠或产褥期；脑外伤；血液病（真性红细胞增多症、急性淋巴细胞白血病、血小板增多症等）；自身免疫性疾病（抗磷脂抗体综合征、系统性红斑狼疮等）；外科手术；慢性心力衰竭所致的全身慢性缺氧后红细胞增多和高凝状态；药物（长期口服避孕药、抗凝药物的不恰当使用、长期使用皮质激素等）；遗传性血栓形成倾向等因素均可导致全身高凝状态。

（四）静脉血栓的转归

1.血栓不断增大最终完全堵塞管腔。

2.在机体纤溶系统作用下血栓溶解或破裂形成较小的栓子，通过血液循环流动阻塞远端血管或血管再通。部分静脉栓子可进入肺循环导致肺栓塞。

3.静脉壁上的小血栓被内膜上皮覆盖包埋。

4.经过一段时间血栓机化，机化后栓子体积缩小，血管可再通。

第五节　脑　栓　塞

脑栓塞是指脑动脉被异常的栓子（血液中异常的固体、液体、气体）阻塞，使其远端脑组织发生缺血性坏死，出现相应的神经功能障碍。栓子以血栓栓子为主，占所有栓子的90%，其次还有脂肪、空气、癌栓、医源物体等。

一、发病机制

脑栓塞的主要发病机制为不同来源的栓子沿血液循环进入脑动脉或静脉系统，堵塞与栓子直径相当的血管，引起相应的临床症状。随着栓子的继续迁移变化，病变可进一步进展或缓解。根据栓子来源脑栓塞可分为心源性、非心源性和不明原因3种。

（一）心源性脑栓塞

心源性栓子为心脏内壁各心室、心房、心耳内膜上和瓣膜上形成的栓子，为最常见的脑栓塞栓子来源，占所有脑栓塞的60%～80%。

心源性栓子的形成：主要为血栓性，其形成的基本过程大致与动脉血栓形成过程相同，即血小板黏附于暴露的内皮下胶原组织表面，逐渐滚动黏附形成白色血栓，继而启动凝血机制，黏附纤维蛋白和红细胞形成红色血栓。故影响心脏内壁血栓形成的因素也类似于动脉血栓形成的影响因素，主要包括内膜损伤、血流动力学改变、血液成分改变3种。

1.心脏内壁和瓣膜表面损伤　瓣膜病变、内膜下心肌梗死、人工瓣膜、心脏手术等病因均可导致各心房、心室、心耳内壁和各瓣膜表面内膜组织损伤，内皮下组织暴露，为血栓形成提供促凝表面。心脏瓣膜病变和人工瓣膜还使瓣膜表面粗糙，使血小板易于附着形成血栓。

2.血流动力学异常　心瓣膜（最常见为二尖瓣）狭窄、各种类型快速型或缓慢型心律失常、扩张型心肌病、二尖瓣脱垂、卵圆孔未闭、充血性心力衰竭，以及心肌梗死后室壁瘤等导致心脏内血流缓慢、血流量不恒定或异常湍流，破坏正常血流形态，导致血小板贴壁，诱发血栓形成。

3.血液成分异常　血小板功能亢进、红细胞增多症、口服避孕药、妊娠、甲状腺功能亢进症、蛋白C缺乏症、蛋白S缺乏症、癌肿等导致的全身高凝状态也是心脏内壁血栓形成的重要促发因素。

4.非血栓性心源性栓子　心房黏液瘤组织松散，常可脱落形成栓子。感染性心内膜炎在心瓣膜上形成的带菌栓子结构亦较松散，易脱落形成栓子。

（二）非心源性栓子

指心脏以外血管来源的可造成脑栓塞的栓子。

1.动脉粥样硬化斑块性栓塞　主动脉、颈动脉或颅内大动脉发生的粥样硬化斑块及血栓脱落成栓子。

2.脂肪栓塞　主要见于长骨骨折或手术，脂肪挤压伤等，脂滴进入血液循环成为栓子来源。

3.空气栓塞　主要见于大静脉穿刺、肺叶手术、潜水减压、人工气胸、人工流产、剧烈咳嗽等所致的空气气泡进入血液循环形成的栓子。

4.癌性栓塞　某些浸润生长的恶性肿瘤，破坏血管壁后，肿瘤细胞或组织块进入血管，成为脑栓塞的栓子来源。

5.医源性　血管介入检查或治疗，质量或技术问题导致导管或置入物脱落形成栓子。

二、栓子进入脑动脉系统后的迁移变化

第一，动脉远端急性供血中断，供血脑组织发生缺血性变性、坏死及水肿。

第二，受栓子的刺激，该段动脉和周围小动脉反射性痉挛，结果不仅造成栓塞动脉供血区的缺血，同时因其周围动脉的痉挛，进一步加重脑缺血损害的范围。

第三，动脉栓子向近心端发生继发性血栓形成，扩大脑缺血损害的范围。

第四，栓子脱落向远端移行。与脑动脉血栓不同，脑栓塞的栓子与动脉壁不粘连，较容易分离脱落。当栓子自身萎缩并被血液冲击后，栓子比原阻塞处的管径小时，又被血流进一步冲向远端，使得部分血管再通，恢复血流。所以脑栓塞往往为多发病灶，这时梗死区周围的小血管已坏死，导致血液外渗，形成红色梗死（出血性梗死）。

第五，炎症性栓子除造成缺血外，因含有细菌而引起局灶性脑炎或者脑脓肿，病灶可有明显炎症性反应改变。炎症严重者可并发动脉瘤继发蛛网膜下腔出血。空气栓塞往往多发，一般找不到栓子。

第六节　急性脑梗死溶栓绿色通道

脑血管病后能否及时送到医院进行救治，是能否达到最好救治效果的关键。我国目前三级医疗网（县、乡、村）以县级医院为龙头，但县级医院解决复杂脑血管病的条件和能力有限，且服务半径平均在30～50km。脑血管病救治体系的建立尚未形成，能及时到达专科医院就诊的患者比例仍较低。缺血性卒中成功治疗的时间窗非常短暂（3～6小时）。减少转运时间的延误，需要公众和医疗服务系统的紧密配合与协作。公众应充分认识脑卒中的危害和及时到医院就诊的重要性，并具有识别脑卒中症状的基本常识，强化及时转运患者的意识和行动，医疗机构应创造条件使患者及早得到救治。

对急性脑卒中的最佳治疗需要对脑卒中的病理生理过程、临床表现、诊断方法、治疗方法的选择等有一清晰的认识和理解。据奥地利卒中单元调查结果显示，急性缺血性卒中患者仅有4.1%得到溶栓治疗；美国为1.7%～3.5%；亚洲的日本、新加坡、中国的香港等地为0.5%。只有认识到时间（溶栓时间窗＜4.5小时）是缺血性卒中患者生存和减轻致残的关键，在此前提下及时采取有效的治疗方法，才能更大程度上提高患者的生活质量，减轻社会和家庭的负担。移动卒中单元的概念已经提出。将一系列急性卒中患者的接诊、头颅CT扫描、生化检查、评估及静脉溶栓流程均在一个移动卒中救护车内完成。静脉溶栓率从10%上升到50%，DNT时间明显缩短，最快仅19分钟。

时间与结果的关系：通过对发病至溶栓治疗的时间在6小时以内的患者结果进行对比分析可以发现，90分钟内进行溶栓的患者获得临床良好结果的数量是安慰剂组的3倍；90~180分钟是1.6倍；181~270分钟是1.4倍。因此，溶栓越早，结果越好。延误时间的结果是破坏血脑屏障，颅内出血的可能性也随之增加。

脑卒中急救需有一套完整的救护体系，涉及自发病到治疗的每一个环节，其中任何一个环节均可能造成救治延迟。国际复苏学会将脑卒中急救流程概括为7D系统：Detection（发现）、Dispatch（派遣）、Delivery（转运）、Door（门急诊）、Data（收集资料）、Decision（临床决策）、Drug（治疗）。

一、院前急救处理

院前处理的关键是迅速识别疑似脑卒中患者并尽快送到医院。这一阶段侧重脑卒中的识别与评价、患者的转运、专科医院的确定及联系、初步处理等，由紧急医疗救护系统人员完成。

脑卒中院前处理包括早期识别和早期使用神经保护药治疗，其手段是利用院前评价量表诊断是否为卒中，如果判断可能卒中，就应该一方面进行神经保护治疗如脑保护药、血压管理、呼吸道管理；另一方面转运到治疗卒中比较好的医院。院前急救人员必须明白他们是卒中小组的不可缺少的组成部分，是改善社区卒中患者治疗的最重要因素。

尽管现代医疗技术在某种程度上能够使缺血性卒中患者获得有效治疗，但是由于各种原因使诊治延迟，导致患者错过宝贵的治疗时机。若院前急救人员或急诊科医师能迅速可靠地诊断可能卒中患者，并尽快通知"卒中绿色通道"相关人员，则有望缩短时间窗。通过急救体系早期识别，使一部分患者在一定的时间窗内得到及时有效的治疗，可明显减少致残，提高患者生活质量。

在诸多影响因素中，治疗时间窗是关键。在诊治延迟的因素当中，院前处理往往是有效改变卒中患者预后的关键所在。

（一）院外民众急性脑血管病的快速识别

家属对于起病急骤的中、老年人，可在家庭中用简易的方法快速识别，有助于及早就医。让疑似患者做几个动作：微笑、讲话、平举双臂，观察有无异常。如果微笑时口角歪斜、讲话时含糊不清、平举双臂时一侧下沉，出现以上症状之一，即为可疑患者，可启动紧急医疗救护系统（EMS系统）——呼叫"120""110"或其他紧急救护系统。

尽快直接平稳送往急诊室或拨打急救电话由救护车运送。送至有急救条件（能进行急诊CT检查，有24小时随诊的脑卒中专业技术人员）的医院及时诊治，最好送至有神经专科医师或脑血管病专科医院。蛛网膜下腔出血，常以活动中或用力时突发剧烈头痛为特征，此时根据症状进行判断，不宜进行上述查体。急性脑血管病快速识别见表11-3。

表11-3　急性脑血管病快速识别

面部（face）	微笑，是否出现一侧脸部口角歪斜
上肢（arm）	抬举双侧上肢，是否存在一侧上肢下沉
说话（speech）	重复表达1个词组，是否存在言语表达含糊或不清
时间（time）	假如您有上述任何症状，请立即去医院或拨打急救电话120
FAST：立即去医院或拨打急救电话120	

（二）院前急救人员脑卒中的识别

1.症状突然发生。

2.一侧肢体（伴或不伴面部）无力、笨拙、沉重或麻木。

3.一侧面部麻木或口角歪斜。

4.说话不清或理解言语困难。

5.双眼向一侧凝视。

6.一侧或双眼视力丧失或视物模糊。

7.视物旋转或平衡障碍。

8.既往少见的严重头痛、呕吐。

9.上述症状伴意识障碍或抽搐。

当具有脑卒中的危险因素（例如高血压、心脏病、糖尿病）者突然出现上述表现时，高度怀疑脑卒中；突然出现神志模糊或昏迷者也要意识到脑卒中的可能性。

救护人员到达现场后应立即采集有关病史并进行简要评估，关于发病时间的信息尤其重要，关系到急诊治疗方法（如溶栓）的选择。如果可能应提前通知有关人员做好急救准备。

急救人员一旦怀疑卒中，应尽可能快速、安全地将患者转运到最近的卒中治疗医院或卒中中心，将延误时间降到最低。最好分配和转运急性卒中患者至到达后1小时内能进行溶栓的医院，除非该医院的急救车路程＞60分钟。若有可能，家属或现场见证人与急救人员一同运送患者，并在转运途中通知相关医疗机构准备相应的医疗资源，提醒患者到达医院时间，需行急诊CT检查，以便迅速开展溶栓等脑血管病急救措施。

（三）现场及救护车上的处理和急救

1.现场急救医务人员的任务是对怀疑有脑卒中患者的气道、呼吸、循环情况作出评估，保持生命体征稳定，尽早送至具有卒中救治能力的医院。

2.医疗机构需要作出快速反应。各医院应当制订加快卒中救治的计划和措施，包括有关科室医师、急诊和救护车系统之间的协调与协作，对将到院的脑卒中患者给以相应处理。

3.急救措施

（1）监测和维持生命体征。必要时吸氧、建立静脉通道及心电监护。

（2）保持呼吸道通畅，解开患者衣领，有义齿者应设法取出，必要时吸痰、清除口腔呕吐物或分泌物。可采取一些气道的辅助装置，建立鼻咽或口咽通道，但应该指出的是，这些措施只是暂时性的，一旦患者的氧合状况不能改善时，应该立即进行气管插管等。

（3）昏迷患者应侧卧位。转运途中注意车速平稳，保护患者头部免受震动。

（4）对症处理，如高颅压、血压过高或过低、抽搐等。

（5）有条件尽可能采集血液标本以便能在到达医院时立即进行检验。

（6）救护车上工作人员应提前通知急诊室，做好准备及时抢救。

二、紧急转运

缺血性脑卒中获得超早期治疗机会的患者在临床实践中却极少，其原因与卒中患者的院前管理及急诊转运中存在的不科学因素有关。"120急救"系统的积极作用不仅仅在于转运时间的缩短，而且还在于有利于整个流程的进行。整体的、连贯的流程所产生的益处大于各个局部之和。对于急性脑卒中组织化治疗、综合治疗模式等方面的探索，意义远大。

院前延迟时间的定义是患者自发病至到达医院的时间段。根据目前文献显示（院前延迟占总体延迟时间的54.7%~72.8%），说明院前延迟时间在整体延迟中占了大部的比例。改变院前延迟时间的影响因素将改变整体的延迟时间。

院前延迟时间影响因素：人口学因素、家庭社会因素、个人因素（教育程度、收入高低）、是否使用"120急救"系统、卒中常识了解程度、发病时间、发病模式、疾病严重程度等。

发现可疑患者应尽快拨打急救电话，由救护车送至有急救条件（能进行急诊CT检查，有24小时随诊的脑卒中专业技术人员）的医院及时诊治，最好选择有"脑血管病急救绿色通道"的医院或脑血管病专科医院。强调选择"120急救"系统进行转运，一是强调其快速反应，第二更重要的是"120急救"能够提供的医疗服务与拟转运医院的选择。急救人员在转运脑卒中患者过程中，最重要的就是对患者的评价和初筛，有助于患者被转运到更合适的医院，并且有利于急诊室医师对患者的判断。

（一）院前急救卒中筛查

辛辛那提院前卒中评分、洛杉矶院前卒中评分及院外NIHSS评分，以上3个评分量表，使得急救人员能够在急救现场和急救车上转运患者至医院途中，对患者做出标准化、程序化的评估。明确可能发生急性卒中的患者，要求急救人员迅速将患者转运至最为合适的医疗机构。如果可能，应提前通知相关医疗机构准备相应的医疗资源，以便迅速开展溶栓等脑血管病急救措施。

（二）紧急评价

对患者的初始评估是影响神经疾病预后的十分重要的因素。

1.救护人员到达现场后立即稳定生命体征（包括气道、呼吸、循环功能的维持，保证氧合状态），对患者监测血压、血氧饱和度、心电图，以及必要的血液检查标本采集，同时，对患者做一系列的评估，确定需要采取何种必要的紧急处理措施。

2.尽快进行病史采集和体格检查，以免延误治疗时间窗。

3.判断是卒中还是其他疾病，如重视发病形式、发病时间，同时注意排除脑外伤、中毒、癫痫后状态、瘤卒中、高血压脑病、低血糖昏迷、高血糖昏迷、脑部炎症及躯体重要脏器功能严重障碍引起的脑部病变。判断神经症状出现的时间，关于发病时间的信息尤其重要，因为关系到急诊治疗方法的选择（如溶栓）；确定神经症状的性质，如肢体或面部的无力、言语异常等，有助于对卒中的定位诊断；意识状态的评定，如GCS评分；近期的治疗史、用药史等。

三、溶栓绿色通道

急诊延迟时间的定义是患者到达医院由急诊医师进行检查和诊断的时间段。急诊延迟时间是另一个延误脑卒中患者接受早期治疗的因素。国内一项对8家国家级三级甲等医院急诊科调查显示，从到院至分诊时间平均为11分钟，检查平均48分钟，从到医院至CT检查的时间用了50～150分钟，平均100分钟，这反映出一般的急诊程序大大延误了急诊诊断时间。因此，整合、优化院内资源的诊疗流程，建立绿色（快速）通道是解决急诊延迟时间的另一个重要环节。

由于急性缺血性脑卒中治疗时间窗窄，及时评估病情和诊断至关重要，医院应建立脑卒中诊治绿色通道，尽可能优先处理和收治脑卒中患者。各医院应当制订加快脑卒中救治的计划和措施，包括有关科室医师，急诊和"120救护"系统之间的协调与协作，对将到院的脑卒中患者给以相应处理，开放绿色通道，缩短脑卒中患者住院前耽误时间，缩短患者到院至给药时间（DNT），加强患者住院前和住院早期监护和诊治规范，尽早实施静脉溶栓、静脉–动脉桥接溶栓、动脉机械取栓等有效治疗，提高抢救成功率，降低死亡率和致残率。

（一）脑卒中急救绿色通道

国内某些医院已经建立了组织化的卒中治疗体系（如卒中单元）或为卒中患者开设溶栓绿色通道。在"120急救"系统对患者进行转运的过程中，即对患者进行初步评估，如果怀疑发生了卒中，则直接进入"卒中单元"，由神经专科医师进行神经功能评估，再行CT等影像学检查及进一步的DSA血管内诊断与治疗，从而缩短诊治时间。为缩短从急诊室到卒中病房的时间，患者到达急诊室后应启动院内绿色通道系统。卒中的救治工作应制度化、程序化、标准化，尽可能减少治疗时间延误。

1.脑卒中治疗的绿色通道必备条件

（1）24小时急诊接诊。

（2）24小时在急诊室有卒中治疗小组医师接诊或5分钟内神经科会诊医师能到达。

（3）24小时开放的急诊血液系统检验和心电图检查。

（4）24小时开放的CT检查。

（5）具备静脉溶栓条件。

（6）具备ICU病房。

（7）急性卒中患者随时可以住院（卒中单元）。

2.脑卒中治疗的绿色通道高级别条件

（1）24小时急诊SCT、CTP、CTA，对适宜的患者在进行常规CT检查同时，行CT血管成像和灌注扫描，以帮助判断血管有无狭窄、闭塞或动脉瘤等，是否存在缺血区域及半暗带。

（2）24小时开放的磁共振检查，建议常规检查的系列为T_1、T_2、FRAIL、DWI、MRA。

（3）24小时血管造影诊断与介入治疗。

（二）院内接诊

1.院前急救人员在患者到达医院之前通知急诊科医师患者的情况，包括完成的病史询问，简单的体格检查，患者的状态，以及可能的诊断等。使急诊科医师做好接诊准备、启动绿色通道程序：通知卒中治疗小组或神经科专科医师；预先联系CT/MRI准备；常规进行溶栓治疗前准备。

2.接诊医师立即对患者做出评估：①有无危及生命的情况；②有无严重的潜在性疾病；③有无颅内压增高；④患者的预后（即生存可能性或预期神经功能缺失体征的严重程度）。

处理措施：①稳定病情，注意呼吸道通畅及呼吸与循环功能状态，以及局部创伤出血和意识障碍；②多参数监测；③建立静脉液路（中心静脉首选）；④各种标本送检（含急救人员采集标本）。

3.卒中治疗小组。根据急救人员及接诊医师的病史采集资料，重点神经系统评估，①判断是哪一类型的卒中：是出血性还是缺血性卒中，根据起病方式、临床表现结合必要的影像学检查来确定。②判断缺血性卒中者是否有溶栓治疗指征：脑梗死患者进行溶栓之前必须进行相应的影像学检查。

除非有其他原因不能检查或患者条件不允许搬动，所有疑为卒中的患者都应尽快进行头部影像学（CT/MRI）检查，观察有无脑梗死、脑出血或蛛网膜下腔出血。

（三）急诊室处理

1.急诊护士　急诊分诊护士对可疑脑卒中患者分诊至神经学科，急诊护士迅速完成生命体征监测；开通静脉液路；采集血标本并送急诊检验（30分钟内出结果）；配合准备影像学检查。rt-PA溶栓前最好知道结果，但不能为了等这些结果而延误溶栓。以下3种情况要等结果。

（1）临床怀疑有出血疾病或血小板减少。

（2）患者已经接受肝素或华法林治疗。

（3）不知道正在使用什么抗凝血药。

2.首诊医生　迅速完成重点病史采集，对卒中性质及并发症做出判断；筛选进入脑血管病抢救绿色通道；完成急诊血液标本检查、神经影像学检查。

3.神经影像医生　在20分钟内完成常规CT扫描、CTA检查，并能迅速读片，做出准确的影像学诊断报告。

4.神经介入医生　迅速完善术前准备；第一时间完成全脑血管造影并详细影像评估；选择性进行动脉溶栓治疗。

（四）脑卒中急救程序

1.严格院内急诊医学处理。

2.明确诊断为脑血管病及类型。

3.确定脑血管病的发生时间。

4.评估患者的意识水平。

5.评价脑血管病的严重程度。

6.脑血管病定位：缺血性脑血管病判断受累的血管；出血性脑血管病判断出血的部位。

7.脑出血：控制血压、8小时内慎用甘露醇、确定非手术治疗/手术治疗。

8.蛛网膜下腔出血：内皮素受体拮抗药、MRI/MRA/CTA/DSA检查、明确病因及病因治疗、脑脊液引流等。

9.脑栓死：MRI/MRA检查，确定介入、溶栓、非手术治疗（3H疗法），疗效评价。

10.TIA、血管痉挛：钙拮抗药、3H方案、疗效评价。

11.其他脑血管病：凝血功能障碍、烟雾病等进一步检查，以明确病因。

（五）急诊卒中治疗小组

卒中中心项目重点包括卒中患者的现场识别、快速合理的转运、选择合适的卒中治疗中心、标准化的卒中治疗的技术规范，以及建立急性脑卒中救治知识的健康促进体系等。其目的是使所有的医院根据治疗标准，提高卒中治疗能力。高级卒中中心为较复杂的卒中患者、需要特殊检查和特殊干预的患者提供完整的治疗，使卒中的致残率和病死率明显降低。

1.急诊卒中治疗小组组成　急诊卒中治疗小组应该包括：神经内科医师、神经外科医师及神经介入放射科医师。参加脑卒中急诊治疗小组的医师应具备丰富的神经科医师的临床经验，掌握溶栓治疗的适应证，能迅速阅读头部CT或MRI及CTA、MRA、DSA影像资料，并且还能承担院内外相关人员的系统培训。

2.急诊卒中治疗小组的任务　急诊卒中治疗小组医师应在0.5～1小时内尽快完成以下程序。

（1）病史采集：病史采集与体格检查同时进行，重点了解首发症状、起病缓急和病程特点，部分资料可在前往CT检查的途中收集。

（2）体格检查：重点快速的内科急诊检查和神经系统检查的结合，熟练掌握常用各种卒中管理工具（量表）。

（3）影像诊断：能独立、迅速阅读头部CT或MRI及CTA、MRA、DSA影像资料（多在患者检查过程中），做出正确影像诊断。

（4）卒中诊断：判断卒中的类型（缺血性、出血性）、确定血管分布区域和可能的病因。

（5）建立早期的救治方案：一般支持治疗；对症治疗；静脉溶栓治疗；血管内治疗；神经外科手术治疗。

四、溶栓链

目前，关于急性缺血性脑血管病溶栓干预仍然是一个不断发展的医学分支领域，关于"如何分配相关医疗资源"及采用何种管理模式，国内外尚缺乏统一的认识。探索适应中国具体医疗实际，适应各地区、各医疗器械具体临床实践的急性缺血性脑血管病溶栓医疗资源配布形式和管理模式是一项极富挑战性的课题，需要深入探索和研究。

（一）溶栓链的概念

急性缺血性脑血管病溶栓干预是一个复杂的、多环节、多因素作用的有机整体，其中任何环节的中断都将影响溶栓干预的安全和有效性。将急性缺血性脑血管病溶栓干预的各影响环节及其相互关系所构成的复杂体系称为溶栓链（环形链：脑血管病高危人群→患者及家属→急救体系→溶栓单元→随访体系）。

（二）溶栓链的建设

急性缺血性脑血管病溶栓体系中存在多个影响因素，只有对该系统中每个影响环节进行宏观控制、协调管理，才能保证溶栓干预的顺利、有效实施。溶栓链中的主要影响节点及其在溶栓链中的作用和任务归纳如下。

1.患者本人及其家属

（1）作用：患者本人及其家属对急性卒中相关症状的快速识别，及其采取的正确急救行动是最终保证临床溶栓干预安全、有效实施的第一重要环节。

（2）任务：了解脑血管病常见表现，并快速识别；快速采取正确的急救行动，尽快启动急救体系。

2.急救体系

（1）作用：将患者快速转运至可以实施急性脑血管病救治（包括可以溶栓治疗）的相应医疗机构。

（2）任务：对患者进行基本生命的评价，检测并维持生命体征平稳；对患者神经系统情况进行初步评价，将必要的信息提前通知相应医疗机构；快速转运患者至对疾病诊疗最为有利的相关医疗机构。

3.溶栓单元

（1）作用：快速对急性卒中进行全面评价；快速启动急性缺血性脑血管病溶栓的相关医疗资源，并实施溶栓前评价、溶栓干预和溶栓后管理。

（2）任务：快速做出急诊脑血管病相关评价，筛选适宜的溶栓患者；制订并实施个体化溶栓干预策略和方案；有效地进行溶栓后管理，制定个体化的卒中二级预防策略。

4.随访体系

（1）作用：动态观察溶栓后患者的临床转归过程，长期随访，并监督卒中二级预防的实施。

（2）任务：动态观察患者溶栓后的远期疗效；监督患者卒中二级预防的实施。

（三）溶栓链的意义

溶栓链的理论将对溶栓干预有重要影响的环节进行划分，进行微观分析；同时将整个急性缺血性脑血管病溶栓干预过程作为一个有机的整体，实施宏观调控。急性缺血性脑血管病"溶栓链"概念的提出，一方面有利于溶栓干预各相关环节的局部建设，从而最终达到建立高效急性缺血性脑血管病溶栓干预急救体系的最终目标。另外，溶栓链的概念更强调溶栓干预的整体化理念，有利于临床溶栓的治疗安全、有效地实施。

第七节　急性脑梗死静脉溶栓

急性缺血性脑卒中（脑梗死）是最常见的脑卒中类型，占全部脑卒中的60%～80%。其急性期的时间划分尚不统一，一般指发病后2周内。急性缺血性脑卒中的处理应强调早期诊断、早期治疗、早期康复和早期预防再发。目前我国在缺血性脑卒中的治疗中，阿司匹林的应用虽然与指南存在差距，但是基本达到西方国家的应用水平。脑卒中发生以后到医院的时间明显长于国外。临床过多使用神经保护药和中药（静脉或口服中药的脑卒中患者高达83％以上），而确实有效的溶栓治疗却远远不够（约25％的脑卒中患者既未得到溶栓治疗，也未得到阿司匹林治疗）。

按照脑卒中治疗指南选择药物，知道哪些药物需要急用，哪些缓用，哪些禁用，对脑血管病诊疗医务人员尤其重要。对民众加强健康宣传教育，缩短发病到医院时间，及时溶栓治疗，会使更多的脑卒中患者从中获益。

发病4.5小时的急性脑卒中患者溶栓治疗已经列入欧洲指南，我国也已经开始发病4.5小时内脑卒中患者静脉溶栓的临床治疗和研究工作。

发病6小时内的动脉溶栓治疗在我国几个大型医院已经进行了十余年的临床研究工作，但是缺乏多中心随机对照研究结果。在少数几家医院正尝试针对发病6小时以外患者施行影像指导下的血管内机械取栓和低温神经保护治疗。

一、溶栓前准备

接诊患者后，立即进行病史采集，明确本次发病的过程和方式；明确既往病史，如癫痫史、创伤史、脑卒中史、高血压、糖尿病、高血脂、感染、应用违禁药品、出（凝）血异常或溃疡病等病史；明确近期应用抗血小板抑制药、抗凝血药和药物过敏史。

（一）脑卒中的评估和诊断

脑卒中的评估和诊断包括：病史和体征、影像学检查、实验室检查、疾病诊断和病因分型等。

1.病史和体征

（1）病史采集：询问症状出现的时间最为重要。其他包括神经症状发生及进展特征，心脑血管病的危险因素，用药史、偏头痛、癫痫发作、感染、创伤及妊娠史等。

（2）一般体格检查与神经系统体检：评估气道、呼吸和循环功能后，立即进行一般体格检查和神经系统检查。

（3）可用脑卒中量表评估病情严重程度：常用量表有①中国脑卒中患者临床神经功能缺损程度评分量表（1995）；②美国国立卫生院脑卒中量表（NIHSS），是目前国际上最常用量表；③斯堪的那维亚脑卒中量表（SSS）。

2.脑病变与血管病变检查

（1）脑病变检查：①平扫CT。平扫CT可准确识别绝大多数颅内出血，并帮助鉴别非血管性病变（如脑肿瘤），是疑似脑卒中患者首选的影像学检查方法。②多模式CT。灌注CT可区别可逆性与不可逆性缺血，因此可识别缺血半暗带。但其在指导急性脑梗死治疗方面的作用尚未肯定。③标准MRI。标准MRI（T_1加权、T_2加权及质子相）在识别急性小梗死灶及颅后窝梗死方面明显优于平扫CT。可识别亚临床梗死灶，无电离辐射，不需碘对比剂。但有费用较高、检查时间长及患者本身的禁忌证（如有心脏起搏器、金属置入物或幽闭恐怖症）等局限。④多模式MRI，包括弥散加权成像（DWI）、灌注加权成像（PWI）、水抑制成像（FLAIR）和梯度回波（GRE）等。DWI在症状出现数分钟内就可发现缺血灶并可早期确定大小、部位与时间，对早期发现小梗死灶较标准MRI更敏感。PWI可显示脑血流动力学状态。弥散-灌注不匹配（PWI显示低灌注区而无与其相应大小的弥散异常）提示可能存在缺血半暗带。然而，目前常规用于选择溶栓患者的证据尚不充分。梯度回波序列可发现CT不能显示的无症状性微出血，但对溶栓或抗栓治疗的意义尚不明确。

（2）血管病变检查：颅内、外血管病变检查有助于了解脑卒中的发病机制及病因，指导选择治疗方案。常用检查包括颈动脉双功超声、经颅多普勒（TCD）、磁共振血管成像（MRA）、CT血管成像（CTA）和数字减影血管造影（DSA）等。颈动脉双功超声对发现颅外颈部血管病变，特别是狭窄和斑块很有帮助；TCD可检查颅内血流、微栓子及监测治疗效果，但其受操作技术水平和骨窗影响较大。MRA和CTA可提供有关血管闭塞或狭窄的信息。以DSA为参考标准，MRA发现椎动脉及颅外动脉狭窄的敏感度和特异度为70%~100%。MRA可显示颅内大血管近端闭塞或狭窄，但对远端或分支显示不清。DSA的准确性最高，仍是当前血管病变检查的"金标准"，但主要缺点是有创性和有一定风险。

3.实验室及影像检查

（1）对疑似脑卒中患者应进行常规实验室检查，以便排除类脑卒中或其他病因。所有患者都应做的检查：①平扫脑CT或MRI；②血糖、血脂、肝功能、肾功能和电解质；③心电图和心肌缺血标志物；④全血计数，包括血小板计数；⑤凝血酶原时间（PT）、国际标准化比率（INR）和活化部分凝血活酶时间（APTT）；⑥氧饱和度；⑦胸部X线检查。

（2）部分患者必要时可选择的检查：①毒理学筛查；②血液酒精水平；③妊娠试验；④动脉血气分析（若怀疑缺氧）；⑤腰椎穿刺（怀疑蛛网膜下腔出血而CT未显示或怀疑脑卒中继发于感染性疾病）；⑥脑电图（怀疑癫痫发作）。

4.诊断　急性缺血性脑卒中的诊断可根据如下。

（1）急性起病。

（2）局灶性神经功能缺损，少数为全面神经功能缺损。

（3）症状和体征持续数小时以上（溶栓可参照适应证选择患者）。

（4）脑CT或MRI排除脑出血和其他病变。

（5）脑CT或MRI有梗死病灶。

5.病因分型　对急性缺血性脑卒中患者进行病因分型有助于判断预后、指导治疗和选择二级预防措施。当前国际广泛使用TOAST病因分型，将缺血性脑卒中分为：大动脉粥样硬化型、心源性栓塞型、小动脉闭塞型、其他明确病因型和不明原因型等5型。

6.诊断流程

（1）急性缺血性脑卒中诊断流程应包括如下5个步骤：①判断是否为脑卒中，应排除非血管性疾病；②判断是否为缺血性脑卒中，进行脑CT或MRI检查排除出血性脑卒中；③判断脑卒中严重程度，根据神经功能缺损量表评估；④判断能否进行溶栓治疗，核对治疗的适应证和禁忌证（见溶栓中相关内容）；⑤判断病因分型，参考TOAST标准，结合病史、实验室、脑病变和血管病变等检查资料确定病因。

（2）推荐意见：①对所有疑似脑卒中患者应进行头颅CT平扫或MRI检查（Ⅰ级推荐）；②在溶栓等治疗前，应进行头颅CT平扫检查（Ⅰ级推荐）；③应进行上述血液学、凝血功能和生化检查（Ⅰ级推荐）；④所有脑卒中患者应进行心电图检查（Ⅰ级推荐）；⑤用神经功能缺损量表评估病情程度（Ⅱ级推荐）；⑥应进行血管病变检查（Ⅱ级推荐），但在症状出现6小时内，不过分强调此类检查；⑦根据上述规范的诊断流程进行诊断（Ⅰ级推荐）。

（二）一般处理

目前对一般处理的高等级研究证据较少，共识性推荐意见如下。

1.吸氧与呼吸支持

（1）合并低氧血症患者（血氧饱和度低于92%或血气分析提示缺氧）应给予吸氧，气道功能严重障碍者应给予气道支持（气管插管或切开）及辅助呼吸。

（2）无低氧血症的患者不需常规吸氧。

2.心脏监测与心脏病变处理　脑梗死后24小时内应常规进行心电图检查，必要时进行心电监护，以便早期发现心脏病变并进行相应处理；避免或慎用增加心脏负担的药物。

3.体温控制

（1）对体温升高的患者应明确发热原因，如存在感染应给予抗生素治疗。

（2）对体温＞38℃的患者应给予退热措施。

4.血压控制

（1）高血压：约70%的缺血性脑卒中患者急性期血压升高，表现主要包括疼痛、恶心呕吐、颅内压增高、意识模糊、焦虑、脑卒中后应激状态、病前存在高血压等。多数患者在脑卒中后24小时内血压自发降低。病情稳定而无颅内高压或其他严重并发症的患者，24小时后血压水平基本可反映其病前水平。目前关于脑卒中后早期是否应该立即降压、降压目标值、脑卒中后何时开始恢复原用降压药及降压药物的选择等问题尚缺乏可靠研究证据。国内研究显示，入院后约14%的患者收缩压≥220mmHg（1mmHg=0.133kPa），56%的患者舒张压≥120mmHg。

缺血性脑卒中需要立即降血压治疗的指征是收缩压＞220mmHg、舒张压＞120mmHg或平均动脉压＞130mmHg。需要溶栓治疗者，应该将血压严格控制在收缩压＜180mmHg、舒张压＜110mmHg。如果收缩压不超过180mmHg、舒张压＜110mmHg暂时不降压；如果收缩压＜90mmHg，应给予升压治疗。

下列患者可能从轻度升高血压中受益：①之前患与急性卒中临床表现相似的TIA者；②动脉粥样硬化栓塞性卒中患者；③大血管闭塞性疾病；④神经功能波动者。

（2）低血压：脑卒中患者低血压可能的原因有主动脉夹层、血容量减少以及心排血量减少等。应积极查明原因，给予相应处理。

推荐意见：①准备溶栓者，应使收缩压＜180mmHg、舒张压＜100mmHg。②缺血性脑卒中后24小时内血压升高的患者应谨慎处理。应先处理紧张焦虑、疼痛、恶心呕吐及颅内压增高等情况。血压持续升高，收缩压≥200mmHg或舒张压≤110mmHg，或伴有严重心功能不全、主动脉夹层、高血压脑病，可予谨慎降压治疗，并严密观察血压变化，必要时可静脉使用短效药物（如拉贝洛尔、尼卡地平等），最好应用微量输液泵，避免血压降得过低。③有高血压病史且正在服用降压药者，如病情平稳，可于脑卒中24小时后开始恢复使用降压药物。④脑卒中后低血压的患者应积极寻找和处理原因，必要时可采用扩容升压措施。

5.血糖控制

（1）高血糖：约40%的患者存在脑卒中后高血糖，对预后不利。目前公认应对脑卒中后高血糖进行控制，但对采用何种降血糖措施及目标血糖值仅有少数RCT，还无最后结论。

（2）低血糖：脑卒中后低血糖发生率较低，尽管缺乏对其处理的临床试验，但因低血糖可直接导致脑缺血损伤和水肿加重，对预后不利，故应尽快纠正低血糖。

推荐意见：①血糖超过11.1mmol/L时给予胰岛素治疗；②血糖低于2.8mmol/L时给予10%~20%葡萄糖口服或注射治疗。

6.营养支持　脑卒中后由于呕吐、吞咽困难可引起脱水及营养不良，可导致神经功能恢复减慢。应重视脑卒中后液体及营养状况评估，必要时给予补液和营养支持。

推荐意见如下。

（1）正常经口进食者无须额外补充营养。

（2）不能正常经口进食者可鼻饲，持续时间长者经本人或其家属同意可行经皮内镜下胃造口（PEG）管饲补充营养。

（三）神经系统检查

1.在神经系统检查的基础上，进行NIHSS评分、mRS评分、GCS评分，并根据脑血管病常见症状和体格检查结果初步判定。

（1）是否是脑血管病。

（2）明确脑血管病发生时间。

（3）意识水平评估。

（4）脑血管病类型评估（出血性/缺血性）。

（5）脑血管病定位（前循环/后循环）。

（6）脑血管病严重程度评估。

2.对于急性缺血性卒中的患者，应首先判断神经系统损伤部位、程度及原因。急诊时应迅速采集下列病史。

（1）既往的卒中史或症状史。

（2）此次发作的特点、疾病病程，病史对区分脑出血/缺血，以及判断不同的脑缺血卒中亚型均至关重要。

（四）急性缺血性卒中类肝素药物治疗急性缺血性脑卒中试验亚型分类

急性缺血性卒中类肝素药物治疗急性缺血性脑卒中试验亚型区分意义在于不同的病因所伴有的病程差异，暗示不同来源的栓子对溶栓的反应，以及选择其他急诊血管再通方法。亚型分类见表11-4。

表11-4　急性缺血性卒中TOAST亚型分类

亚　型	临床特点
大动脉粥样硬化（栓塞/血栓形成）	颅外或颅内动脉主干及其分支明显狭窄（＞50%）或闭塞 CT或MRI显示皮质、皮质下白质或脑干梗死灶直径＞1.5cm 除外心源性梗死
心源性栓塞（高危/低危）	临床表现及影像发现与大动脉粥样硬化相似 至少有一项心源性栓塞的危险因素：如瓣膜修补手术 二尖瓣狭窄伴心房颤动，近期心肌梗死（6天内）等 多于一个脑区的TIA或卒中史 除外大动脉源栓子脱落
小血管闭塞（腔隙性）	至少一种经典腔隙性脑梗死表现 无皮质功能障碍证据 糖尿病史及高血压史 CT或MRI示梗死灶直径＜1.5cm 除外心源性梗死及大动脉主干及主要分支狭窄＜50%
其他明确的病因	非动脉粥样硬化性血管病 高凝状态 血液系统疾病等
不明原因	发现2个以上可能的病因 经检查未发现病因 不全面的检查

（五）影像学检查

现代影像技术的进步已经改变了急诊的工作程序，但应当在急诊神经功能评价、病因分析的基础上，按拟选择的治疗方法进行有目的性的影像学评估。

1.脑实质　影像检查的第一任务就是区分缺血性卒中和出血性卒中，两者的鉴别是急性卒中治疗的关键点，对治疗措施有直接的指示作用。CT可有效地发现脑出血，MRI的T_2加权像和水抑制像（FLAIR）也可以有效辨别脑出血。CT及常规的MRI检查（T_2加权像和压水像）能够在起病数小时内发现大多数患者的缺血性脑实质病变。急性梗死最敏感的方法是DWI弥散成像，结合灌注成像，可在起病后数分钟内显示缺血性改变和缺血半暗带。

2.血管　卒中的起病是源于大血管或小血管的病变，在这里所指的血管是引起缺血或出血的大的动脉或静脉。目前影像技术能发现的血管直径为0.5mm或更大，如主动脉弓、颈部的颈动脉及椎动脉、Willis环及其主要分支及近段的皮质分支。辨别血管病变可以了解血栓或栓塞的来源，能够识别潜在的溶栓部位，并可以评价侧支循环的状态，具有重要治疗意义。CT上识别血管病变的间接征象，如动脉高密度征，而CTA可以更直观地观察血管病变（血管的狭窄或闭塞）。MRI能提供更详细的血管病变信息，如血管内流空信号的改变或消失、血流减慢区域造影剂滞留、MRA显示血管信号丢失等。

3.灌注　是指通过正常途径或侧支循环在某一时间到达特定脑区的所有脑血流的总和，仅仅明确血管闭塞的程度还不够，患者的侧支循环状态、血管自主调节能力都有差别，其残余灌注也各有差别，而残余灌注量是脑组织存活或梗死的重要决定因素。颈内动脉或大脑中动脉的闭塞在某些患者可不出现症状而只是偶然发现，但在其他的患者则有可能导致大面积脑梗死而致命。此种情况下，决定病变预后的是血管闭塞发生的速度及侧支循环的状况，而非血管闭塞的部位。目前无创检查脑灌注的显像方式有SPECT、CTP、MR-PWI。

4.缺血半暗带　这是急诊溶栓治疗前影像检查的关注重点。通过MR-DWI-PWI的不匹配来提示半暗带，对急诊时明确治疗的目标非常重要。但检测半暗带不能仅依据单一成像方式，而是应综合前述检查结果，如血管闭塞的部位、脑血流减少的范围及程度、灌注不足区与已梗死脑组织之间的不匹配。

二、静脉溶栓灌注焦点

急性缺血性卒中病因复杂，其临床预后主要由以下因素决定：血管闭塞的栓子来源（原位血栓形成、栓塞）及部位、缺血持续时间、神经功能障碍程度、开始治疗时间、血管再通时间、侧支循环的血流状态、缺血组织在细胞及基因水平的代谢改变及患者个体的全身状态和伴发疾病。

在溶栓临床实践中可能会遇到许多关于"溶栓标准"的疑问，在溶栓前与时间赛跑的短暂时间内，我们可能很难对"患者是否适合溶栓"这个问题做出准确的判断，甚至即便在溶栓后，我们对这个问题也还会心存疑问。故在临床实践中，虽然个体化溶栓治疗是我们努力的方向，是我们在做每一例溶栓时都应考虑的问题。但在临床实践中，如果我们没有绝对把握判断一个患者是否适合溶栓，那么我们仍应按照指南所推荐的标准规范地执行溶栓入选及治疗。尤其对于溶栓经验不够丰富的医院或个人，还是首先要强调规范溶栓。

（一）血管闭塞部位

急性缺血性脑卒中常归因于急性血栓栓塞所导致的血管闭塞，病变的部位各异。据文献报道，在急性缺血性脑卒中发病数小时内行颈部及全脑血管造影时，20%～25%的患者闭塞部分为大脑中动脉M1段；15%位于大脑中动脉M2段；10%位于颈内动脉的远侧段或颈内动脉分叉部闭塞；15%～20%位于颈内动脉近侧段，闭塞或严重狭窄，后者可发生栓子脱落导致颈内动脉远端闭塞，5%～10%位于椎-基底动脉系统。

动脉闭塞是个动态的过程，再通过程中栓子可以部分或完全溶解，也可以碎裂后向远端血管分支迁移。有20%～30%的急性缺血性卒中患者，虽然在临床上有神经功能缺损症状，但在DSA上却未发现相关血管闭塞。经颅多普勒证实对于起病6小时内的急性缺血性卒中未作溶栓及再通处理时，血管再通率约为15%。所以，急性全脑血管造影未发现动脉闭塞病变，不能排除之前存在的闭塞或穿支动脉闭塞，后期的影像随访时大多有脑梗死，但多为小灶深穿支动脉分布区的病变。

（二）静脉内给予重组组织型纤溶酶原激活药治疗的血管再通率

静脉给予重组组织型纤溶酶原激活药（rt-PA）治疗后可行脑血管造影或经颅多普勒检查评价血管是否再通，但目前文献对再通率报道很不一致。在输入rt-tPA治疗后1小时行脑血管造影报道的血管再通率与治疗后2~3小时以经颅多普勒证实的通畅率之间的差异，提示rt-PA虽然半衰期只有5分钟，但却可能有持续的作用，可能的解释是血流动力学改善、结合在血栓中的药物可持续作用及上调内在的溶栓系统。但在起病后6小时，经颅多普勒报道的通畅率与动脉溶栓后血管造影报道的再通率相似。

血管再通是良好预后的基础，但充足的侧支循环同样重要。另一方面血管再通之后的再闭塞也可导致不良预后。存在大脑中动脉高密度征、早期CT扫描存在低密度改变、高血糖及先前未行抗血小板治疗的患者早期加重更为常见。患者的治疗后临床加重率约13%，早期加重的患者中约34%归因于血管再闭塞。

（三）神经功能障碍与动脉闭塞部位的关系

神经功能评分不能完全反映脑动脉闭塞的缺血程度，脑缺血范围并不与神经功能障碍程度完全相关。NIHSS评分是目前临床最常用的神经功能评分方法，但影响NIHSS评分的影响因素很多，其中侧支循环的开放程度是影响结果的重要因素。

无神经功能障碍并不意味着不存在大的血管闭塞病变，如无症状的颈内动脉闭塞，而且存在神经功能障碍也不表示存在明显的大血管闭塞。但在急性血管闭塞时，急性神经功能障碍的存在的确与颅内血管闭塞的程度、范围及脑血流之间存在相关性。

（四）NIHSS 评分与治疗效果之间的关系

由于神经系统的再生能力差，所以决定神经功能预后的主要因素是原发的神经功能损伤程度。NIHSS评分相对于其他评价手段快捷、可靠、可操作性强。尽管NIHSS评分与血管闭塞病变之间并非完全相关，但仍然具有很好的提示意义，NIHSS评分>10分的患者更适合溶栓治疗。

rt-PA对所有存在神经功能障碍的患者均有疗效，且神经功能障碍严重者的疗效更显著。NIHSS评分<10分的患者中52%恢复正常（NIHSS评分为0~1分），而安慰剂组只有37%；NIHSS评分>20分的患者中，rt-PA组神经功能评分恢复正常的比例是安慰剂组的5.3倍（8%vs1.5%）。但rt-PA治疗伴随有病死率增加，81岁以下的患者中，NIHSS评分>20分患者的病死率为42%，安慰剂组为33%；而在NIHSS评分<10分的患者中，治疗组病死率为1%，而安慰剂组的病死率为6%。基线的NIHSS评分每增加5分，神经功能恢复的可能性降低22%。

另外，NIHSS评分也可预测静脉rt-PA治疗后血管再通的可能性。在近期的研究中，血管完全再通患者的平均NIHSS评分低于未完全再通者。

（五）溶栓开始时间与治疗效果之间的关系

缺血持续时间及程度与病变预后的关系已很明确。MRI研究发现人类脑缺血6小时后33%~75%的患者仍存在可挽救脑组织（DWI/PWI不匹配）。

溶栓治疗开始的时间与良好预后相关。尽管在起病后90分钟内接受治疗的患者的神经功能障碍更重，但与起病90~180分钟间接受治疗的患者相比，其获得良好预后的比值更高，分别为2.11和1.69。进一步分析显示在起病最初90分钟内，治疗每延迟20分钟，获得良好预后的概率降低约20%，即每分钟降低1%，所以早期治疗可获得更好的治疗效果。

（六）觉醒型卒中

觉醒型卒中（WUS），是指睡觉时无新发卒中症状，但觉醒后被患者本人或目击者发现有卒中症状的急性脑梗死患者。WUS临床较为普遍，但因发病时间不确切而容易被忽略，常被排除于溶栓之外。事实上，经仔细筛选仍有部分WUS适合溶栓。

WUS约占所有新发缺血性卒中患者的25%，但不同国家、地区之间差异较大。美国休斯敦、加利福尼亚和波士顿分别为6.4%、8.0%和27%；西班牙报道发病48小时内到医院就诊的1248例新发缺血性卒中患者中WUS占301例（24.1%）；加拿大统计2585例急性缺血性卒中发现WUS占349例（13.5%）；荷兰、意大利和韩国分别为18%、12.4%、27.8%。国内尚缺乏对WUS的较大样本流行病学资料。

WUS约占新发缺血性卒中的25%，但这些人群发病时间不确切，按国际惯例将"最后看上去正常"时间（常是患者去睡觉时间）作为卒中发病时间。若

WUS从入睡至觉醒时间；或中间起床时无异常，再次入睡至觉醒时间均不超过3~4小时，只要及时到医院就诊，仍可按常规脑梗死溶栓流程进行溶栓。绝大部分WUS从入睡至觉醒时间超过4小时，故常被排除于溶栓时间窗或早期再通治疗之外。

WUS是溶栓不容忽略人群，但盲目将WUS纳入或排除于溶栓也是极不明智做法。相信，将来经加强公众卒中知识健康教育，使WUS尽早到有溶栓条件医院就诊，在神经影像学（特别是多模式CT）指导下准确筛选出适合溶栓WUS，可使更多WUS从溶栓中获益。

三、静脉溶栓治疗的方法与步骤

溶栓治疗是目前最重要的恢复血流措施，重组组织型纤溶酶原激活药（rt-PA）和尿激酶（UK）是我国目前使用的主要溶栓药，目前认为有效抢救半暗带组织的时间窗为4.5小时内或6小时内。

开展溶栓治疗的首要工作是要学会筛选出适宜溶栓的患者。当面对一个可能因溶栓获益的急诊患者时，在与时间赛跑的紧张过程中，我们如何保持清晰的思路，作出正确的抉择。

（一）缺血性卒中诊断七步法

1.缺血性卒中的初步诊断　患者是否急性起病，是否有局灶性神经系统受损症状体征，影像表现是否支持。

2.卒中的严重程度　NIHSS评分是否>25分。

3.急性卒中的病理生理学　是脑梗死还是短暂性脑缺血发作，可能的梗死部位在哪儿，梗死体积是否>1/3MCA供血区，是否有急性大血管的闭塞，是否有可能的半暗带。

4.评估卒中全身危险因素　如高血压史、脂代谢紊乱史、糖尿病病史、性别、吸烟史等。

5.卒中病因的判定　是动脉粥样硬化性、心源性栓塞、特殊病因或病因不明等。

6.卒中发病机制判定　如栓塞、穿支动脉闭塞、低灌注/栓子清除下降，还是混合型。

7.患者因素　年龄、经济条件、患者及其家属对疾病的认知程度和价值取向、对可能并发的出血等风险的承受能力等。

在临床实践中，最为重要的应该是第1和第2步，简言之：是否考虑急性卒中，是否排除出血，NIHSS评分是否＜25分。对第3～6步的定位应是"锦上添花"，而不是"缺一不可"，而第7步更多是侧重于人文关怀和医疗保护。

（二）溶栓评估三步法

1.首先评估患者是否符合溶栓标准

（1）卒中指南的标准：①1995年的病因NINDS试验，作为rt-PA溶栓治疗的里程碑。②2007年美国AHA成人缺血性卒中早期治疗指南，提出了慎用于严重神经功能缺损患者，建议排除大面积脑梗死患者；对抗凝治疗者要求更加明确；保留了低血糖排除标准，未强调高血糖排除标准；对起病时有痫性发作的患者，如确信神经功能缺损是继发于卒中者，扩大了溶栓指征。③2008年欧洲卒中组织（ESO）缺血性卒中早期治疗指南，对痫性发作同样支持；将＜18岁＞80岁的患者，建议作为特殊病例，可慎重溶栓；对6小时时间窗内的急性大脑中动脉闭塞患者，建议动脉内治疗；对基底动脉闭塞者，即使超过3小时，仍可应用静脉溶栓或动脉内溶栓治疗。④2009年基于欧洲协作急性卒中研究Ⅲ（ECASSⅢ）和SITS研究，将rt-PA静脉溶栓时间窗扩至3～4.5小时。

（2）产品说明书中的标准：在中国，目前上市的注射用阿替普酶仅有爱通立（商品名），它的产品说明书中关于缺血性脑卒中的部分，也基本是参照NINDS标准。

（3）地区或医院制定的临床路径标准：有些地区或医院会在指南或其他循证医学证据的基础上，结合本地区或医院的经验或实际问题制定自己的临床路径标准，并在医疗管理部门备案。

（4）开展临床研究制定的标准：如著名的欧洲SITS-MOST研究中对rt-PA静脉溶栓治疗的入选及排除标准。

2.是否适合溶栓　应该说这一步是对"是否符合溶栓标准"步骤的升华，前者是针对群体得出的统计学结论，它告诉我们：只要严格遵循此标准，患者就可能获得百分之几的纯获益；而后者是针对个体，它的答案只能为"是"或"否"，需要综合考虑个体差异性、溶栓获益、风险及患者/家属积极性、风险承受力、经济因素等。

3.溶栓方式选择 静脉溶栓和动脉溶栓应该说是各有优劣。静脉溶栓的优势主要在操作简单，投入人力、物力较少；劣势主要在于对全身影响较大，再通率较低，且给药过程无法直观获得血管是否再通的信息。动脉溶栓的优势主要在于再通率较高，可直观获得血管是否再通的信息，有助于追加治疗及后续治疗，如血压管理、抗血小板药物的应用等；劣势主要在于开展难度较高，需要投入人力、物力较大，易增加延误时间，发生介入治疗并发症等。

需要强调的是，在临床实践中，对于想开展溶栓治疗的医院，首先应考虑的问题应是可行性，开展溶栓治疗，首先应开展可行性更好的静脉溶栓，在此基础上，再有条件地选择合适的患者进行动脉溶栓治疗。

（三）常用静脉溶栓药物

1.重组组织型纤溶酶原激活药（rt-PA） 已有多个临床试验对急性脑梗死rt-PA静脉溶栓疗效和安全性进行了评价，其治疗时间窗包括发病后3小时内、6小时内或3～4.5小时。NINDS试验显示，3小时内rt-PA静脉溶栓组3个月完全或接近完全神经功能恢复者显著高于安慰剂组，两组病死率相似。症状性颅内出血发生率治疗组高于对照组。ECASS Ⅲ试验显示，在发病后3～4.5小时静脉使用rt-PA仍然有效。Cochrane系统评价rt-PA溶栓的亚组分析显示，6小时内静脉rt-PA溶栓明显降低远期死亡或残疾，但显著增加致死性颅内出血率，每治疗1000例患者可减少55例死亡或残疾。用多模式MRI或CT帮助选择超过3小时但存在半暗带可以溶栓的患者仍处于研究阶段。rt-PA除出血风险外，有出现血管源性水肿引起呼吸道部分梗阻的报道。

2.尿激酶 我国九五攻关课题"急性缺血性脑卒中6小时内的尿激酶静脉溶栓治疗"试验分为2个阶段。第1阶段开放试验初步证实国产尿激酶的安全性，确定了尿激酶使用剂量为100万～150万U。第2阶段为多中心随机、双盲、安慰剂对照试验，将465例发病6小时内的急性缺血性脑卒中患者随机分为3组，静脉给予尿激酶（150万U组155例，100万U组162例）组和安慰剂组（148例）。结果显示6小时内采用尿激酶溶栓相对安全、有效。

（四）静脉溶栓的监护及处理

1.尽可能将患者收入重症监护病房或卒中单元进行监护。

2.核实静脉溶栓的适应证和禁忌证，对患者进行神经功能评分。

3.建立静脉通道（静脉留置针或中心静脉）。

4.床旁多参数心电监测（心电、呼吸、血压、脉搏、血氧饱和度）。定期监测血压，最初2小时内15分钟1次，随后6小时内30分钟1次，以后每小时1次，直至24小时；如收缩压≥180mmHg或舒张压≥100mmHg，应增加血压监测次数，并给予降压药物。

5.定期进行神经功能评估，第1小时内30分钟1次，以后每小时1次，直至24小时。

6.如出现严重头痛、高血压、恶心或呕吐，应立即停用溶栓药物并行脑CT检查；如无明显恶化，可于溶栓后24小时行影像学检查。

7.鼻饲管、导尿管及动脉内测压管应延迟安置。

8.给予抗凝血药、抗血小板药物前应复查颅脑CT。

（五）静脉溶栓常用药物及用法

静脉溶栓常用药物及用法见表11-5。

表11-5　静脉溶栓常用药物及用法

药物名称	剂量	用法
rt-PA	0.9mg/kg；最大剂量90mg	总量的10%于1分钟内静脉推入，其余剂量于60分钟内匀速静脉泵入
尿激酶（UK）	50万~150万U	50万U溶于50mL生理盐水中，管10分钟内匀速静脉泵入；根据病情，按上述方案再次追加，一般最大剂量为150万U

（六）不可合并的药物

溶栓后24小时内不使用静脉肝素和抗血小板药物；24小时后复查CT/MRI没有发现出血，可以开始使用低分子肝素和（或）抗血小板药物；禁用普通肝素、降纤维及其他溶栓药物。

五、静脉溶栓后监护

急性缺血性脑卒中溶栓治疗后，均应在神经监护病房加强照护，并对生命体征进行连续动态监护。目前临床应用的多参数监护仪，都能进行24~48小时的数据存储，可随时回顾分析。

（一）血压监护

脑组织缺血区域的血管自主调节功能差，溶栓后血管再通带来的血流动力学改变，容易导致灌注压突破，血压过高时造成继发脑出血。这类患者的血压需要控制，一般维持在120~100/80~60mmHg。对临床不能解释的突发血压升高，要行神经系统查体和神经影像学检查，除外脑卒中复发或梗死后继发出血。

急性缺血性脑卒中溶栓治疗后，低血压的危害和高血压同样重要，应积极寻找和处理病因，必要时可采用扩容升压措施。有研究表明，平均动脉压低于60mmHg，就会造成自主调节功能受损，进而影响脑血流灌注，导致脑缺血或溶栓后血管再闭塞。在脑卒中治疗中，发生低血压的原因主要是限制液体输入量和应用大量脱水药（如甘露醇、呋塞米等）。高热及严重感染也是可能造成低血压的原因。遇到此类情况要及时诊断处理。

缺血性脑卒中后24小时内血压升高的患者应谨慎处理。应先处理紧张焦虑、疼痛、恶心呕吐及颅内压增高等情况。血压持续升高，收缩压≥200mmHg或舒张压≥110mmHg，或伴有严重心功能不全、主动脉夹层、高血压脑病，可予谨慎降压治疗，并严密观察血压变化，必要时可静脉使用短效药物（如拉贝洛尔、尼卡地平等），最好应用微量泵输注，避免血压降得过低。

有高血压病史且正在服用降压药物，如病情平稳，可于脑卒中24小时后开始恢复使用降压药物。

脑卒中后的血压升高、心率缓慢、呼吸频率减慢且幅度深大的临床征象是颅内压升高的表现，称为Cushing反射。这一反射的机制是当颅内压力逐渐升高，颅内脑血管灌注阻力增加，脑灌注减少时，为保证脑组织供血，血管自动调节反应会通过升高平均动脉压来代偿。

（二）脉搏监护

脉搏是心脏功能监护的指标之一，脉搏与其他心肺监护指标一起能对中枢神经系统病变提供有价值的信息。脉搏的频率除能反映心脏功能和血容量的状况外，也能间接提示患者的体温、颅内压等状况。

（三）呼吸监护

呼吸频率和幅度的监护能帮助医师了解患者是否有呼吸道梗阻、肺炎、肺水肿等病变。更重要的是对急性脑卒中治疗后的神经功能判断。如昏迷的程度对呼吸的影响；脑干梗死的部位造成自主呼吸浅慢或呼吸肌无力；如果出现脉搏缓慢、呼吸幅度深大、血压升高，根据意识情况和瞳孔改变，提示有颅内高压症状，要警惕脑卒中治疗后颅内出血或大血管再闭塞。

合并低氧血症患者（血氧饱和度低于92%或血气分析提示缺氧）应给予吸氧，气道功能严重障碍者应给予气道支持（气管插管或切开）及辅助呼吸。无低氧血症的患者不需常规吸氧。

（四）血糖

约40%的患者存在脑卒中后高血糖，对预后不利。目前公认应对脑卒中后高血糖进行控制，但对采用何种降血糖措施及目标血糖值尚无定论。脑卒中后低血糖发生率较低，尽管缺乏对其处理的临床经验，但因低血糖可直接导致脑缺血损伤和水肿加重，对预后不利，故应尽快纠正低血糖。

推荐意见：血糖超过11.1mmoml/L时给予胰岛素治疗；血糖低于2.8mmoml/L时给予10%～20%葡萄糖口服或注射治疗。

第八节　急性脑梗死动脉溶栓

一、动脉溶栓的适应证和禁忌证

急性缺血性卒中动脉溶栓的证据主要来自2个随机试验，PROCAT-Ⅱ和大脑中动脉（MCA）栓塞局部溶栓干预试验（MELT）。PROCAT-Ⅱ是多中心前瞻性随机对照试验，用来验证使用重组尿激酶原对发病6小时内的MCA（M1或M2）闭塞患者进行动脉溶栓的安全及有效性。意向性分析（ITT）结果显示，主要终点3个月良好神经功能（mRS评分为0~2分）的发生率动脉溶栓组高于对照组（40%vs25%，$P=0.04$）；66%的治疗组患者的MCA实现再通，而对照组仅为18%（$P<0.001$）；症状性脑出血发生率，治疗组为10%，对照组为2%（$P=0.06$）；两组病死率相似，治疗组主要终点3个月良好神经功能预后（mRS评分为0~2分）的发生率较对照组高（49.1%vs36.8%，$P=0.35$），总体治疗效果及症状性脑出血发生率与PROACT-Ⅱ试验一致。

前期探索性试验应用小样本研究评估了静脉使用小剂量rt-PA联合动脉溶栓这种方法的疗效。EMS、IMSⅠ和IMSⅡ研究结果显示联合治疗组的神经功能预后显著优于对照组。随后进行的IMSⅢ研究，比较单独rt-PA静脉溶栓后联合血管内治疗的疗效，研究结果显示与单独rt-PA静脉溶栓治疗比较，联合治疗并未显示优势。

推荐意见：①发病6小时内由大脑中动脉闭塞导致的严重脑卒中且不适合静脉溶栓或对静脉溶栓无效的患者，经过严格选择后可在有条件的医院进行动脉溶栓；对于后循环动脉闭塞导致的严重脑卒中且不适合静脉溶栓或对静脉溶栓无效的患者，可相对延长时间窗至24小时。②动脉溶栓后良好的临床预后高度取决于治疗开始时间，对适合进行动脉溶栓的患者，治疗的关键在于快速启动患者的筛选、转运及多学科参与的"绿色通道"或临床路径。

（一）动脉溶栓纳入标准

1.临床标准

（1）年龄18~80岁（临床实践中年龄因素不作为患者入选的绝对标准）。

（2）临床诊断缺血性卒中，急性起病，有与病变血管相应的临床症状和局灶神经功能体征，神经系统功能症状持续30分钟以上且在治疗前未缓解。

（3）发病时间8小时内，后循环可酌情延长至24小时。适合动脉溶栓患者的时间窗：前循环发病6小时以内，后循环可酌情延长至24小时（症状出现时间定义为患者能够被证实的最后正常时间）。

（4）CT检查排除颅内出血，且无大面积脑梗死影像学早期征象或低密度影（前循环未超过大脑中动脉供血区1/3）。

（5）CT或MR提示有缺血半暗带存在；多模式或多时相（或单项）CT血管成像/磁共振血管成像（CTA/MRA）检查证实责任大血管狭窄或闭塞。

（6）患者或患者的法定代理人同意并签署知情同意书。

（7）4分<NIHSS评分<24分。

2.血管造影标准　证实有与临床神经系统症状、体征相一致的血管闭塞。

（二）动脉溶栓排除标准

1.临床标准

（1）有出血性脑血管病史，活动性出血或已知有出血倾向者。

（2）3周内有严重致残性卒中[改良Rankin量表评分（mRS）>3分]或颅脑、脊柱手术史。

（3）卒中起病时癫痫发作，不能确定神经功能缺失与癫痫无关。

（4）严重的神经系统损害（NIHSS评分25~30分）。

（5）发病后迅速昏迷的患者（后循环病变除外）。

（6）对颅内动脉瘤或动静脉畸形做介入治疗时发生的卒中。

（7）已知颅内动脉瘤、动静脉畸形，有或无相关出血。

（8）已知颅内出血（ICH）、蛛网膜下腔出血（SAH）、动静脉畸形（AVM）或肿瘤病史。

（9）既往最近3个月内存在增加出血短暂风险的已知疾病，如严重肝病、溃疡性胃肠疾病、肝衰竭。

（10）过去10天内有大型手术，显著创伤或出血疾病；对于年轻女性应询问月经情况。

（11）未能控制的高血压，定义为间隔至少10分钟的3次重复测量，确认的收缩压＞185mmHg或舒张压≥110mmHg。

（12）肾衰竭，定义为血清肌酐＞177μmol/L或肾小球滤过率（GFR）＜30mL/(min·1.73m^2)。

（13）血小板计数＜100×10^9/L，血细胞比容＜25％，或国际标准化比值（INR）＞1.7。接受华法林的患者，其凝血活酶时间小于正常上限的1.5倍，或在48小时内使用过肝素且活化部分凝血酶时间（APTT）超过实验室正常值上限。

（14）血糖水平＜2.8mmol/L或＞22.2mmol/L。

（15）已知伴有遗传性或获得性出血素质，如活化部分凝血活酶时间或凝血酶原时间延长，未治疗的凝血因子缺乏。

（16）先前30天内有妊娠、哺乳或分娩。

（17）可疑的脓毒性栓子或细菌性心内膜炎。

（18）已知对造影剂过敏。

（19）无股动脉搏动者。

（20）生存期预期＜90天。

（21）其他不宜采用纤溶治疗的情形，如淀粉样变性等。

（22）患者存在可能影响神经和功能评估的精神或神经疾病病史。

（23）临床病史结合过去的影像或临床判断提示颅内梗死为慢性病变。

（24）血管闭塞的病因初步判定为非动脉粥样硬化性，如颅内动脉夹层。

2.CT/MRI的排除标准

（1）CT/MRI上与临床一致的任何部位、任何程度的出血表现。

（2）大面积脑梗死导致中线移位的明显占位效应。

（3）CT上脑实质低密度改变或脑沟消失的范围超过大脑中动脉供血区或怀疑梗死区域的1/3。

（4）在MRI弥散和灌注成像显示缺血半暗带消失。

（5）发现颅内肿瘤（偶然发现的小脑膜瘤除外）。

（6）蛛网膜下腔出血。

3.血管造影排除标准

（1）可疑颈动脉夹层。

（2）其他非动脉粥样硬化性血管病变。

由于动脉溶栓在急性缺血性卒中的急诊治疗中的作用仍未统一，而且该方法仍然伴有脑内出血的并发症，故上述所有病例选择的标准都不是绝对的，在临床应用中应详细、谨慎地评价患者所发作卒中的特点、伴发的全身基础病变、急诊血管检查的结果。即使伴有其他不适宜溶栓治疗时，亦应尽可能在时间窗内重建血流，挽救脑组织。此种棘手情形时，更应积极仔细随病情变化调整动脉溶栓药物的剂量或合用机械碎栓及血管成形术。

（三）术前准备

1.进一步明确诊断，如病史、症状、体征及影像学检查综合评估。

2.完善相关实验室检查。

3.再次核实动脉溶栓的适应证和禁忌证，对患者进行神经功能评分。

4.签订授权委托书、手术知情同意书等相关医疗文件。

5.导管室一般准备：双侧腹股沟区备皮、留置导尿、吸氧、生命体征监测，以及建立静脉静道等。

6.动脉溶栓相关材料准备，包括常规脑血管造影材料、溶栓及抗血小板等药物、微导管、微导丝及可能的机械碎栓材料。

7.躁动不安或意识障碍的患者需神经镇静麻醉或全身麻醉，通知麻醉医师做好麻醉准备。

二、动脉溶栓治疗的方法与步骤

严格的入选标准、组织化的管理、熟练的神经介入技术是动脉溶栓疗效的重要保证。根据医生经验、病变特点及患者具体情况选择动脉内溶栓、血管内机械开通（机械性取栓、血栓抽吸等）或血管成形术。血管内介入治疗前快速行主动脉弓及全脑血管造影，了解血管狭窄或闭塞部位、前向血流及侧支代偿情况等信息。根据导管室条件、医生经验及患者的配合程度可以选择全身麻醉或局部麻醉。

（一）围术期用药及其他注意事项

1.动脉内溶栓药物选择包括尿激酶和rt-PA，最佳剂量和灌注速率尚不确定，推荐动脉使用尿激酶总剂量不超过80万U，1万～2万U/min；rt-PA总剂量不超过40mg，1mg/min，每5～10分钟造影观察血管再通情况，以最小剂量达到血管再通标准为宜。

2.对使用血管内机械开通治疗的患者，可于术后开始给予持续抗血小板治疗；对需要行血管成形术的患者，可于术前或置入支架后即刻给予阿司匹林300mg及氯吡格雷100～300mg/d及氯吡格雷75mg/d。双联抗血小板用药至少3个月。

3.急诊血管内治疗术中肝素的使用剂量尚有争议，推荐参考剂量50～70U/kg，静脉团注，维持激活凝血时间（ACT）200～300秒。

4.围术期血压管理：推荐血管内开通治疗前血压应控制在180/105mmHg以下；血管内开通治疗后，血压降至合理水平。

5.术后置于神经监护病房（NICU），至少24小时心电、血压监护，24小时内复查头CT和脑血管检查（TCD、MRA、CTA或DSA），同时神经系统全面体格检查（NIHSS）。

（二）基本技术

一般取右侧股动脉穿刺，置6～8F动脉鞘，在血管穿刺成功后可给予肝素3000～5000U，并以1000U/h追加。术中监测凝血功能可增加操作的安全性，通常将激活全血凝血时间（ACT）延长到250秒左右，以5F造影导管行全脑血管造影检查。

根据术前神经功能检查推断发生闭塞的血管部位，优先行该动脉造影检查。在发现闭塞血管之后应迅速完成其余血管的造影检查，以发现其他血管的闭塞并评价侧支循环的状况。应行双侧椎动脉造影，以利于发现单侧发育不良。对于发现血管闭塞应根据狭窄近端或远端的血管直径测量，判断闭塞程度。

发现血管闭塞部位后，选择6F或8F导引导管，微导管、导丝引导下小心穿过闭塞血管处，手推造影评价血管闭塞以远的血管状态，确认在血管真腔。则通过微导管手推尿激酶/r-PA，然后将微导管撤至血管闭塞部位，在病变内注入溶栓药，边退微导管边注入溶栓药，使溶栓药物最大限度地与血栓接触。每隔15分钟复查造影判断血栓溶解情况。此过程可反复数次，在经过闭塞段的过程中也起到了机械碎栓的作用。若有前向血流，则向前推进微导管使之接近血栓；若微导管无法通过血栓则可考虑其他机械开通的方法。

在出现下列情况时考虑停止溶栓。

1.血管再通。

2.血管造影发现造影剂外渗。

3.溶栓药物达最大用量，如尿激酶通常最大用量为100万U，rt-PA总剂量不超过40mg。

4.在溶栓药物的用量已接近最大剂量，但血管闭塞程度无明显改善，可考虑行机械碎栓或血管成形治疗。

（三）颈内动脉分支闭塞

大脑中动脉和大脑前动脉闭塞，溶栓治疗的程序和操作基本类似。通过导引导丝谨慎将导引导管置于同侧颈内动脉颅底段。采用同轴导管技术，在路径图指引下，将微导丝和微导管谨慎穿过血栓。用1mL注射器，手推造影证实血管闭塞部位、血栓长度和远端血管分支情况。证实远端分支通畅后，微导管推注溶栓药物。每10~15分钟手推造影，观察血栓溶解情况。随着血栓逐渐溶解，后退微导管，继续溶栓；重复上述操作，直至血栓全部溶解，血管再通。对于使用30万U尿激酶/10mg rt-PA后，造影显示血栓无溶解迹象的患者，提示动脉粥样硬化狭窄基础上的血栓形成或栓塞。将微导管头端置于血栓近端溶栓。当血管造影证实血栓溶解，残留局限性狭窄时，考虑急性球囊扩张血管成形或急诊血管内支架置入治疗。

血管主干开通后，造影观察远端分支前向血流情况（TICI分级），要建立TICI2b级以上的前向血流，才能表明开通血管有效。同时要观察重要功能区供血动脉是否通畅（如大脑中动脉对中央前后回供血动脉）。局部脑组织染色缺如或循环时间延迟（>9秒）是分支血管阻塞的间接征象，提示血栓累及小血管，如过早停止溶栓可能无法恢复脑组织的正常灌注。血管直径在2mm以上的主干血管，如果溶栓后依然还存在局限性不规则充盈缺损（常提示有动脉粥样硬化斑块或心源性栓子）的存在，前向血流达不到TICI2级，可采用1.25~2mm直径微球囊，对栓子进行缓慢挤压，常能获得主干的血流通畅。如果血栓碎屑脱落，栓子向血管远端移位，造成远端动脉分支的阻塞时，对于重要功能区供血动脉，可以采用微导管"追逐"溶栓的方法，将微导管超选到局部以4000～10 000U/h的速度泵入尿激酶或1mg/h rt-PA溶栓，直到造影恢复正常。其他血管应根据溶栓药量的多少、患者症状恢复程度以及出血风险的综合评估进行处理。通常尿激酶总量控制在100万U/rt-PA 40mg以内。

大血管内血栓形成患者，随着溶栓进程，血栓脱落随血流造成远端动脉分支的阻塞，需要微导丝导引下，超选择性将微导管置于血栓内溶栓，直至血栓完全溶解。

血管内对溶栓不敏感的局限性不规则充盈缺损常提示栓子（动脉粥样硬化斑块或心源性栓子）的存在。根据闭塞血管的管径，采用1.25～2mm直径微球囊，对栓子进行缓慢挤压，常能获得主干的血流通畅。栓子向血管远端移位，造成M3段以远血管分支不完全闭塞时，不强调进一步超选择性溶栓和球囊扩张压迫处理，严格肝素抗凝或抗血小板聚集治疗即可。

（四）颈内动脉近端主干闭塞

颈内动脉近端主干闭塞时，需先对全脑血管造影进行全面分析，观察前、后交通开放和大脑后动脉软膜血管代偿情况，了解局部脑组织缺血程度。对于前或后交通动脉开放，颈内动脉远端分支血流灌注较好患者，通过代偿供血动脉（对侧颈内动脉或椎动脉）灌注30万～50万U尿激酶，常能改善神经功能症状，不增加颅内出血风险。对于前、后交通未开放，且无明显软膜血管代偿患者，由于患侧半球脑组织处于严重缺血状态，临床症状逐渐加重，即为进展性脑梗死，威胁患者生命的可能性很大。此时，应积极干预，尽量恢复缺血脑组织血流，使脑组织的缺血损伤降到最低程度。

由于颈外动脉与颈内动脉存在广泛的血管沟通，单纯颈内动脉近端闭塞时，绝大部分患者通过眼动脉向颈内动脉颅内段供血，造影常发现眼动脉开口以远的颈内动脉显影。单纯颈内动脉近端闭塞常提示发生在颈内动脉高度狭窄基础上的突然闭塞。因此，需将8F导引导管置于患侧颈总动脉远端，使用微导管、微导丝缓慢通过颈内动脉残端，探寻潜在的颈内动脉管腔。将微导管轻柔通过狭窄闭塞段，置于颈内动脉中段，手推造影证实中段和远端血管情况。如远端通畅，考虑颈内动脉近端严重狭窄继发血栓闭塞，在征得家属同意后急诊行CAS手术；如远端不通畅，考虑大脑中动脉或大脑前动脉狭窄导致血栓，微导管推注尿激酶20万～30万U/rt-PA 10～15mg，观察大脑中动脉或前动脉分支通畅情况，考虑是否需机械取栓或急诊支架植入术。

（五）后循环动脉溶栓

椎-基底动脉血流量占全脑血流的20%，供应脑干、背侧丘脑和小脑等重要结构，椎-基底动脉急性闭塞非手术治疗的重残率和病死率超过90%。由于直接供应重要的生命中枢和解剖学（基底动脉直径较椎动脉宽）及血流动力学特点，椎动脉发生心源性栓塞的发生率很低，低于10%。栓子一旦进入椎动脉，常先栓塞基底动脉尖部，形成基底动脉尖综合征。随着时间延长，栓子周围血栓形成，并逐渐向近端扩展，梗死范围逐渐扩大，直至基底动脉全程不显影。

后循环脑梗死常与动脉粥样硬化狭窄相关，这也是动脉溶栓的优势。在重度狭窄基础上血管闭塞，有必要在施行动脉溶栓同时行急诊血管成形术。

椎动脉闭塞患者，需要分析血管造影，进行残余血流评价，评估的核心是血管闭塞对远端基底动脉残余血流的影响程度。主要考虑下列问题：是否累及双侧椎动脉？后交通动脉开放代偿情况？颈部动脉肌支代偿性向颅内供血情况？对基底动脉血流影响的程度？是否累及基底动脉，导致闭塞？

椎动脉闭塞累及基底动脉主干患者需溶栓治疗；双侧椎动脉闭塞，但未累及基底动脉，且基底动脉血流代偿良好，神经功能症状轻微患者，可不考虑溶栓治疗。双侧椎动脉闭塞，未累及基底动脉，但基底动脉血流代偿不良，神经功能症状障碍明显患者需要进行溶栓治疗。优势椎动脉闭塞，影响基底动脉血流供应患者需急诊溶栓治疗。非优势侧椎动脉闭塞，合并优势侧椎动脉重度狭窄患者，行急诊血管成形治疗即可，无需溶栓治疗。绝大部分为动脉重度狭窄基础上的血栓形成，椎动脉在灌注尿激酶总量超过50万U/rt-PA 20mg，椎动脉仍未开通患者，提示远端动脉狭窄的可能，需使用微导管行接触性溶栓，证实局限性狭窄的患者行急诊血管成形术。

基底动脉血栓累及一侧椎动脉患者，通过置于椎动脉近端的造影导管泵入尿激酶，从血栓近端向远端溶栓。先溶解椎动脉内血栓，一旦椎动脉血栓溶解后，应采用超选择性微导管技术进行血栓远端造影，证实基底动脉远端管腔和分支通畅后，自血栓远端向近端溶栓，直至基底动脉主干通畅。部分残留基底动脉重度狭窄患者，可考虑行急诊血管成形术。

参考文献

[1] （美）约翰·E.韦尼伯，瑞士纳迪亚·卡恩，（美）约瑟夫·M.扎布拉姆斯基，（美）罗伯特·F.斯佩茨勒主编；张东译. 烟雾病诊断与治疗[M]. 天津：天津科技翻译出版公司，2019.

[2] 毛之奇. 外科急危重症救治手册[M]. 郑州：河南科学技术出版社，2019

[3] 许铁，张劲松，燕宪亮. 急救医学[M]. 南京：东南大学出版社，2019.

[4] 李勇. 神经外科常见病诊治进展[M]. 昆明：云南科学技术出版社，2020.

[5] 姬云翔，叶小帆，钟伟健. 神经外科治疗精要与微创技术应用[M]. 开封：河南大学出版社，2020.

[6] 潘继明. 神经外科临床理论与实践[M]. 北京：科学技术文献出版社，2020.

[7] 张道广. 现代颅脑外伤与急救[M]. 汕头：汕头大学出版社，2019.

[8] 刘兆才. 神经外科疾病临床诊疗[M]. 长春：吉林科学技术出版社，2019.

[9] 郭良文. 临床常见神经外科疾病学[M]. 汕头：汕头大学出版社，2019.

[10] 顾鸿. 脑科学攻略[M]. 天津：天津科学技术出版社，2018.

[11] 田锦勇. 临床神经系统疾病诊治[M]. 北京：中国纺织出版社，2019.

[12] 齐有福. 神经系统疾病基础与临床[M]. 上海：上海交通大学出版社，2019.

[13] 王璇. 常见神经系统疾病诊疗[M]. 北京：中国纺织出版社有限公司，2019.

[14] 刁红梅. 临床神经系统疾病理论与实践[M]. 汕头：汕头大学出版社，2019.

[15] 潘俊亮. 现代神经系统疾病治疗学[M]. 上海：上海交通大学出版社，2019.

[16] 董孟宁. 临床神经外科疾病诊治学[M]. 长春：吉林科学技术出版社，2019.

[17] 吴凤影，孟明辉，秦浩. 实用急诊鉴别诊断[M]. 汕头：汕头大学出版社，2018.

[18] 吕彦锋，项德坤，卢旺盛，罗永春. 急性脑卒中血流重建治疗策略[M]. 石家庄：河北科学技术出版社，2016.

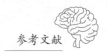

[19] 吴欣娟，马玉芬，张毅．神经外科重症护理管理手册[M]．北京：人民卫生出版社，2017．

[20] 刘佰运．实用颅脑创伤学[M]．北京：人民卫生出版社，2016．